中文版藏医药创新教材
供藏医药学专业本科生使用

青海大学教材建设项目（2020）、西宁市重大科技专项（2019–Z–09）和
"青年岐黄学者"支持项目资助

藏医药学概论

主　编

李啟恩　尼玛次仁　郭　肖　任小巧

人民卫生出版社
·北　京·

图书在版编目（CIP）数据

藏医药学概论 / 李啟恩等主编 . —北京：人民卫生出版社，2023.11

ISBN 978-7-117-35658-9

Ⅰ.①藏… Ⅱ.①李… Ⅲ.①藏医 – 药物学 – 医学院校 – 教材 Ⅳ.①R291.4

中国国家版本馆 CIP 数据核字（2023）第 231644 号

| 人卫智网 | www.ipmph.com | 医学教育、学术、考试、健康，购书智慧智能综合服务平台 |
| 人卫官网 | www.pmph.com | 人卫官方资讯发布平台 |

藏医药学概论

Zangyiyaoxue Gailun

主　　编：李啟恩　尼玛次仁　郭　肖　任小巧

出版发行：人民卫生出版社（中继线 010-59780011）

地　　址：北京市朝阳区潘家园南里 19 号

邮　　编：100021

E - mail：pmph @ pmph.com

购书热线：010-59787592　010-59787584　010-65264830

印　　刷：北京顶佳世纪印刷有限公司

经　　销：新华书店

开　　本：889 × 1194　1/16　　印张：11

字　　数：310 千字

版　　次：2023 年 11 月第 1 版

印　　次：2024 年 1 月第 1 次印刷

标准书号：ISBN 978-7-117-35658-9

定　　价：69.00 元

打击盗版举报电话：010-59787491　E-mail：WQ @ pmph.com

质量问题联系电话：010-59787234　E-mail：zhiliang @ pmph.com

数字融合服务电话：4001118166　E-mail：zengzhi @ pmph.com

3

序言

　　《藏医药学概论》既是藏医药学的入门课和必修课，又是研究和学习藏医药学其他各门课程的根底，同时也是藏医药学相关专业的核心和骨干课程，在藏医药界素有"大智者学概论"和"概论部如医学之种子"的共识和精辟总结，充分说明了本课程在藏医药教育教学中的重要地位和作用。

　　由青海大学和西藏藏医药大学等全国 10 余所高校和相关单位的 22 位老师历时 3 年共同编写，人民卫生出版社出版的《藏医药学概论》是我国藏医药界首部正规出版的中文版教材，在发展藏医药高等教育体系、推进藏医药学科建设、传承藏医药文化、培养新时代藏医药人才和增进民族团结方面具有划时代的里程碑意义。

　　本教材以保持藏医药学的传统特色为宗旨，注重藏医药学基础理论的完整性、系统性、科学性，在充分吸收有关藏文版教材优点的基础上，强调藏医药学整体观在学习和应用藏医药学中的关键作用，围绕藏医学"体–病–药"和"理–诊–疗"主导思想，系统融合藏医思维与哲学、藏医药文化、藏医药发展史、藏医药理论架构与体系、人体生理与病理、疾病诊断与治疗等藏医药学基本理论、基本知识和基本技能，既保留了传统藏医药学理论和经典原著的原汁原味，又创新了表达方式和方法，还拓展和丰富了课程内容，富有时代感、原创性和实用性，实现了《藏医药学概论》教材建设方面的实质性突破，不但在藏医药学其他教材建设方面具有重要的借鉴意义，而且在藏医药高等教育方面迈开了面向全国招生、中文编写教材、汉语讲授课程的关键一步。

　　希望本教材的正式出版能够进一步启发和指导高校不断深化藏医药学教育改革，推进医教协同，为培养精藏医、懂科技、领时代的新时代卓越藏医药学人才作出积极贡献。

西藏藏医药大学首任校长　岐黄学者　尼玛次仁

2023 年 10 月

藏医药学作为中医药学的重要组成部分，一直受到党中央、国务院的高度重视和亲切关怀。中华人民共和国成立以来，藏医药高等教育从无到有、从弱到强，始终围绕国家和地方经济社会发展战略，坚持社会主义办学方向，紧扣人民群众健康服务需求，遵循藏医药学人才培养和成长规律，在一代代藏医药人的不懈努力下，实现了跨越式发展。党的十八大以来，以中医药学为核心的中华传统优秀文化迎来了传承创新发展的新春天。2016 年 8 月，习近平总书记在全国卫生与健康大会上指出"要着力推动中医药振兴发展，坚持中西医并重，推动中医药和西医药相互补充、协调发展，努力实现中医药健康养生文化的创造性转化、创新性发展"。2020 年 9 月，习近平总书记在教育文化卫生体育领域专家代表座谈会上讲话时又指出"要促进中医药传承创新发展，坚持中西医并重和优势互补，建立符合中医药特点的服务体系、服务模式、人才培养模式，发挥中医药的独特优势"。2020 年 9 月，《国务院办公厅关于加快医学教育创新发展的指导意见》（国办发〔2020〕34 号）提出"推进医学教育课堂教学改革……将中医药课程列入临床医学类专业必修课程"。2021 年 2 月，国务院办公厅印发的《关于加快中医药特色发展的若干政策措施》（国办发〔2021〕3 号）提出"建立以中医药课程为主线、先中后西的中医药类专业课程体系"。上述讲话精神和政策表明，作为中医药学重要组成部分的藏医药学，未来想要更好地服务国家和地方经济社会发展战略，就必须同其他学科融合发展，全面提高人才培养质量，只有这样才能为推进健康中国建设和保障人民健康提供强有力的人才保障。然而，实现这一时代目标的根本和前提是要逐步打破当前藏医药高等教育的语言和文字壁垒，从源头上实现"走出去"。

截至目前，藏医药高等教育采用的规划教材均为藏文，授课语言也主要是藏文，为藏医药"请进来，走出去"和"传承精华，守正创新"带来无形壁垒。为了让更多的人了解藏医药、学习藏医药和接受藏医药，势必要开展基于中、英文等多文种和多语言的藏医药教学、科普、推广、研究和发展，因此中、英文版教材建设和课程开发是藏医药传承创新的基础，是未来藏医药高等教育发展的关键。

青海大学作为青藏高原上的世界一流学科建设高校和藏医学国家级一流本科专业建设高校，以扎根高原、建设中国一流大学为责任和担当，在加快中医药特色发展方面，积极探索多学科交叉融合的中、藏医学人才培养模式，建立跨学科人才培养体系，大力支持藏医药学中、英文版教材的开发。中文版《藏医药学概论》教材建设，是学校继立项开发我国首门汉语版藏医药学慕课"藏医药学概论"后的又一重要举措，得到了青海大学教材建设项目的资助和各级领导的大力支持。本教材由来自青海大学、西藏藏医药大学、北京中医药大学和成都中医药大学等全国 10 余所开展藏医药高等教育高校和相关单位的 22 名专业教师历时 3 年编写完成，以《四部医典·概论部》和藏文版《藏医药学概论》教材内容为基础，以面向社会大众，让初学者能够学懂弄通悟透为目的，不仅大幅扩充了藏医药学内容框架和理论体系、藏医病理生理、藏医诊断、藏医治疗等基本内容，而且为了使无藏族文化背景和藏文基础的广大读者学懂弄通藏医药学基本理论和知识，经过反复论证和精心设计，专门增设了绪论、藏医药学的形成与发展、《四部医典》及其特点、藏医药学哲学基础、药王城及其现实意义、藏医药学内容归纳与树喻图等章节内容，使中文版《藏医药学概论》内容更加系统和丰富，各章节之间更能前后呼应，逻辑清晰，资料翔实，语句易懂，不但能体现原汁原味的藏医思维和理论原则，而且又符合现代藏医药教育教学形式，便于学习者理解和应用，真正能够起到概论学的作用。本教材不仅适用于藏医药学相关专业的本科教学，也适合藏医藏药等民族医药专业研究生、藏医医疗工作者、藏医药科研工作者、藏药生产和销售者以及广大藏医药文化爱好者学习和参考。

为响应国家生态文明建设号召，本教材本着与时俱进和传承创新原则，删减和调整了部分藏医学经典原文内容，尤其是在饮食疗法中，用性味和功能相近的常规动植物替换了被列入国家重点保护野生动植物保护名录的物种，并在全文贯穿了生态文明建设这一课程思政内容。

本教材的编写和出版得到了青海大学教材建设项目和西宁市重大科技专项的资助，也得到了人民卫生出版社和青海大学各部门的大力支持，谨在此致以诚挚的谢意。此外，在仅 3 年的编写过程中，所有编写人员各尽其责、各尽其能、严谨求实、相互配合，为本书的顺利完成付出了辛勤劳动，谨向各位编者和提供图片等素材及幕后保障的广大同仁表示衷心的感谢。

最后希望本教材的出版，能在发展藏医药高等教育体系、传承藏医药文化、增进民族团结和培养精藏医、懂科技、领时代的卓越藏医药学人才方面作出积极贡献。

尽管我们在编写过程中力求守正和精准，但由于水平有限和藏汉翻译受限，难免存在疏漏或不当之处，敬请各院校师生及广大同仁提出宝贵意见，以求进一步修订提高。

李啟恩
2023 年 10 月

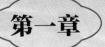

第一章

绪论

一、藏医药学的概念

藏医药学是中医药学的重要组成部分和分支，是一门研究生命、健康、疾病、药物和防治方法，具有悠久历史传统、独特理论及技术方法的传统医学学科。

《中华人民共和国中医药法》规定："中医药，是包括汉族和少数民族医药在内的我国各民族医药的统称，是反映中华民族对生命、健康和疾病的认识，具有悠久历史传统和独特理论及技术方法的医药学体系。"因此，广义层面，藏医药学属于中医药学体系，是中医药学的重要组成部分；狭义层面，藏医药学是起源于青藏高原，以藏族为代表的青藏高原地区人民，在总结生活实践经验，并推广应用到生活实践的反复过程中，不断验证和完善的同时，吸取社会生产力发展成果和周边民族医学经验，逐渐形成的反映青藏高原地区人民对生命、健康、疾病、药物及防治方法的认识，具有悠久历史传统和独特理论及技术方法的医药学体系。藏医药学是藏族祖先在雪域高原的生活实践中，同各种疾病作斗争的经验总结和智慧结晶，是与藏族赖以生存的自然环境，以及藏族的生活习惯、经济条件、文化背景和社会发展相适应的有别于其他民族医学的一门传统医学。

二、藏医药学的历史使命

随着社会的发展，为适应新一轮科技革命和产业变革的要求，党和国家领导人，对包括少数民族文化在内的中国传统文化持续重视和扶持，尤其是党的十八大以来，以习近平同志为核心的党中央把中医药工作摆在突出位置，多次重申"中西医并重"方针，明确提出大力扶持和促进包括民族医药在内的中医药事业发展，先后颁布了《中华人民共和国中医药法》《中医药"一带一路"发展规划（2016—2020 年）》《中共中央 国务院关于促进中医药传承创新发展的意见》《关于加快中医药特色发展的若干政策措施》等重要法律和政策文件，将中医药提升至国家战略层面，成为我国优秀传统文化的重要载体和中国文化"走出去"的"排头兵"，相应地中医药改革发展也取得了显著成绩。全国上下乃至全球范围，对包括藏医药等我国少数民族医药在内的中医药有了全新的认识，激起了新一轮传统医学或替代（补充）医学热。同时，面对疫情提出的新挑战、实施健康中国战略的新任务、世界医学发展的新要求，国家又提出了从治疗为主到兼具预防、治疗、康养的生命全过程和健康全周期医学的新理念。

📖 **知识链接**

中医药在新型冠状病毒感染疫情防控中取得的成就

面对突如其来的新型冠状病毒感染疫情，中医药不辱使命，全面参与疫情防控救治，承担起服务社会和捍卫健康的重任，经受住了考验，为打赢疫情防控阻击战发挥了重要作用，为维护人民生命安全和身体健康、恢复经济和社会发展作出了重要贡献，赢得了社会认可。国家中医医疗救治专家组组长仝小林院士，在第四个"全国科技工作者日"期间举办的"中西医并重，全球抗疫"主题直播访谈中介绍，截至2020年4月中旬，中国中医药相关部门共派出773人的中医专家组和5批国家中医医疗队奔赴武汉抗疫一线，各地中医机构派出4900人支援湖北，超过90%的确诊患者接受了中医药治疗；对721例新型冠状病毒感染轻型和普通型患者进行的回顾性分析表明，采用中医药干预的430例患者的病情均没有加重，而对照组的加重率是6.5%，说明中医药在早期应用，可阻断新型冠状病毒感染由轻型向重型发展。另外，国家卫生健康委员会高级别专家组组长钟南山院士，对藏医药在本次新型冠状病毒感染疫情防控中发挥的作用也给予了充分肯定，并寄予厚望。

鉴于此，《国务院办公厅关于加快医学教育创新发展的指导意见》明确提出："将中医药课程列入临床医学类专业必修课程"，"传承创新发展中医药教育"。习近平总书记在2020年9月22日召开的教育文化卫生体育领域专家代表座谈会上讲话时强调"人民健康是社会文明进步的基础，是民族昌盛和国家富强的重要标志，也是广大人民群众的共同追求"，要求医疗卫生事业要在"十四五"期间"站位全局、着眼长远，聚焦面临的老难题和新挑战，拿出实招硬招，全面推进健康中国建设"。

严重的全球公共卫生突发事件和实施健康中国战略的新任务，为藏医药预防和治疗疾病赋予了新的责任、使命与挑战，致使全国乃至全球对藏医药备加关注，期待藏医药为人类卫生健康共同体和新时代健康中国及健康世界建设作出新的和更大贡献，同时也为从事藏医药工作者赋予了新的伟大历史使命。

三、藏医药学的学习内容

藏医药学理论博大精深，内容涵盖对生命、健康、疾病和药物的认识，以及基于对生命、健康、疾病、药物、环境变化及相互关系认识的诊断和治疗等各领域。但概括起来，藏医药学内容不外乎4个主题，分别是治疗对象（གསོ་བྱ།）、治疗方法（གསོ་བྱེད།）、治疗原则（ཟིན་ཁྲོགས་གསོ་ཚུལ།）和施治者（གསོ་བ་པོ།）。通过学习以上4个主题内容，要明确回答"治什么""用啥治""怎样治""谁来治"这4个藏医药学根本问题（图1-1）。

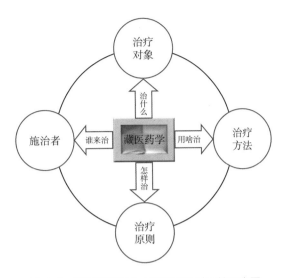

图 1-1 藏医药学四大主题内容及其目的示意图

（一）治疗对象

藏医药学的治疗对象（གསོ་བྱ།）包括人体和疾病两个层面。疾病依赖并损害人体。对人体的认识和正常生理功能的维护是认识和治疗疾病的前提，因此，藏医药学的治疗对象不外乎人体和疾病两个主体，并针对这两个主体形成了以藏医人体学（ལུས་པ་ལུས།）和藏医病机学（འཁྲུལ་འཁྲིག་རིག）为代表的藏医药学人体理论体系和藏医病理学理论体系，分别负责解释生命和疾病。

藏医人体学（ལུས་པ་ལུས།）将生命的形成、生理活动、人体属性、人体分类、人体行为和生命消亡等内容汇集于一体，来解释生命的发生、发展和消亡等整个生命活动过程。因此，藏医人体学一方面具有组织胚胎、人体解剖和生理学等现代医学的共性及科学性，另一方面还具有代表藏医思维的特色理论和哲学观点，是藏医药学认识和了解生命的理论基础。

藏医药学中的疾病是指在饮食、起居、时辰和心理等四大诱因（རྒྱུ་བཞི།）作用下，使组成机体的土、水、火、风、空等 5 种物质基础即"五源"（འབྱུང་བ།）和依赖于机体的"隆"（རླུང）、"赤巴"（མཁྲིས་པ།）、"培根"（བད་ཀན།）3 种基本因素即"三因"增生、减少和功能紊乱，而引发的对机体有害的各种变化。根据认识疾病的需要，藏医药学以"总-分-总"的逻辑思维，将疾病分成不同的种类和数量。依据"三因"（ཉེས་གསུམ།）单一性的增加、减少和功能紊乱，将疾病分成"隆"病（རླུང་ནད།）、"赤巴"病（མཁྲིས་པའི་ནད།）和"培根"病（བད་ཀན་ནད།），简称"三病"（ནད་གསུམ།）；根据"三因"内部 15 种子类的增加、减少和紊乱，将疾病分成相应的 15 种，简称"十五病"（ནད་བཅོ་ལྔ།）；根据"三因"单一性（རྐྱང་པ།）、复合性（ཟུང་པ།）和混合性（འདྲེས་པ།）的增加、减少和紊乱，将疾病分成 74 种；根据"三因"病变情况、疾病的主次性即疾病的单一性或混合性、发病部位和疾病性质，将疾病分成 404 种；根据疾病的发病机制和症状，可对疾病进行随机和无限分类，无固定名称和数量限制。但无论怎么分类或分成多少种，最终藏医药学将所有疾病归纳成寒热两类，即寒病（གྲང་བའི་ནད།）和热病（ཚ་བའི་ནད།）。

藏医药学通过"总-分-总"的疾病分类思路和模式，引导学习者用"总结-推理-归纳"的思路去认识和掌握疾病，在能够实现举一反三的同时，培养学习者的辩证思维和归纳能力，以便在复杂的临床实践中能够发现主要矛盾和矛盾的主要方面，实现精准施策和个性化治疗。

（二）治疗方法

藏医药学的治疗方法包括饮食疗法（ཟས་ཀྱི་བཅོས་ཐབས།）、起居疗法（སྤྱོད་ལམ་གྱི་བཅོས་ཐབས།）、药物疗法（སྨན་གྱི་བཅོས་ཐབས།）和外治疗法（དཔྱད་ཀྱི་བཅོས་ཐབས།）等，简称藏医四大疗法（བཅོས་ཐབས་ཆེ་བ་བཞི།）。其中，饮食疗法（ཟས་ཀྱི་བཅོས་ཐབས།）是根据疾病性质和患者体质，指导饮食选择或通过调控饮食的摄入量、摄取比例、摄食顺序及摄食间隔时间来调节失衡的"三因"和机体生理功能，使其恢复平衡和确保健康的过程。起居疗法（སྤྱོད་ལམ་གྱི་བཅོས་ཐབས།）是根据疾病性质、患者体质和环境时辰特点，通过日常起居指导和心理疏导，使患者改变不良起居习惯，采取合理身心活动，并为其推荐最适宜生活和工作环境等方法来调节疾病和机体功能的过程。药物疗法（སྨན་གྱི་བཅོས་ཐབས།）是根据不同疾病和疾病的不同发展过程，选择相应的药物进行治疗的过程。藏医药学根据药物的作用途径不同，将药物分为息剂（ཞི་བྱེད།）和泄剂（སྦྱོང་བྱེད།）两类。息剂药物（ཞི་བྱེད་སྨན།）是指服用后能够使疾病平息在发病部位的药物，根据剂型可分为汤剂、散剂、丸剂、膏剂和酥药剂等 5 种常规制剂；泄剂药物（སྦྱོང་བྱེད་སྨན།）是指服用后让病邪从发病部位通过消化、泌尿和呼吸系统等途径排出体外，从而达到治疗目的的药物。根据排出或祛除病邪的途径不同，藏医药学中的泄剂药物可分为泻剂（བཤལ་སྨན།）、吐剂（སྐྱུག་སྨན།）、灌鼻剂（སྣ་སྨན།）、灌肠剂（འཁྲུ་བཤང་།）[包括营养灌肠剂（འཇམ་རྩི་སྨན།）和药物灌肠剂（ནི་རུ་ཧའི་སྨན།）]、脉泄剂（རྩ་སྦྱོང་སྨན།）等剂型。外治疗法（དཔྱད་ཀྱི་བཅོས་ཐབས།）是指通过火灸（མེ་བཙའ།）等单纯性非药物治疗方法和放血（གཏར་ག）等药物疗法联合非药物疗法的混合疗法来治疗特定疾病的方法，是将病邪从患病部位或从人体内部直接排出或祛除的过程。外治疗法包括药浴疗法（ལུམས་ཀྱི་བཅོས་ཐབས།）、放血疗法（གཏར་བའི་བཅོས་ཐབས།）、敷疗（དུགས་ཀྱི་བཅོས་ཐབས།）、涂疗（བྱུག་པའི་བཅོས་ཐབས།）、火灸疗法（མེ་བཙའི་བཅོས་ཐབས།）和穿刺疗法（ཐུར་མའི་བཅོས་ཐབས།）等。

（三）治疗原则

藏医药学的治疗原则是指根据受害组织（གནོད་བྱ།）、患病部位（ནད་གནས།）、疾病性质（ནད་ལམས།）、患病时的季节时辰（དུས།）、患者所处环境（ཡུལ།）、患者体质（རང་བཞིན།）、患者年龄（ན་ཚོད།）、患者的火温（མེ་དྲོད།）、患者身体状况（ཕུ་ཐང་སྟོབས།）和日常习惯（གོམས་པ།）等十方面的具体特征，辨证分析并提出的指导医师对某一疾病怎么治疗（ཇི་ལྟར་གསོ།）、用啥治疗（གང་གིས་གསོ།）、治疗程度（ཚོད་པའི་ཚད།）等的具体原则和方案，即藏医三大治疗原则。

通常运用藏医四大疗法治疗疾病时，对病情较轻的疾病一般首先采取起居治疗，起居治疗无效时再采取饮食治疗，饮食治疗无效时再采取药物治疗，当三者都无效时才会采取外治疗法进行治疗。但也有例外，如对一些发病急和病情重的疾病，首先会采取放血等外治疗法进行抢救治疗和控制病情，随即根据诊断结果采取药物治疗，等病情稳定和逐渐恢复后，再利用饮食疗法巩固治疗效果，最后通过长期的行为和心理调节等起居疗法治疗，以恢复机体相应系统和器官功能，减轻或消除后遗症。根据临床实际需要，有时也会同时采取四大疗法中的某几种疗法或所有疗法进行联合治疗。

以上关于藏医四大疗法实施顺序和具体应用的选择是藏医药学最简单的治疗原则，在实际临床中需遵循的治疗原则非常复杂和严谨，要根据疾病的蓄积（གསོག་པ།）、发病（སྡང་།）和平息（ཞི།）等不同环节，并结合患者的体质、年龄、饮食以及患者所处外部环境、当时的季节及时辰变化等条件，采取不同的治疗原则。

藏医三大治疗原则中的怎么治疗原则是指无论什么疾病，一般都要在其蓄积期进行治疗，否则一旦发病后就会诱发其他疾病，因此，当疾病发病后才采取治疗措施时务必兼顾潜在的伴发病，当发现确有伴发病发生时不论原发病和伴发病，须优先治疗病情最为严重的疾病而不能顾及所有疾病，因为当最严重和最主要的疾病被治愈后，其余伴发病就会逐步自行平息。这一治疗原则强调，藏医在治疗过程中，首先要解决主要矛盾和矛盾的主要方面。

用啥治疗（གང་གིས་གསོ་བ།）原则是指在疾病蓄积期进行治疗时要优先选择息剂药物，而当疾病正式发病后才进行治疗时一般要选择泄剂药物，当疾病被治疗平息后还需要采取合理的饮食和起居调养（一段时间），以巩固治疗效果和帮助机体恢复正常功能，防止疾病反弹、遗留后遗症和引起伴发病。但对一些突发性和病情严重的疾病，则不可按照常规考虑其蓄积和发病过程及对应的治疗原则，必须立即结合实际，灵活采取合理有效的治疗措施进行干预和治疗，否则，一旦错失最佳治疗时机就很难被治愈，甚至会导致严重后果。

治疗程度（སོས་པའི་ཚད།）原则是指在治疗过程中要时刻关注治疗结果，并根据疾病症状和患者体征动态，及时调整药物剂量、外治力度和疗程，杜绝由于治疗作用过小、过大和过失分别导致原发疾病未及时消除、原发疾病虽被消除但引发新的疾病、原发疾病不但未消除反而引发新的疾病等治疗不当结果，在对机体损伤程度最小的前提下，达到消除原发疾病和杜绝伴发病的目的。

另外，在坚持以上关于治疗方法、治疗药物、治疗程度的怎么治疗、用啥治疗、采用多大药物剂量和外治力度治疗、治疗到什么程度等四大基本治疗原则下，无论治疗哪类疾病，都必须遵循养胃火、营养支持、监视和安抚"隆"病等 3 个藏医临床常规和共性治疗原则。

综上，治疗原则是藏医临床治疗的方向盘，直接决定着藏医临床疗效和疾病转归。

（四）施治者

藏医药学中的施治者（གསོ་བ་པོ།）是指根据治疗原则采取相应的治疗方法，合理治疗目标疾病的人，即医师（སྨན་པ།）。藏医药学对医师的职业道德、行为规范以及业务能力都有严格要求，专门设独立学科讲述医学生应具备的基本要素、医师应具备的医风医德和行为准则，内容包含医师的基本要素、医师的本质、医师的概念、医师的分类、医师的业务及医师的待遇等六方面。

藏医药学中医师的基本要素包括智慧（རྣོ་ངན།）、慈悲（བསམ་པ་དཀར་བ།）、诚信（དམ་ཚིག་ལྡན་པ།）、敬业（རྣམ་པ་བཙོན།）、勤奋（བྱ་བ་ལ་བརྩོན།）、世故（མི་ཆོས་མཁས་པ།）等 6 个要素，简称"医师六要素"（སྨན་པའི་ཡན་ལག），表明作为一名合格的藏医医学生和未来的合格藏医医师，不但要有智慧，而且要有慈悲和诚信，同时还需要有敬业和勤奋精神，以及通达人情的处世之道。只有具备以上 6 个基本要素，才有资格学习藏医药学和有机会成为一名合格的藏医医师。藏医药学对医师的六要素要求，进一步印证了当前国家强调和要求推行的立德树人教育方针的重要性和必要性，也充分说明立德树人是医学教育的根基，既是培养仁心仁术医学人才的前提，更是培养担当民族复兴大任时代新人的前提。

藏医药学认为，医师的本质是精通人体、疾病、药物等的所有属性原理和掌握生理、病理、药理等一切医学理论的人。可见藏医药学不但对医师的品格有严格要求，而且对医师的理论功底和知识结构也有很高要求，要求藏医医师必须医药全通、身心全能，这也是藏医药学自古以来医药不分家和身心不分离的真正缘由。经过很长一段时期的现代医学教育发展，专业化和精细化医学教育的矛盾也日益凸显，因此当前国家强调以"大国计、大民生、大学科、大专业"的新定位推进医学教育改革创新发展的基本原则，在坚持这一基本原则方面，藏医药学的大学科和大专业传统教育模式虽然具有历史优势和现实基础，但在未来教育中还需探索多学科交叉融合发展和传承创新型藏医药人才培养模式。

传统藏医药学对医师的定义也颇具内涵，认为医师是从事消除疾病和对身心有利的事业，敢于并能够开展一切医疗实践活动，拥有视患者如父母的仁爱之心，并能够得到全社会尊重的人。医师在藏医药学中被称为"曼巴"（སྨན་པ།），其中"曼"（སྨན།）为利或利他之意，"巴"（པ།）为助词，"曼巴"意为"利者"，为利他者之意。可见，藏医药学对医师的定义就是消除病痛和造福人类的人，但从藏医药学中关于医师的概念来看，藏医医师其实是"医师六要素"的集成者，即以除病痛和为别人谋幸福为己任，不但有仁爱之心，而且有扎实的学术和过硬的技术，敢医的勇气和能医的担当，以及尊师重道的高尚品格，最终能够赢得社会尊重并获得优厚待遇的健康守护者。

根据境界和水平，藏医药学将医师分为无上医师（སྨན་པ་བླ་ན་མེད་པ།）、特别医师（སྨན་པ་ཁྱད་པར་ཅན།）和一般医师（སྨན་པ་ཕལ་པ།）3 种。无上医师（སྨན་པ་བླ་ན་མེད་པ།）是指不但具有渊博的理论知识和精湛的医疗技术，还有高尚的思想境界和无私的忘我精神，能够消除患者的一切身体和心理疾病的大师级医师；特别医师（སྨན་པ་ཁྱད་པར་ཅན།）是指具备医师六要素，精通所有医学理论和诊疗技术，致力于除人类之病痛和助健康之完美的卓越医师；一般医师（སྨན་པ་ཕལ་པ།）是指基本具有医师六要素，并通过受命世袭（གནང་རིགས།）、师承学习（རྒྱུད་འཛིན།）和经验积累（ལམ་གོམས།）等过程对藏医药学理论、诊断技术和治疗方法等进行深入学习或长期实践，具备一定的藏医理论基础和实践经验，能够开展常规或部分藏医临床服务工作的受命世袭型医师（གནང་རིགས་ཀྱི་སྨན་པ།）、师承学习型医师（རྒྱུད་འཛིན་པའི་སྨན་པ།）、确有专长型医师（ལམ་ལ་གོམས་པའི་སྨན་པ།）。

关于医师的业务，藏医药学从身、口、意三方面做了具体要求。医师的身业要求医师要时刻备齐开展常规医疗实践活动所需的药物和器械，并能及时提供患者所需的任何医疗服务；医师的口业要求当医师给患者下口头诊断或透露疾病信息时务必要严谨和谨慎，因为疾病的发生发展变化无常，所以医师要本着保护自己、尊重患者、留有余地、有备无患的前提和原则，给出有利于疾病治疗过程的理想口头诊断，透露有把握且对患者无负面影响的疾病信息；医师的意业要求医师要全心全意为患者服务，要集中精力，一丝不苟地将整个思维聚焦于诊疗过程，切忌心猿意马和敷衍了事。

藏医药学很重视医师的待遇，明确鼓励医师要按劳获取薪酬。藏医药学认为医师的待遇有阶段性待遇和终极待遇。阶段性待遇是指医师能够满足基于物质的生理需求和基于情感和归属的社交需求，以及个人能力和成就得到社会承认的尊重需求；终极待遇是指医师能够实现自我，获得真善美至高人生境界和终极安乐的需求。由此可见，藏医药学对医师的要求非常严格，藏族社会对医师的期望也很高，相应地，社会馈赠给医师的待遇也至高无上。

以上基于藏医医师的基本要素、医师的本质、医师的概念、医师的分类、医师的业务、医师的待遇等六方面内容，对医学生即藏医药学专业人才培养提出的要求，同 2020 年 9 月《国务院办公厅关于加快医学教育创新发展的指导意见》提出的"以新内涵强化医学生培养"的基本原则，即"加强救死扶伤的道术、心中有爱的仁术、知识扎实的学术、本领过硬的技术、方法科学的艺术的教育，培养医德高尚、医术精湛的人民健康守护者"的医学生培养基本原则和培养目标不谋而合，体现了传统藏医药学教育的实用性、先进性和全面性，在现代藏医药学教育中依然占有举足轻重的地位，应加以强化和发扬。

综上，藏医药学主要围绕治疗对象、治疗方法、治疗原则和施治者这 4 个主题，解答"治什么""用啥治""怎样治""谁来治"的藏医药学根本问题，且这 4 个主题相辅相成，缺一不可。

四、藏医药学的学习目的

藏医药学作为一门传统医学，其学习目的除了"除人类之病痛，助健康之完美"等医学共性目的外，还包括一些具有藏医药特色的个性化目的。简而言之，通过学习藏医药学，要达到预防和治疗疾病、延年益寿、创造财富和满足基本需求，以及受人尊重等 4 个基本目的（图 1-2）。

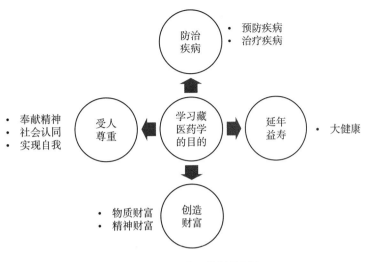

图 1-2　学习藏医药学的目的

（一）防治疾病

学习藏医药学的首要目的是预防和治疗疾病。一方面要通过学习藏医药学，理解和掌握生命的形成、人体的属性、生命的活动等生理现象，疾病的病因、机制、性质等病理现象，药物的味、性、效等药理现象，生理、病理和药理之间的内在关系以及三者与外环境和季节时辰变化之间的相互关系等，并在上述基础上，合理采取起居行为和饮食选择，并辅以药物调理，使组成机体的各物质基础即"五源"及依赖于机体的"三因"保持动态平衡，维持无病状态，达到预防疾病的目的。另一方面，当"三因"失衡导致疾病发生后，通过辨证分析生理、病理和药理之间的关系，并根据病因和症状等综合信息，诊断并确诊疾病，进而合理采取治疗原则和方法，使"三因"恢复动态平衡和各项生理功能恢复正常，达到治疗疾病的目的。

（二）延年益寿

延年益寿的字面意义为增加岁数和延长寿命，但藏医药学中的延年益寿具有更深层次的含义，其根本特点是以健康为延年益寿的前提。藏医药学认为，寿是身体、感觉和心理的集成体。因此，藏医药学中的延年益寿是指，在对生理、病理和药理的理解及对人与自然环境之间关系的正确认识基础上，因人制宜，采取合理日常起居和饮食，以维持组成机体的各物质动态平衡和各器官功能正常，或及时采取藏医四大疗法调节失衡的"三因"，以平息各类疾病，确保在身体各项生理功能正常、感觉灵敏、思维敏捷和心理健康的前提下延长寿命，即在确保生活质量的前提下延长寿命，相符于新时代党和国家提出的"大健康"理念。

（三）创造财富

创造物质和精神财富，满足个人及社会基本需求也是学习藏医药学的目的之一。学习藏医药学不仅是为了守护健康、救死扶伤和造福人类，而且也是为了使自己和人民的生活更加富裕，社会更加文明，人生更加有意义。通俗来讲，学习藏医药学的目的之一是为了拥有优越的物质条件、良好的生活环境、文明和谐的社会关系、能够帮助他人和从事公益事业的能力，以及提升自己和人民群众的幸福指数，创造幸福安乐的美好生活。总之，以上目的的实现都必须以优越的物质基础为条件，反映出藏族社会自古对医师这一职业的尊重、医师拥有的优厚物质及社会待遇，以及医疗卫生事业在社会经济发展和精神文明建设中的重要作用。

（四）受人尊重

受人尊重也是学习藏医药学的重要目的。藏医药学认为，医师能够被人尊重取决于医师的利他性。医师通过精心治疗由"隆""赤巴""培根"引起的 404 种疾病及其他有害于机体的疾病，祛除患者的病痛，创建幸福生活和健康社会，从而得到社会的认同和尊重，实现自我。

以上 4 个藏医药学的学习目的中，防治疾病、延年益寿针对的是患者对健康的需求；创造财富针对的是患者和医师对生活富裕、社会文明及国家富强的需求；受人尊重针对的是医师对实现自我价值的需求。这 4 个学习目的中，前两个目的的实现是后两个目的实现的基础和前提，即只有做好防治疾病和延年益寿的医疗卫生事业，守护好人民的健康，才能维护好患者、医师及社会的集体利益，也只有这样，医师个人层面的物质和精神待遇才会瓜熟蒂落，社会才能文明、国家才能富强。

📖 知识链接

人民健康是社会文明进步、民族昌盛和国家富强的重要标志

党的十八大以来，党中央把维护人民健康摆在更加突出的位置，召开了全国卫生与健康大会，确立了新时代卫生与健康工作方针，印发了《"健康中国 2030"规划纲要》，明确了建设健康中国的大政方针和行动纲领。不仅如此，习近平总书记在 2020 年 9 月召开的教育文化卫生体育领域专家代表座谈会上，就大力发展卫生健康事业作出重要指示，强调"要把人民健康放在优先发展战略地位，努力全方位全周期保障人民健康……从源头上预防和控制重大疾病，实现从以治病为中心转向以健康为中心"，同时还提出"人民健康是社会文明进步的基础，是民族昌盛和国家富强的重要标志，也是广大人民群众的共同追求"。同期，《国务院办公厅关于加快医学教育创新发展的指导意见》（国办发〔2020〕34 号）提出："将医学发展理念从疾病诊疗提升拓展为预防、诊疗和康养，加快以疾病治疗为中心向以健康促进为中心转变，服务生命全周期、健康全过程。"

综上，藏医药学传统教育提出的"防治疾病""延年益寿""创造财富""受人尊重"四大学习目的，用现代社会语言表述出来就是"预防""诊疗""康养""富强""文明"五大目的，这同新时代党和国家提出的"以新理念谋划医学发展"的医学教育创新发展基本原则不谋而合。

五、学习藏医药学的基本方法

藏医药学既是一门自然科学，又是一门社会科学，既有系统的科学理论，又有深奥的哲学原理。因此，藏医药学是一门综合性交叉学科。学习并系统掌握藏医药学会有一定的现实困难，需要长期学习、时常领悟、反复思考和不断实践，只有这样才能举一反三、融会贯通和学以致用。总体而言，学习藏医药学需要注意以下几点。

（一）要了解藏族文化

如上所述，藏医药学是一门自然科学和社会科学交叉的学科，而且其社会科学性尤为突出，被称为医学文化学。因此，如想透彻、深入地学习和理解藏医药学，就有必要了解藏族的历史文化、社会生活及生态环境等背景。因为，藏医药学中的很多词汇、语句、比喻甚至寓意都源自藏族的文化和传统生活，与其生存环境、社会、文化、经济、生产力等密切相关，如不了解藏族文化和藏族传统生活背景，就很难准确理解其实际含义。此外，截至目前，由于大量一手藏医药古籍文献尚未翻译成中文，更无正规的高水平中文版藏医药学相关教材出版，即便翻译成中文，如无藏族文化背景知识，也会由于文化差异而导致理解偏差，甚至失去字面意义以外的更深层含义，即藏医药学中的悟性要素和辨证内容，因此有必要学习和了解藏族文化，阅读第一手藏医药经典古籍文献。

（二）要有灵活的藏医思维

藏医药学中的很多专业术语，如"赤巴"和"查"（ཁྲག）等在不同的内容背景下具有不同的含义。此外，藏医药学中的语句表达不同于自然科学术语，其所表达的内容不一定全都是单一和确定的，而是蕴含着深奥的哲学原理和辨证思维，因此，在不同背景条件下有不同的含义，所以相同的词语或语句在不同表达背景下可以有不同的理解，也可以在相同的语境下由不同的人根据不同的辨证思维理解为不同的含义来指导实践。所以，学习藏医药学要有灵活的藏医思维，切忌死板和僵化。

（三）要有归纳演绎能力

藏医药学在很多情况下采用"总-分-总"的思维模式。比如藏医药学认为，任何疾病都是由"隆""赤巴""培根"病变引起，通常会用"隆"病、"赤巴"病和"培根"病的性质来概括所有疾病的性质。但为了进一步认识理解和临床实践需要，可将疾病分成 15 种、74 种、404 种、1 616 种，甚至更多。但不论如何分类，最终又将所有疾病归类成寒、热两类，即寒病和热病。上述内容表明，刚开始学习和认识藏医药学时，为了提纲挈领，需要进行总体论述，形成可遵循的一般逻辑规律，在此基础上，为了进一步认识理解和具体实践需要，将相应内容分解成具体单元进行解析和阐释，便于个性化指导和精准施治，最后又为了形成举一反三和融会贯通的共性理论，需要对所有内容进行总结和归纳。因此，学习藏医药学必须要有很强的归纳和演绎能力。

（四）要多实践

藏医药学是一门传统医学，故具有医学学科的共性，是一门实践性很强的学科。鉴于此，一直以来，藏医药学强调医学生要拥有亲身经历的实践经验，对其未来的医疗服务工作有着至关重要的作用。比如，藏医的脉诊和尿诊结果不像现代医学的生化检验和影像检查结果那样直观明了，需要医师凭借多年的丰富临床实践经验，根据细微变化反复对比和推理来诊断疾病，且这些细微变化通常是变化不定的，很难掌握其规律。这一事实表明，藏医传统临床中，一项高水平的诊断结果必须以扎实的实践经验和敏锐的洞察力为基础。此外，藏药材的鉴别（ངོས་འཛིན）和炮制（འདག་སྦྱོར），外治方法（དཔྱད་བཅོས་ལག་ལེན）的掌握及实施等，无不基于熟练的实践经验。因此，

9

学习藏医药学必须重视实践，要在理论学习的同时着力加强早临床、多临床、反复临床等实践教学环节。

（五）要善于用发展的思维看问题

藏医药学理论是在特定的社会背景和环境下形成，并随社会生产力的发展、人们生活习惯的改变及生存环境的变化而发展的。因此，在学习藏医药学时，尤其是在新时代背景下学习藏医药学时，要以发展的思维去学习、理解和应用藏医药学，这样才能不断补充和发展藏医药学，才能将学到的知识更好更合理地应用到医疗实践，才能提高藏医药学的社会服务能力，才能使藏医医疗服务与生态环境保护工作不相冲突，与国家生态优先发展战略不相悖。比如，随着社会的发展和人民群众生活水平的提高，当前社会中儿童早熟现象日趋严重，这是否符合藏医药学传统年龄划分和疾病分类？随着全球气候变化，当前的气候与环境显然发生了显著变化，这是否会影响基于季节和时令变化的藏医传统诊断和治疗？当前由于交通物流发达和人文地理及环境气候变化，人们的饮食结构和生活习惯发生了质的变化，势必会影响人们的生理和体质，那么，藏医传统饮食和起居疗法理论是否能够满足当前需要？由于环境、气候和饮食等改变，疾病谱也发生了相应改变，那么，藏医传统疾病分类和临床治疗能否满足当前和未来疾病诊治需求？随着物种灭绝日趋严重，很多野生动物和植物相继被列入濒危物种保护名录，而且据研究推测，很多野生动物很可能还是新型冠状病毒等的天然宿主，既不允许用药，更不允许膳食，该如何应对这一现实矛盾？这一系列问题都需要在学习中用发展的思维去反思和解决，只有与时俱进的发展思维才能在生态保护和疾病治疗间找到平衡点，才能实现藏医药传承精华和守正创新的伟大目标。

（李啟恩　任小巧　黄先菊　旦增曲培）

◆　本章小结　◆

藏医药学是以藏族为代表的青藏高原地区人民，在总结生活实践经验，并推广应用到生活实践的反复过程中，不断验证和完善的同时，吸取社会生产力发展成果和周边民族医学经验，逐渐形成的反映青藏高原地区人民对生命、健康、疾病、药物和防治方法的认识，具有悠久历史传统和独特理论及技术方法的医药学体系。藏医药学内容主要包括治疗对象、治疗方法、治疗原则和施治者四方面，旨在通过对以上四方面内容的学习，明确回答"治什么""用啥治""怎样治""谁来治"这4个藏医药学根本问题。藏医药学中的治疗对象是人体和依赖于人体的疾病；治疗方法是指饮食疗法、起居疗法、药物疗法和外治疗法等四大疗法；治疗原则是指根据受害组织、患病部位、疾病性质、季节时辰、所处环境、体质、年龄、火温、身体状况和日常习惯等十方面的具体特征，辨证分析并提出的指导医师对某一疾病"怎么治疗""用啥治疗""采用多大剂量和治疗到什么程度"等的具体原则和方案。施治者是指根据治疗原则采取相应的治疗方法，合理治疗目标疾病的医师。藏医药学的学习目的包括防治疾病、延年益寿、创造财富和受人尊重四方面。学习藏医药学要从了解藏族文化背景入手，同时还要有灵活的思维能力和归纳演绎能力，而且要善于用发展的思维看待问题，并在学习过程中不断实践，这样才能做到守正创新和传承精华。

练习题

一、名词解释

1．藏医药学　　2．医师　　3．无上医师　　4．息剂药物　　5．延年益寿　　6．外治疗法

二、填空题

1．学习藏医药学的目的为＿＿＿＿＿、＿＿＿＿＿、＿＿＿＿＿、＿＿＿＿＿。
2．作为一名合格的藏医医师需要具备＿＿＿＿＿、＿＿＿＿＿、＿＿＿＿＿、
＿＿＿＿＿和＿＿＿＿＿等六大要素。
3．藏医药学教学内容概括起来分别是＿＿＿＿＿、＿＿＿＿＿、＿＿＿＿＿和
＿＿＿＿＿等4个主题。
4．藏医治疗学包括＿＿＿＿＿、＿＿＿＿＿、＿＿＿＿＿和＿＿＿＿＿等，简称藏医
四大疗法。
5．藏医药学从＿＿＿＿＿、＿＿＿＿＿和＿＿＿＿＿三方面对医师的业务作了具体要求。

三、单选题

1．藏医药学中的五源是指（　　　）。
　　A．土水火风空　　　　　　　　　　B．金木水火土
　　C．水土木空火　　　　　　　　　　D．空土木水火
2．医师在藏医药学中称曼巴，意为（　　　）。
　　A．利他者　　　　B．大智者　　　　C．博学者　　　　D．施治者
3．藏医药学中的无上医师是指（　　　）。
　　A．不但具有渊博的理论知识和精湛的医疗技术，还有高尚的思想和意识境界，能够消除患
　　　　者的一切身体和心理疾病的大师级医师
　　B．具备医师六要素，精通所有医学理论和医疗技术的医师
　　C．虽然具有医师六要素，但对医学理论、诊断技术、治疗方法、实践经验等学习不精和掌
　　　　握不全的医师
　　D．掌握医药卫生知识，从事疾病预防和治疗的专业人员的统称
4．藏医药学四大学习目的中的"受人尊重"取决于医师的（　　　）。
　　A．医疗技术　　　　B．医德　　　　C．利他性　　　　D．行为规范
5．根据藏医药学治疗原则，疾病蓄积期进行治疗时要优先选择（　　　）。
　　A．泻剂　　　　B．息剂　　　　C．吐剂　　　　D．泄剂
6．藏医运用四大疗法治疗疾病时，一般会采取（　　　）的顺序。
　　A．对较轻的疾病会采取饮食疗法，饮食治疗无效时再采取起居疗法，起居治疗无效时再采
　　　　取药物治疗，药物治疗无效时才会采取外治疗法进行治疗
　　B．对较轻的疾病会采取起居疗法，起居治疗无效时再采取饮食疗法，饮食治疗无效时再采
　　　　取药物治疗，药物治疗无效时才会采取外治疗法进行治疗
　　C．对较轻的疾病会采取起居疗法，起居治疗无效时再采取饮食疗法，饮食治疗无效时再采
　　　　取外治疗法，外治无效时才会采取药物疗法进行治疗
　　D．对较轻的疾病会采取外治疗法，外治无效时再采取起居疗法，起居治疗无效时再采取饮
　　　　食疗法，饮食治疗无效时才会采取药物疗法进行治疗

7. 泄剂药物是指（　　　）。

　　A. 服用后能够使疾病平息在发病部位的药物

　　B. 服用后让病邪从发病部位通过消化、泌尿和呼吸系统等途径排出体外的药物

　　C. 能增加肠内水分，促进蠕动，软化粪便或润滑肠道促进排便的药物

　　D. 服用后让病邪从消化道排出的药物

四、多选题

1. 藏医药学中的泄剂药物可分为（　　　）。

　　A. 泻剂　　　　　　　　B. 吐剂　　　　　　　　C. 灌肠剂　　　　　　　　D. 灌鼻剂

2. 藏医药学从（　　　）方面对医师的业务作了要求。

　　A. 口　　　　　　　　　B. 意　　　　　　　　　C. 身　　　　　　　　　D. 德

3. 学习藏医药学必须重视实践，要在理论学习的同时着力加强（　　　）等实践教学活动。

　　A. 早临床　　　　　　　B. 多临床　　　　　　　C. 反复临床　　　　　　D. 常临床

4. 藏医治疗学包括（　　　）。

　　A. 饮食疗法　　　　　　B. 起居疗法　　　　　　C. 药物疗法　　　　　　D. 外治疗法

5. 藏医药学是一门介于（　　　）之间的交叉学科。

　　A. 自然科学　　　　　　B. 生物学　　　　　　　C. 社会科学　　　　　　D. 人文学

6. 藏医药学中的疾病是指在（　　　）等诱因作用下使"三因"增生、减少和功能紊乱，而引发的对机体有害的各种变化。

　　A. 饮食　　　　　　　　B. 起居　　　　　　　　C. 时辰　　　　　　　　D. 心理

7. 藏医药学认为寿是（　　　）的集成体。

　　A. 身体　　　　　　　　B. 感觉　　　　　　　　C. 心理　　　　　　　　D. 灵魂

五、判断题

1. 根据认识疾病的需要，藏医药学以"总－分－总"的逻辑思维，将疾病分成不同的种类和数量。　　　　　　　　　　　　　　　　　　　　　　　　　　　（　　　）

2. 药物疗法是根据不同疾病和疾病的不同发展程度，选择相应的药物进行治疗。（　　　）

3. 藏医药学根据药物的作用途径不同，将药物分为息剂和泻剂两类。　　　　（　　　）

4. 根据"三因"内部 15 种子类的增生、减少和紊乱，将疾病分成相应的 15 种。（　　　）

5. 学习藏医药学要有灵活的藏医思维和很强的归纳和演绎能力。　　　　　　（　　　）

六、简答题

1. 藏医四大疗法的实施顺序和选择应用对临床实际治疗有哪些指导意义？

2. 怎样理解藏医药学学习目的中的创造财富和受人尊重？

3. 藏医药学中的"五源"与"三因"有何内在联系？

4. 怎样才能学好藏医药学？

5. 请结合藏医药学的学习内容和学习目的，论述新时代藏医药教育应如何响应党和国家提出的"以新理念谋划医学发展"的医学教育创新发展原则。

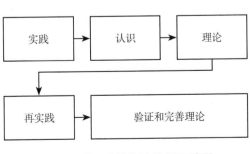

（图片位于顶部，显示山脉景观）

第二章

藏医药学的形成与发展

◆ **学习目标** ◄

1. **掌握** 藏医药学的发展历史，不同历史时期的代表人物、著作和标志性大事件。
2. **熟悉** 关于藏医药学历史源流的各家学说。
3. **了解** 西藏象雄文化与象雄藏医学间关系，象雄藏医学、古印度医学、中医学、波斯医学与藏医学之间的关系。

当前，对于藏医药学的起源与发展历史，不同学者持有不同观点，但总体来看，大致有 3 种主流观点：有些学者认为藏医药学发展至今有 4 000 多年的历史，而有些学者则认为藏医药学发展至今有 2 500 多年的历史，还有些学者则认为藏医药学发展至今只有 1 300 多年的历史。以上 3 种关于藏医药学起源历史的观点显然存在很大分歧，但不同观点都有各自的依据和理由，即以上 3 种主流观点分别以藏医简单疗术的形成、藏医药学文字记载的开始和藏医药学理论体系的形成作为藏医药学的形成依据来推算藏医药学的形成历史，进而在藏医药学的起源和形成历史方面有了鲜明的年代分歧。

本章主要围绕藏医历史学家主流观点，介绍藏医药学简单疗术的初步形成、藏医药学文字记载的开始和藏医药学的发展及其理论体系形成的历史过程。

一、藏医药学的起源与初步形成

藏医药学认为"最早的疾病是消化不良，最早的药物是开水"，用开水治疗消化不良则是最早的医疗实践。可见，藏医药学源自社会实践，是青藏高原地区人民实践经验和集体智慧的结晶。青藏高原地区人民在漫长的生活实践中，不断积累宝贵的生活经验，并通过归纳总结，形成简单的理论，再经过长期实践，验证和发展已有理论而形成一门传统医学——藏医药学。其形成经历了从实践到认识，从认识到理论，从理论到再实践，从再实践到验证和完善理论的漫长过程（图 2-1）。在这一过程中，随着文字的发明和文化的交流，藏医药学吸收了中医药学和古印度医学等周边民族的医学经验，形成了今天我们所学习和应用的特色鲜明、内容完备和体系健全的藏医药学。

图 2-1 藏医药学的形成过程示意图

藏医药学史书记载："辨别利害食物、用酥油汁浇灌伤口止血、用酒糟干燥创口等方法在藏族社会中的应用始于藏族人的形成。"根据"人类疾病与人类几乎同时出现"的公认学术观点，青藏高原地区人民的疾病与其形成相同步，有了疾病后便创造出了同疾病相斗争的方法，比如用开水治疗消化不良和用酥油汁浇灌伤口止血等，继而创造性地产生了藏医药学中最原始、最简单的疗术，即早期藏医医疗实践活动。

根据考古发现，西藏林芝文化、曲贡文化、卡若文化被确定已有 4 000～5 000 年的历史。近年来，我国科学家在青海省青海湖南部江西沟发现的青藏高原最古老的火塘，其年代可追溯到距今 15 000 年前，以此提出青藏高原史前人类可能在高原中西部寻求一些有温泉的地点作为避难所来躲避严寒的气候，赖以生存和生活。同时，在甘肃省甘南藏族自治州白石崖溶洞发现的夏河丹尼索瓦人化石中，提取了被认为是藏族人群为适应高寒缺氧环境而特有的 EPAS1 基因，以此推测夏河丹尼索瓦人可能是今天藏族人的祖先，并在溶洞中发现了旧石器文化遗存；研究结果显示，遗址处由人类活动造成的文化堆积至少形成于距今 4 万年前，应该为青藏高原最老的考古遗址（图 2-2）。

综上，有些藏医药学历史学家据此认为，藏医药学的形成距今可能有几万年的历史，至少有 4 000 多年的历史。

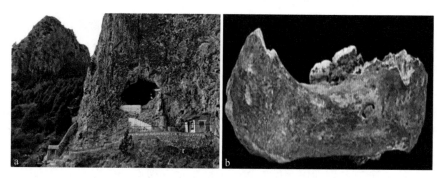

图 2-2　甘肃夏河白石崖溶洞及夏河丹尼索瓦人化石

a. 甘肃夏河白石崖溶洞　b. 夏河丹尼索瓦人化石

二、藏医药学文字记载的开始

虽然藏族治疗疾病的简单方法同藏族人的形成几乎相同步，但准确来讲，这并不足以说明藏医药学的形成同藏族人的形成相同步。因为一门医学的形成不光以有无治疗疾病的简单方法为依据，而是要以有无文字记载的医疗实践方法以及指导本医疗实践的理论体系为依据。

关于藏医药学的文字记载，目前较为主流的观点之一是最早可追溯到西藏象雄文化时期（图 2-3），而象雄文化的代表性人物是藏族本土宗教苯教的创始人西绕弥沃齐（གཤེན་རབ་མི་བོ་ཆེ།）。根据著名藏医药学家苏喀·洛追杰布（ཟུར་མཁར་བློ་གྲོས་རྒྱལ་པོ།）和达仓译师·西绕仁青（སྟག་ཚང་ལོ་ཙཱ་བ།）

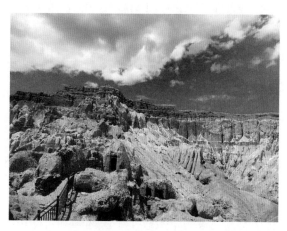

图 2-3　西藏象雄王朝遗址琼垄银城（ཁྱུང་ལུང་དངུལ་མཁར།）

（由西藏自治区农牧科学院完秀·华科加提供）

 རབ་རིན་ཆེན།）等所著的藏医药学权威著作记载，藏族本土宗教苯教的创始人西绕弥沃齐及其长子常松·杰普赤西（ རང་སྲས་དང་པོ་ཞི་ག ）不仅创造、推动和发展了西藏象雄文化，同时也推动了象雄藏医药学的形成和发展；据记载，二者所著的藏医药学著作颇多，其中广为流传的有《苯医四部》（ འབུམ་བཞི། ）、《解毒雍仲卷》（ དུག་བཅོས་གཡུང་དྲུང་འཁྱིལ་བ། ）、《愈伤合骨接筋指导甘露》（ ན་སོ་རུས་འབྲེལ་རྒྱས་མཐུད་ཀྱི་གདམས་པ་དང་ལ་ཀ་གི་རྒྱུད ）等。

📖 知识链接

象雄文化与象雄藏医药学

象雄是藏文" ཞང་ཞུང་། "的译音。象雄王国是西藏早期历史上的部落古国，先于西藏吐蕃王国，疆域中心地区位于今西藏阿里。创造和发展于这一时期的文化和医学被称为象雄文化和象雄藏医药学。诞生于西藏阿里冈底斯山脚下沃末隆仁（ འོལ་མོ་ལུང་རིང་ ）的西绕弥沃齐（ གཤེན་རབ་མི་བོ ）及其8个嗣子中的长子常松·杰普赤西（ རང་སྲས་དང་པོ་ཞི་ག ）被认为是这一文化的代表性人物，同时常松·杰普赤西还是古代象雄时期的一位杰出藏医药学家，因此西绕弥沃齐和常松·杰普赤西也分别被称为藏族本土宗教苯教和古代象雄藏医药学的创始人。根据西藏史书《苯经格言》（ བོན་གསུང་ལེགས་བཤད་མཛོད ）记载，西绕弥沃齐将其"甘露九经"传授给常松·杰普赤西，使其治愈了众生疾病，帮助民众脱离疾苦，带来了健康福祉。另外，在史书《旦巴尼沓经》（ བརྟན་པ་གཉིས་གཅིག་གི་མདོ ）中也有常松·杰普赤西收集了两万种医学疗法的记载。著名藏医药学家苏喀·洛追杰布（ ཟུར་མཁར་བློ་གྲོས་རྒྱལ་པོ ）所著《知识总论》（ ཤེས་བྱའི་ཁྱོན་ཡོངས ）中也有"藏医始于拉托托日年赞（ ལྷ་ཐོ་ཐོ་རི་གཉན་བཙན ）时期的说法不准确，因为在此之前就有苯教医学，苯教创始人西绕弥沃齐与佛教创始人释迦牟尼（ ཤཱཀྱ་ཐུབ་པ ）为同时期人物"的记载。后来由苏喀·洛追杰布和第司·桑杰嘉措（ སྡེ་སྲིད་སངས་རྒྱས་རྒྱ་མཚོ ）分别校正刻板和二次校勘的藏医药学核心巨著扎塘版《四部医典》（ རྒྱུད་བཞི། ）"后续部"中也有本书参考了古印度医学（ རྒྱ་གར་གསོ་རིག ）、中医学（ རྒྱ་ནག་གསོ་རིག ）、波斯医学（ སྟག་གཟིག་གསོ་རིག ）和象雄医学（ ཞང་ཞུང་གསོ་རིག ）理论的明确记载，且目前认为《四部医典》中所记载的独行菜（ ལྦ་ཁོ་ལ ）、宽筋藤（ སླེ་ཏྲེ ）和五味子（ ད་ཏྲིག ）等药材的藏文名称均沿用了象雄医典中的药名。不仅如此，敦煌石窟中发掘的《藏医火灸疗法》（ བོན་གྱི་གསོ་རིག་མེ་བཙའ་ཐབས ）的"后续"中也有"此疗法除象雄医书外无其他文献记载"的记载。根据以上史书记载可推测，早在西藏象雄时期已有较成熟的医药学，常松·杰普赤西乃是这一医学即古代象雄藏医药学之创始人，说明藏医药学的形成历史可追溯至象雄常松·杰普赤西时期。

关于苯教创始人西绕弥沃齐的诞生年代，不同历史学家持有不同的考证依据，无公认定论，但即便根据当前被考证出的所有有关西绕弥沃齐诞生年代的结果中，以最晚的一个诞生年代来计算，截至2020年已有2 586年的历史。因此，可以推断藏医药学的文字记载距今至少有2 500余年的历史。然而遗憾的是，截至目前尚未考证出原版的《苯医四部》《解毒雍仲卷》和《愈伤合骨接筋指导甘露》等被认为是西藏象雄文化时期的代表性藏医药学著作。当前，市面上虽有整理出版的《苯医四部》，但其内容和文体都与成书于8世纪的藏医权威典籍《四部医典》极其相似，所以其真实性存在很大争议，很多学者也因此怀疑目前已整理出版的《苯医四部》并非当时的原版著作。所以，藏医药学的文字记载距今至少有2 500余年历史的这一观点目前尚存在一定的争议，有待于进一步考证和加大原始古籍文献搜寻。

三、藏医药学理论与教育体系的形成

据西藏历史记载，公元前4世纪末，西藏第一代藏王聂赤赞普（ གཉའ་ཁྲི་བཙན་པོ ）时期，就有"解毒则有药"的记载，表明当时不但对中毒这一疾病已有详细的认识，而且通过实践认识了解毒的药物和方法。另外，当时社会上已经形成了医师这个职业，把从事医疗服务这个职业的人即医师称为"曼杰巴"（ སྨན་བྱེད་པ ）；根据词义，当时的"曼杰巴"即藏医医师能够采用药物（"曼"/ སྨན ）和外治（"杰"/ བྱེད ）疗法进行疾病治疗。说明这一时期的藏医药学已得到了实质性发展，不但有了解毒等解除病痛的藏医药学理论及方法，而且形成了藏医医疗服务行业和从事这个行业的职业人，即医师。

📖 知识链接

吐蕃第一代藏王聂赤赞普时期的藏医药学

据史书《格桑项饰格言》（ ལེགས་བཤད་སྐལ་བཟང་མགྲིན་རྒྱན ）记载，吐蕃聂赤赞普时期象雄文化和医学已处于发展的鼎盛时期，涌现出12位杰出的贤人智士，其中1位贤智能够用苯教医术治愈疾病和祛除病害，被称为"曼杰巴"，即医学家或医师。根据《五部箴言·大臣箴》（ བཀའ་ཆེམས་བློན་པོའི་བཀའ་ཆེམས ）的记载，聂赤赞普在雅砻被众部落推举为吐蕃第一代赞普时，向贤人智士们提出对盗贼、嫉恨、敌人、野牦牛、中毒、诅咒等众人关心和关注的6个问题有何应对措施时，贤智泽拉干布云德（ ཙེ་ལ་སྒམས་པོ་ཡོན་ ）回答："在吐蕃制伏盗贼有惩罚，制伏嫉恨有慈悲，制伏敌人有朋友，制伏野牦牛有武器，制伏中毒有解药，制伏诅咒有降术。"其中，"制伏中毒有解药"的记载，说明当时医学理论得到了长足发展，不仅认识了中毒，而且具有了解毒的能力和方法。

1世纪，第十代藏王埃肖勒时期，藏医药学在先前基础上有了进一步发展，出现了以拉普果嘎（ བྱ་ཕ་ལག་དཀར ）为代表的藏医外伤学代表性医师，并在其努力下，将当时的藏医外伤疗法进行系统归纳和发展，形成了成熟的清理创口、切割骨伤、包扎伤口、固定骨折等系列外治疗法，并将从动物自我疗伤行为中发现的20种被称为"坚觉"的愈伤药材有效传承和广泛应用于藏医临床，同时还创制了很多有效的外伤治疗药物，全面推动了藏医外伤学发展，也标志着藏医外伤学理论和疗法达到了一定水平。

📖 知识链接

藏医外伤学与藏药"坚觉"

外伤学是藏医临床学中内容最多、理论最完备、诊疗最独特和药物最丰富的一门学科。在治疗外伤和愈合创口的临床实践中，藏医药有很多疗效独特的天然植物、矿物和动物药材，其中最具特色的是20种被藏医界认为由野生动物本能地用来自我疗伤的植物药材，在藏医药学中称"坚觉"（ བཅད་འཇོར ），为藏医药学术语的谐音，意为"愈合"。根据藏药典籍《晶珠本草》所载，这些被称为"坚觉"的药材，最初由先贤医师从个别动物受伤后本能地寻找特定药草敷于伤口用于止血和愈伤的行为中偶然发现，之后通过在鸟蛋上用墨汁画出裂痕或在动物幼崽身上用血迹画出"伤痕"后，发现母鸟或动物幼崽的父母会衔或叼来相应的药草敷于有"伤痕"的鸟蛋或动物幼崽身上，通过这一实验得到初步发现后，再把动物父母敷于动物幼崽身体"伤痕"处的药草取走，并对动物幼崽人为造成真正的创伤，结果发现动物幼崽的父母们会再次叼来同样的药草敷于幼崽的伤口处，而且动物幼崽的伤口也因为敷有这些药材而得到快速愈合，从而得知和发现 20 种愈伤接骨的特殊藏药材。例如，通过观察雕鸮和猴子的相关行为，分别发现轮叶棘豆和唐古特乌头的愈伤作用，即轮叶棘豆和唐古特乌头是 20 种“坚觉”藏药中的 2 味药材。

5 世纪末，第二十八代藏王拉托托日年赞时期，藏医药学开始同周边区域和国家有了接触和交流。当时，古印度医师比奇嘎其（བི་ཇི་དགའ་བྱེད།）和比拉嘎泽玛（བི་ལྷ་དགའ་མཛེས་མ།）到西藏行医，得到藏王拉托托日年赞及当时西藏官方的大力支持，并鼓励其在西藏推广古印度医学，使当时的本土藏医药学在受到外来医学冲击的同时，首次吸收了外来医学的经验，在脉诊、药剂、食疗、外治疗法、外科医用材料和装置制造等领域有了适当借鉴和创新，进一步丰富和发展了本土藏医药学理论体系，与此同时也向周边外界介绍和传播了自己的医学。本时期在多种文化和医学的交流碰撞中诞生了一批优秀的藏医医师，其中最为杰出和最具代表性的藏医医师是童格拖觉坚（དུང་གི་ཐོར་ཅོག་ཅན།），曾担任藏王拉托托日年赞的私人保健医师；借此机会和官方平台，童格拖觉坚大力发展了藏医养生保健学，开启了藏医药学师承教育模式和藏医药学世家的先河，不但有力推动了藏医药学理论和临床实践的发展，而且大力发展了藏医药教育事业，为弘扬藏医药学奠定了核心基础。

6 世纪，藏医药学不仅对麻风病等传染性疾病有了重要认识，而且还掌握了对传染性疾病要第一时间采取隔离治疗的有效措施，且当时社会上下对传染病的预防和隔离治疗等工作高度重视，显示出当时西藏社会的公共卫生健康和疾病预防意识，尤其是对传染病的预防意识达到了同期先进水平。这一结论可从西藏第三十代藏王仲年德（འབྲོང་གཉན་ལྡེའུ།）患麻风病后为防止疾病扩散，携率同自己密切接触的妃子和大臣侍从一同进入活人墓，再也未走出来的伟大历史实例得以证实。同时期，藏医外科手术水平也达到了同期领先水平，可开展精细的白内障手术。根据历史记载，西藏第三十一代藏王达日年斯（སྟག་རི་གཉན་གཟིགས།）患先天性眼盲症，自幼为一盲童，依遵其父亲遗嘱，等达日年斯成长至 5 岁时，派人前往吐蕃、当时被称为“阿夏”（འ་ཞ།）的一个地方聘请来一位藏医医师，为其行眼科手术后恢复了视力。恢复视力的达日年斯后来接任王位，成为西藏第三十一代藏王。这一实例说明，当时的藏医外科手术水平已达到了同期领先水平。

629—638 年间，即第三十三代藏王松赞干布（སྲོང་བཙན་སྒམ་པོ།）时期，藏医药学第二次同周边其他民族医学接触和交流，再次吸收和借鉴了其他民族医学的经验和精髓，融合发展了藏医药学。当时，藏王松赞干布下令邀请古印度医学、中医学和波斯医学的著名医师到西藏进行翻译和编纂医学典籍的同时，推行多民族医学并重，开展形式多样的医疗实践和服务，形成了藏医药学“百家争鸣、百花齐放”的繁荣景象。

638—755 年间，藏医药学在先前基础上得到了持续发展，著成了完整保存至今的藏医典籍《月王药诊》（图 2–4），诞生了以宇妥宁玛·云丹贡布（གཡུ་ཐོག་རྙིང་མ་ཡོན་ཏན་མགོན་པོ།）为代表的诸多藏医药学奠基人物。

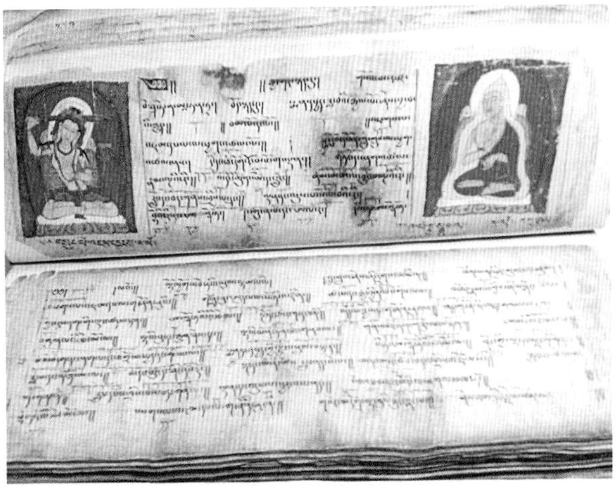

图 2–4　至今完整保存于大英博物馆的手写本《月王药诊》

742—797 年间，即第三十八代藏王赤松德赞（ཁྲི་སྲོང་ལྡེའུ་བཙན།）时期，进一步推动了对外来其他民族医学的藏文翻译和本土藏医药学专著的编纂工作，并在理论指导实践中检验和完善了藏医药学理论。与此同时，各医家和藏医药教育机构广招藏医药学学徒，成为藏医药学发展的鼎盛时期。尤其是当时的宇妥宁玛·云丹贡布博采众长，刻苦学习藏医学、古印度医学、中医学和波斯医学等诸多民族医学，并多次赴古印度、祖国内地及西藏各地，开展访问学习和医疗服务活动多年，之后以本土藏医药学为基础，借鉴其他民族医学的精髓，并结合西藏当地的环境条件、社会背景、生活习惯和群众体质，创造性撰写出符合西藏实际的藏医典籍《四部医典》，标志着藏医药学理论体系的形成和完善（图2-5）。以此历史时间计算，截至目前，藏医药学至少有1 300余年的历史。

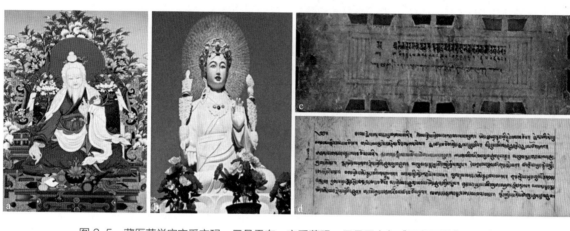

图2-5 藏医药学家宇妥宁玛·云丹贡布、宇妥萨玛·云丹贡布与《四部医典》手写本

a. 宇妥宁玛·云丹贡布　b. 宇妥萨玛·云丹贡布
c. 手写本《四部医典》长条书封面　d. 手写本《四部医典》长条书正文

📖 知识链接

藏医药学史上的老少"宇妥"

藏医药学史上的老少宇妥是指宇妥宁玛·云丹贡布（གཡུ་ཐོག་རྙིང་མ་ཡོན་ཏན་མགོན་པོ་）和宇妥萨玛·云丹贡布（གཡུ་ཐོག་གསར་མ་ཡོན་ཏན་མགོན་པོ་）。宇妥是家族姓氏，云丹贡布是名，宁玛（རྙིང་མ་）和萨玛（གསར་མ་）分别是新旧或老少之意，因此宇妥宁玛·云丹贡布和宇妥萨玛·云丹贡布其实是老宇妥·云丹贡布和少宇妥·云丹贡布之意，二位在藏医药学的形成和发展中作出过不可替代的贡献。

宇妥宁玛·云丹贡布于708年诞生于西藏拉萨堆龙吉纳（今拉萨堆龙德庆县境内）一藏医药学世家，3岁时随父学习读书写字，5岁开始学习藏医药学，14岁时被邀请到桑耶寺，并在桑耶寺与当时的名医昌迪·杰尼卡普等辩论医理时表现出色，因此得到当时赞普（藏王）的赏识并升为私人保健医师。20岁时，其藏医药学理论知识和基本技能已达到很高水平，同吐蕃当时享有盛誉的九大名医辩论医理时获得极高的评价。25岁，首次前往尼泊尔和古印度等地访问学习医学。35岁，再次前往古印度，拜师深入学习古印度医学。38岁，第三次赴古印度学习，其间拜师上百位古印度医学名师，潜心学习医学理论和实践秘诀，熟悉并掌握《四部医典》要义后返回吐蕃。45岁，深入研究《四部医典》，并结合多年的学习与实践经验，发展和完善了《四部医典》。55岁时，前往西藏贡布曼隆（ཀོང་པོ་སྨན་ལུང་），今西藏林芝市米林县境内，行医和传授藏医药学10余载，先后招收学徒100余名，讲授医学理论及实践经验，并制定藏医药学的学历和学位等级，之后奔赴康定和五台山等地游学行医。85岁高龄时娶妻并得3个儿子，125岁与世长辞。

宇妥萨玛·云丹贡布系宇妥宁玛·云丹贡布第十三代后裔，于1126年诞生于后藏年堆古喜日塘（ཉང་སྟོད་གྱི་ཉེ་རི་ཐང་），是西藏历史上继宇妥宁玛·云丹贡布之后最为杰出的藏医药学家。他自幼天资聪颖，悟性超群，具有辨认各类药材的天赋。据记载，其8岁开始行医济世，12岁时拜师于著名藏医药学家若敦·贡觉嘉（ར་སྟོན་དཀོན་མཆོག་སྐྱབས།），系统学习藏医药学知识，并得到独传绝学。宁妥萨玛·云丹贡布曾先后6次赴古印度求学，毕生致力于治病救人和传承发扬藏医药学，其前半生专注于医理研习、实践探索和著书立说，后半生主要对藏医巨著《四部医典》进行注疏和补充，从而形成了今天我们所看到的《四部医典》。

第三十八代藏王赤松德赞时期，不但形成了完善的藏医药学理论体系，而且形成了规范的藏医药教育教学制度。当时，著名藏医药学家宇妥宁玛·云丹贡布在现在的西藏林芝市米林县建立了西藏首个规范的藏医药学校（图2-6），设立了相当于现代医学高等教育大专、本科、硕士和博士四级学历制度的迪热瓦（བསྒྱུར་རབ་པ།）、嘎吉瓦（དཀའ་བཅུ་པ།）、若金巴（རབ་འབྱམས་པ།）、本然巴（འབུམ་རམས་པ།）四级藏医药学传统学历化教育制度，标志着藏医药学理论和教育体系正式确立。

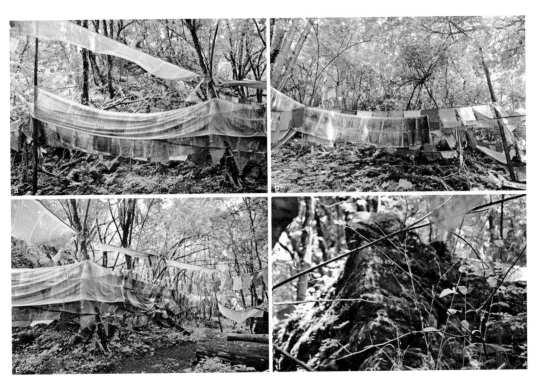

图2-6　宇妥宁玛·云丹贡布在西藏贡布曼隆（今林芝市米林县）创建的藏医药学校遗址

a～c. 不同角度的遗址概貌　d. 遗址残垣（石墙地基）

（李啟恩　张得钧　邱建智　周毛措）

◆ 本章小结 ◆

藏医药学距今有4 000余年、2 500余年和1 300余年历史的观点分别以藏医简单疗术的形成、藏医药学文字记载的开始和藏医药学理论体系的形成为依据。藏医药学认为"最早的疾病是消化不良，最早的药物是开水"，用开水治疗消化不良则是最早的医疗实践。辨别利害食物、用酥油汁浇灌伤口止血、用酒糟干燥创口等方法在藏族中的应用等被认为是最早的藏医药学实践活动，据此推断藏医药学的形成至少有4 000多年的历史。根据史书记载，藏医药学的文字记载历史可追溯到西藏象雄文化时期，据此推断，藏医药学的文字记载历史距今至少有 2 500 余年。公元前 4 世纪末，西藏社会已有医师职业和医疗行业，将医师称为"曼杰巴"。1 世纪，藏医外伤疗法有了长足发展。5 世纪末，藏医药学开始同周边区域和国家有了交流和交融，在多文化交流碰撞和多民族医学融合发展模式下，以藏医养生保健学为代表的藏医药学科得到了长足发展。6 世纪，西藏的传染病防控意识和外科手术水平达到了同期领先水平。629—638 年间，藏医药学第二次同周边地区和民族的医学交流交融，并吸收和借鉴了其他民族医学的实践经验和理论精髓。638—755 年间，著成了至今保存完整的藏医典籍《月王药诊》。742—797 年间，宇妥宁玛·云丹贡布以本土藏医药学为基础，借鉴其他民族医学精髓，整理编撰出藏医药权威典籍《四部医典》，标志着藏医药学理论体系的形成和确立；同时，其在西藏林芝米林县建立了西藏首个学历化教育的藏医药学校，实行四级学历教育，标志着藏医药教育体系正式确立。

练习题

一、名词解释

1. 曼杰巴　　2. 坚觉

二、填空题

1. 藏医学认为最早的疾病是_____，最早的药物是_____，用_____治疗_____则是最早的医疗实践。

2. 第三十八代藏王赤松德赞时期，著名藏医药学家宇妥宁玛·云丹贡布在现在的西藏林芝_____县建立了西藏首个规范的藏医药学校，并设立相当于现代医学高等教育大专、本科、硕士和博士四级制度的_____、_____、_____四级藏医药学传统学历化教育制度，标志着藏医药学理论和教育体系正式确立。

3. 童格拖觉坚担任第二十八代藏王拉托托日年赞的_____医师，借此机会他大力发展了_____学，开启了藏医药学_____模式和藏医药学世家的先河。

4. 第十代藏王埃肖勒时期，出现了以_____为代表的藏医外伤学代表性医师，全面推动了藏医_____学的发展。

三、单选题

1. 藏医药学文字记载距今至少有（　　　）年的历史。
   A. 1 300 年　　　　　B. 2 500 年　　　　C. 4 000 年　　　　D. 800 年

2. 首次到西藏行医的古印度医师是（　　　）。
   A. 比奇嘎其　　　　　　　　　　　B. 比拉嘎泽玛
   C. 比奇嘎其和比拉嘎泽玛　　　　　D. 童格拖觉坚

3. 藏医典籍《月王药诊》诞生于（　　　）。
   A. 742—797 年间　　B. 629—638 年间　　C. 638—755 年间　　D. 1 世纪

4. 著名藏医药学家宇妥宁玛·云丹贡布在现在的西藏（　　　）建立了西藏首个规范的藏医药
   学校。
   A. 曲水县　　　　　　　B. 米林县　　　　　　C. 那曲县　　　　　　D. 贡嘎县

5. 藏医药学权威典籍《四部医典》成书于（　　　）。
   A. 7 世纪　　　　　　　B. 8 世纪　　　　　　C. 9 世纪　　　　　　D. 13 世纪

6. 成书于 638—755 年间且至今保存完整的藏医药学古籍是（　　　）。
   A.《苯医四部》　　　　　　　　　　　B.《解毒雍仲卷》
   C.《月王药诊》　　　　　　　　　　　D.《愈伤合骨接筋指导甘露》

7.《四部医典》的成书和问世标志着（　　　）。
   A. 藏医药学简单疗术的形成　　　　　　B. 文字记载藏医药学内容的开始
   C. 藏医药学理论体系的形成　　　　　　D. 藏医药学教育体系的形成

四、多选题

1. 藏王松赞干布下令邀请（　　　）的著名医师到西藏翻译和编纂医学典籍。
   A. 古印度医学　　　　B. 中医学　　　　C. 波斯医学　　　　D. 西方医学

2. 根据史书记载，以下著作中由西绕弥沃齐和常松·杰普赤西所著的是（　　　）。
   A.《苯医四部》　　　　　　　　　　　B.《解毒雍仲卷》
   C.《月王药诊》　　　　　　　　　　　D.《愈伤合骨接筋指导甘露》

3. 下列属于藏医药学原始简单疗术的是（　　　）。
   A. 辨别利害食物　　　　　　　　　　　B. 喝开水治疗消化不良
   C. 用酥油汁浇灌伤口止血　　　　　　　D. 用酒糟敷创口愈伤

五、判断题

1. 一门医学的形成不光以有无治疗疾病的简单方法为依据，而是要以有无文字记载的医疗实践
   方法以及指导本医疗实践的理论体系为依据。　　　　　　　　　　　　　　（　　　）

2. 6 世纪，藏医药学不仅对麻风病等传染病有了重要的认识，而且还掌握了对传染性疾病要第
   一时间采取隔离治疗的有效措施。　　　　　　　　　　　　　　　　　　　（　　　）

3. 宇妥萨玛·云丹贡布系宇妥宁玛·云丹贡布第十三代后裔。　　　　　　　　（　　　）

4. 据藏医药学史书记载，最终的《四部医典》是在宇妥宁玛·云丹贡布编纂成母稿的基础上由
   宇妥萨玛·云丹贡布修订和补充而成。　　　　　　　　　　　　　　　　　（　　　）

六、论述题

请结合藏医药学历史中"最早的疾病是消化不良，最早的药物是开水"的记载，论述藏医药学
的形成与发展。

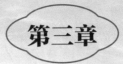

第三章

《四部医典》及其特点

◆ **学习目标** ◀

1. **掌握** 《四部医典》的命名、寓意及名称由来。
2. **熟悉** 《四部医典》的形成与发展。
3. **了解** 《四部医典》的 11 项赞誉及其现实意义。

　　《四部医典》（ རྒྱུད་བཞི ）是一部集人体生命、生理病理、诊断治疗、药物制剂和医德医风于一体的古老而权威的藏医药学典籍，是当前学习藏医藏药，开展临床实践和研制药物制剂的标准依据（图 3-1）。了解《四部医典》是认识藏医药学的必经之路。由于《四部医典》在藏医药学领域和中华传统优秀文化中的重要价值，于 2018 年 5 月 30 日成功入选《世界记忆亚太地区名录》，于 2023 年 5 月 24 日成功入选《世界记忆名录》。

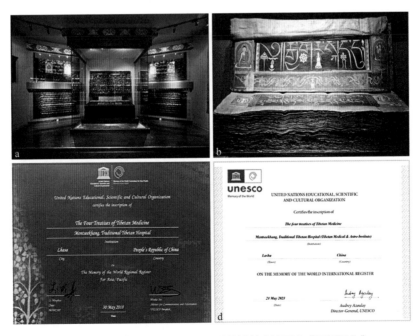

图 3-1　陈列于中国藏医药文化博物馆的金汁写本《四部医典》

a. 中国藏医药文化博物馆《四部医典》展厅　b. 藏纸金汁写本《四部医典》
c. 《四部医典》入选《世界记忆亚太地区名录》证书　d. 《四部医典》入选《世界记忆名录》证书

📖 知识链接

《世界记忆遗产名录》

《世界记忆遗产名录》简称《世界记忆名录》，是指符合世界意义、经联合国教科文组织世界记忆工程国际咨询委员会确认而纳入的文献遗产项目，是世界文化遗产保护项目的延伸，侧重于文献记录，包括博物馆、档案馆和图书馆等文化事业机构保存的任何介质的珍贵文件、手稿、口述历史记录和古籍善本等。《世界记忆名录》分为世界、地区和国家三级，申报文献遗产根据其地域影响力，分别列为不同级别的名录。

一、《四部医典》的命名及寓意

（一）《四部医典》的藏、梵文名称解析

《四部医典》是藏医药学的权威核心典籍，其问世代表着藏医药学理论体系的形成和藏医学学科分化的完成。由于《四部医典》在藏医药学领域的权威性，通常藏医药学者都将《四部医典》的观点等同为藏医药学的观点，习惯将"藏医药学认为……"表述成《四部医典》中记载……"因此，接触或了解过藏医药学的人几乎都听说过藏医药学典籍《四部医典》。

《四部医典》是藏医药学代表性权威典籍"居悉"（རྒྱུད་བཞི）的中文翻译，而"居悉"则是该典籍藏语名称的简称，其正式名称为能够反映藏医药学内容特点的一对较长的藏、梵文对照名称。将《四部医典》完整的藏语名称音译成汉语则为"堆孜宁布严啦杰巴桑瓦曼啊格居吉恰瓦"（བདུད་རྩི་སྙིང་པོ་ཡན་ལག་བརྒྱད་པ་གསང་བ་མན་ངག་གི་རྒྱུད་ཅེས་བྱ་བ），完整的梵文名称音译成汉语则为"阿米达石大亚嗯嘎叶扎格哈呀吾巴蒂夏旦达热呐玛"（ཨ་མྲྀ་ཏ་ཧྲྀ་ད་ཡ་ཨང་ག་ཨཥྚ་གུ་ཧྱ་ཨུ་པ་དེ་ཤ་ཏནྟྲ་ན་མ）。本典籍的藏、梵文名称相互对应，且有特定的含义，即藏文的"堆孜"（བདུད་རྩི）对应于梵文的"阿米达"（ཨ་མྲྀ་ཏ），为甘露之意；藏文的"宁布"（སྙིང་པོ）对应于梵文的"石大亚"（ཧྲྀ་ད་ཡ），为精华之意；藏文的"严啦"（ཡན་ལག）对应于梵文的"嗯嘎"（ཨང་ག），为量词支之意；藏文的"杰巴"（བརྒྱད་པ）对应于梵文的"叶扎"（ཨཥྚ），为数词八之意；藏文的"桑瓦"（གསང་བ）对应于梵文的"格哈呀"（གུ་ཧྱ），为秘密之意；藏文的"曼啊"（མན་ངག）对应于梵文的"吾巴蒂夏"（ཨུ་པ་དེ་ཤ），为秘诀之意；藏文的"格"（གི）是表示所属关系的助词，相当于汉语的结构助词的；藏文的"居"（རྒྱུད）对应于梵文的"旦达热"（ཏནྟྲ），为相互联系和一脉相承之意；藏文的"吉恰瓦"（ཅེས་བྱ་བ）对应于梵文的"呐玛"（ན་མ），为曰或称为之意（表3-1）。综上，将藏医《四部医典》的藏、梵文全称意译并组织成通顺易懂的中文名称则为《甘露精华八支秘诀承》（བདུད་རྩི་སྙིང་པོ་ཡན་ལག་བརྒྱད་པ་གསང་བ་མན་ངག་གི་རྒྱུད）。

表 3-1 《四部医典》的梵文、藏文、中文名称解析

文种	名称解析							
梵文名称	ཨ་མྲྀ་ཏ	ཧྲྀ་ད་ཡ	ཨང་ག	ཨཥྚ	གུ་ཧྱ	ཨུ་པ་དེ་ཤ	ཏནྟྲ	ན་མ
中文音译	阿米达	石大亚	嗯嘎	叶扎	格哈呀	吾巴蒂夏	旦达热	呐玛
藏文名称	བདུད་རྩི	སྙིང་པོ	ཡན་ལག	བརྒྱད་པ	གསང་བ	མན་ངག (གི)	རྒྱུད	ཅེས་བྱ་བ
中文音译	堆孜	宁布	严啦	杰巴	桑瓦	曼啊（格）	居	吉恰瓦
对应梵、藏文名称的中文解析	甘露	精华	支	八	秘密	秘诀（的）	承	曰（称为）
中文名称	甘露	精华	八支			秘诀		承

《甘露精华八支秘诀承》这一名称寓意深远，所反映的内容涵盖了藏医药学的学习目的、学习内容、传授对象和基本理论等 4 个层面，指明了藏医药学"为谁培养人""怎样培养人""培养什么人"的根本问题。解析如下：甘露（བདུད་རྩི）寓意健康长寿，指明藏医药学的根本目的是预防疾病、治疗疾病和确保健康长寿；精华（སྙིང་པོ）一词进一步强调藏医药学在防治疾病和守护健康中的关键角色，意为藏医药学尤其是《四部医典》所载内容如甘露之精华（བདུད་རྩིའི་སྙིང་པོ），在整个医学体系中具有不可替代的作用和地位。八支（ཡན་ལག་བརྒྱད་པ）点明了组成藏医临床医学的主要内容，包括体支（ལུས་ཀྱི་ཡན་ལག）、儿支（བྱིས་པའི་ཡན་ལག）、妇支（མོ་ནད་ཀྱི་ཡན་ལག）、老支（རྒས་པའི་ཡན་ལག）、毒支（དུག་གི་ཡན་ལག）、精神支（གདོན་གྱི་ཡན་ལག）、生殖支（རོ་ཚའི་ཡན་ལག）和外伤支（མཚོན་ཆའི་ཡན་ལག），其中体支包括了其余七支内容之外的所有藏医临床医学内容，因此，八支相当于藏医药学的 8 个临床医学学科或临床专科，涵盖了整个藏医临床医学内容。秘诀（གསང་བ་མན་ངག）一词指出藏医药学具有相对保密性和绝对传授性。藏医药学的相对保密性是指藏医药学应该有可传授性和不可传授性，这取决于被传授者（学生）的品行，强调藏医药学不能传授于那些学习态度不端正、动机不良、品德低下，以及在行医活动和学术交流中从不提及老师的传道授业解惑，而一味彰显自己能力和才华等一些不懂感恩、不具仁慈和学术道德不端者，即不能传授给那些不具备"医师六要素"的学生，强调了藏医药教育的立德树人宗旨；绝对传授性是指通过讲授《四部医典》，能够且必须将藏医药学基础理论和实践技能毫无保留和出入地传授给学生，表明只要学生具有可传授性，具备"医师六要素"，老师就要毫无保留地进行传道授业解惑，强调了师者的师风师德和立德树人初心。"承"（རྒྱུད）字点明了藏医药学的核心理论基础，即藏医药学认为机体是由土、水、火、风 4 种基本物质成分即"四源"（འབྱུང་བ་བཞི）组成，被治疗的疾病也是由"四源"引发，治疗疾病的药物本质依然是"四源"，依此可知，机体、依赖于机体的疾病、治疗疾病的药物都由"四源"组成，因此，机体、疾病和药物三者间存在本质一致性内在联系和一脉相承的理论联系，这一理论是藏医认识疾病、诊断疾病和治疗疾病的基本理论。另外，"承"字还强调《四部医典》的四部内容之间也是相互联系和一脉相承的。

通过以上对《甘露精华八支秘诀承》这一书名的解析，可以解答藏医药学"为谁培养人""怎样培养人""培养什么人"的根本问题，即藏医药学是为需要消除病痛、渴望健康和长寿、爱慕幸福安乐的众生培养人才；在"机体–疾病–药物"三者本质一致性关联哲学思维指导下，基于"四源"理论，讲授以"八支"为核心的临床医学内容来培养人才；要培养德才兼备的预防疾病、治疗疾病和提供健康长寿服务的人才。这便是藏医药学的根本目的和任务。

（二）《四部医典》以梵、藏双语命名的必要性

通过以上解析，阐明了藏医典籍《四部医典》的全称《甘露精华八支秘诀承》及其含义，但仍然有一个疑问——为什么藏医药学典籍《四部医典》即《甘露精华八支秘诀承》还有一个梵文名称《阿米达石大亚嗯嘎叶扎格哈呀吾巴蒂夏旦达热呐玛》？这是有一定的渊源关系和现实意义的。

不光是《甘露精华八支秘诀承》这部藏医药学典籍，很多具有悠久历史的其他藏学学科的传统经典著作也同样有一对梵、藏对照名称，其中的历史缘由和目的意义是：一方面，藏文字的发明是基于古梵文的二次创造，因此是一种不忘初心的体现；另一方面，藏医药学等很多藏学学科是基于对古印度医学和文化的学习、借鉴、发展和创造，得益于一代代优秀翻译家和先贤学者的辛勤付出，因此是对先贤的怀念和感恩的体现，同时也表达了藏医药学与古印度医学间的源远流长关系。简而言之，梵、藏对照名称是作者"不忘初心、牢记使命"的集中体现，同时也在提醒和鞭策一代代藏医药学继承者要"不忘初心、牢记使命"，不但要懂得"守正"而

且要敢于"创新"。

在党和国家的持续关心和扶持下，尤其是党的十八大以来，在以习近平总书记为核心的党中央的领导下，中医药事业迎来了高质量发展的新春天，各领域均取得了长足发展。在《国务院办公厅印发关于加快中医药特色发展若干政策措施的通知》和《国务院办公厅关于加快医学教育创新发展的指导意见》等重要文件精神指导下，新时代藏医药教育教学过程中理解和践行这一思想至关重要。无可置疑，只有"不忘初心、牢记使命"，才能成为一名有理想、有本领、有担当的藏医药学建设者，才能做到"传承精华、守正创新"。在实现中华民族伟大复兴的时代背景下，我们坐享改革开放和社会发展成果的同时，要深入领会和认真践行习近平总书记围绕"培养社会主义建设者和接班人"作出的一系列重要论述，不但要感谢历经千辛万苦的代代藏医药学家及为藏医药事业发展作出贡献的民族及个人，而且更要感谢祖国、感谢党，感谢为今天社会的繁荣昌盛而默默奉献的每一位人民英雄。这种感恩精神是新时代医学生成长成才的前提条件。

（三）《四部医典》名称的由来

通过以上名称解析，揭示了家喻户晓、耳熟能详的《四部医典》全称及其命名依据和文化内涵。准确来讲，《四部医典》应该被称作《甘露精华八支秘诀承》，那么《四部医典》这一名称又是怎样由来的呢？对于这个问题的理解和解释，需从《甘露精华八支秘诀承》这部典籍的基本内容着手分析。《甘露精华八支秘诀承》这部藏医药学权威典籍的主要内容可划分为四大部分，藏语分别称为"杂居"（ཙ་རྒྱུད།）、"谢居"（བཤད་རྒྱུད།）、"曼阿居"（མན་ངག་རྒྱུད།）和"其玛居"（ཕྱི་མ་རྒྱུད།），简称"居悉"（རྒྱུད་བཞི།）；"居悉"直译为中文则为"四承"之意，强调这四部内容之间是一种相对独立而又承前启后的关系，依次是"根本承"（杂居）、"论述承"（谢居）、"秘诀承"（曼阿居）和"后续承"（其玛居），分别讲述藏医药学概论、藏医药学基础理论、藏医学临床、藏医诊治技术及制药工程等内容。中文翻译时为通俗易懂起见，通常将"承"翻译成"部"，即"根本部"（ཙ་རྒྱུད།）、"论述部"（བཤད་རྒྱུད།）、"秘诀部"（མན་ངག་རྒྱུད།）和"后续部"（ཕྱི་མ་རྒྱུད།），简称"四部"（རྒྱུད་བཞི།），强调以上四部内容之间的相对独立性；久而久之，便有了《四部医典》这一名称，且由于这一名称的通俗易懂和便于传播性，被行业内外广泛采用，家喻户晓，因此，《甘露精华八支秘诀承》这一名称也就慢慢被约定俗称为《四部医典》。但根据实际内容，将藏医药学典籍《四部医典》的"根本部""论述部""秘诀部""后续部"意译成"概论部""基础部""临床部""工程部"更为贴切和直接（图3-2）。

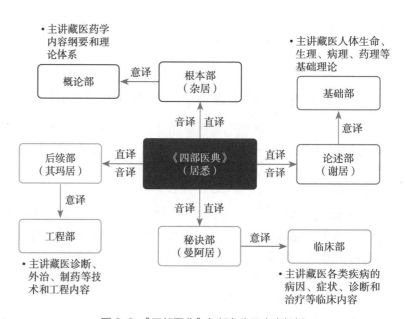

图3-2 《四部医典》各部名称及内容解析

二、《四部医典》的形成与发展

关于《四部医典》的形成与发展，有不同的历史观点。目前较为一致和公认的观点是，著名藏医药学家宇妥宁玛·云丹贡布在系统学习以象雄藏医药学为代表的本土藏医药学基础上，基于先后 3 次奔赴古印度和尼泊尔，2 次奔赴当时的祖国内地，多次奔赴西藏安多（ཨ་མདོ）、康巴（ཁམས་པ）和卫藏（དབུས་གཙང）等地区进行访问、学习、行医、调研和教学，从而融合古印度医学、中医学、波斯医学等其他民族医学理论和经验，整理编撰出《四部医典》原稿，并以此为主要教材开展藏医药教育教学和医疗实践，大力推动和发展了藏医药事业。后来，其第十三代后裔宇妥萨玛·云丹贡布在学习《四部医典》原稿的同时，刻苦钻研古印度医学和其他民族医学，并通过实践检验和理论验证，对《四部医典》原稿进行全面和详细注解的同时，结合自己多年的学习领会和实践经验，对《四部医典·根本部》中的某些章节和《四部医典·论述部》中的饮物、食物和药物等相关内容进行补充和完善，同时根据《月王药诊》（སྨན་དཔྱད་ཟླ་བའི་རྒྱལ་པོ）所载脉诊、尿诊、五行相克等内容对《四部医典·后续部》和《四部医典·秘诀部》中的相应内容进行了系统补充和完善，最终形成了今天我们所能见到和学习的最终版《四部医典》。

三、《四部医典》的卓越特点及赞誉

由于《四部医典》在藏医药学领域的权威地位和对现代藏医药学学科形成及发展的影响力，其被业界公认为藏医药学理论标准和实践指南，并赋予 11 项赞誉，以表达其在学术和临床方面的卓越特点及价值意义。

《四部医典》的 11 项赞誉分别是藏医药学巅峰之作、藏医药学典籍之王、藏医药学之通释、藏医药学之根本、藏医药学之源泉、医学之明镜、藏医药学之总论、甘露之源泉、苦难之救星、众生之财富和如意珍宝。具体寓意为：赞誉一"巅峰之作"，强调《四部医典》的先进性即至高的理论水平，认为《四部医典》几乎包含藏医药学的所有核心理论和内容，是藏医药学的巅峰之作；赞誉二"典籍之王"，强调《四部医典》的权威性，认为《四部医典》能碾压所有藏医药学著作，是藏医药学众典籍之王；赞誉三"藏医药学之通释"，强调《四部医典》内容的详尽性，认为《四部医典》能正确解释所有藏医药学诊疗内容之含义，如藏医药学之通释；赞誉四"藏医药学之根本"，强调《四部医典》的根本性，认为《四部医典》包含所有藏医疾病诊断和治疗方法的根本理论及原则，为藏医药学之根本；赞誉五"藏医药学之源泉"，强调《四部医典》的基础性，认为所有藏医药学诊疗理论和方法都是从《四部医典》中分化演绎而来，如藏医药学之源泉；赞誉六"医学之明镜"，强调《四部医典》的具体性，认为通过系统学习《四部医典》能清晰、准确地诊断和治疗所有疾病，犹如医学之明镜；赞誉七"藏医药学之总论"，强调《四部医典》的概括性，认为《四部医典》囊括所有藏医药学之精华，为藏医药学之纲要和总论；赞誉八"甘露之源泉"，强调《四部医典》的应用性，认为通过学习和应用此典籍能消除所有疾病之痛苦，犹如甘露之源泉；赞誉九"苦难之救星"，强调《四部医典》的专业性，认为通过精通学习和正确应用《四部医典》，能够实现起死回生的医治目的，犹如苦难之救星；赞誉十"众生之财富"，强调《四部医典》的实用性，认为《四部医典》能公平满足每一位患者的心愿，犹如众生之公共财富；赞誉十一"如意珍宝"，强调《四部医典》的目的性，认为在《四部医典》理论和方法指导下，能够有效预防和治疗一切疾病，从而实现全民健康、社会进步、国家富强的根本目的，犹如满足众生美好向往的如意珍宝。

总之，以上是基于夸张和比喻的写作手法，对《四部医典》的理论和应用价值所作的重要评价。通过了解以上对《四部医典》十一大优势的形象比喻和描述，能进一步和全面认识到藏医药学权威典籍《四部医典》的问世不仅代表着藏医药学理论体系的完全形成和藏医药学学科及专业的分化完成，也标志着藏医药学权威理论的确立。的确，截至目前，我国藏医药学本、硕、博等不同学历层次的人才培养计划依然未能超越《四部医典》的内容和学科分类，藏医药学各级各类教材的建设同样也是在《四部医典》学科分类和相应内容基础上进行的适当融合和延展。

（李啟恩　任小巧　更藏加　邹嘉宾）

● 本章小结 ●

《四部医典》是一部集人体生命、生理病理、诊断治疗、养生保健、药物制剂和医德医风为一体的古老而权威的藏医药学典籍，是当前学习藏医藏药，开展健康服务、临床实践和药物配制的金标准。《四部医典》的藏文全称意译成中文为《甘露精华八支秘诀承》，这一名称寓意深远，涵盖了藏医药学的学习目的、学习内容、传授对象和基本理论等 4 个层面，指明了藏医药学"为谁培养人""怎样培养人""培养什么人"的根本问题，反映出藏医药学为需要消除病痛、渴望健康和长寿、爱慕幸福的众生培养人才，通过讲授以"八支"为核心的临床医学内容来培养人才，要培养德才兼备的预防疾病、治疗疾病和提供健康长寿服务的医学人才。《四部医典》的梵、藏对照命名形式，一方面是不忘初心的体现，另一方面是对先贤的怀念和感恩的体现，同时也表达了藏医药学与古印度医学的源远流长关系。目前较为公认的观点认为，《四部医典》是在宇妥宁玛·云丹贡布编撰成初稿的基础上，由宇妥萨玛·云丹贡布补充和完善而成。业界对《四部医典》的 11 项赞誉是基于夸张和比喻的写作手法，对其理论和应用价值所作的重要评价。

练习题

一、名词解释

1. 堆孜　　2. 甘露　　3. 八支　　4. 四部

二、填空题

1. 藏医临床医学的主要内容可归纳为_____、_____、_____、_____、_____、_____、_____和_____等八支，其中_____包括了其余七支内容之外所有的藏医临床医学内容。

2. "秘诀"一词指出藏医药学具有_____和_____。

3. 藏医药学认为机体是由_____、_____、_____、_____4 种基本物质成分组成，简称"四源"。

4._____、_____和_____三者之间存在本质一致性内在关系和一脉相承的理论联系。

5.《四部医典》的"根本部""论述部""秘诀部""后续部"意译成_____、_____、_____和_____更为贴切和直接。

6.藏医典籍《四部医典》的问世不仅代表着藏医药学_____的完全形成和藏医药学_____的分化完成，也标志着藏医药学_____的确立。

7.《四部医典》是一部集_____、_____、_____、_____、_____和_____为一体的古老而权威的藏医药学典籍。

三、单选题

1.《四部医典》是藏医药学代表性权威典籍（　　　）的中文翻译。

　　A．居悉　　　　　　　B．堆孜　　　　　　　C．杂居　　　　　　　D．谢居

2.藏文的"堆孜"对应于梵文的（　　　）。

　　A．宁布　　　　　　　B．阿米达　　　　　　C．曼巴　　　　　　　D．嗯嘎

3.梵文的"吾巴蒂夏"对应于藏文的（　　　）。

　　A．阿米达　　　　　　B．严啦　　　　　　　C．桑瓦　　　　　　　D．曼啊

4.藏医药学认为，机体、依赖于机体的疾病、治疗疾病的药物都由（　　　）组成。

　　A．阴阳　　　　　　　B．气血　　　　　　　C．寒热　　　　　　　D．四源

5."八支"中的（　　　）包括了其余七支内容之外的所有藏医临床内容。

　　A．精神支　　　　　　B．体支　　　　　　　C．寒热支　　　　　　D．妇支

6.对《四部医典》的理论和应用价值所作的基于夸张的评价和赞誉有（　　　）项。

　　A．6　　　　　　　　　B．8　　　　　　　　　C．11　　　　　　　　D．15

四、多选题

1.《四部医典》内容包括（　　　）。

　　A．根本部　　　　　　B．论述部　　　　　　C．后续部　　　　　　D．秘诀部

2.下列哪项是《四部医典》的名称（　　　）。

　　A．《居悉》

　　B．《甘露精华八支秘诀承》

　　C．《阿米达石大亚嗯嘎叶扎格哈呀吾巴蒂夏旦达热呐玛》

　　D．《堆孜宁布严啦杰巴桑瓦曼啊格居吉恰瓦》

3.为什么藏医药学典籍《四部医典》还有一个梵文名称？下列属于其历史缘由和目的意义的是（　　　）。

　　A．是一种不忘初心的体现

　　B．是对先贤的怀念和感恩的体现

　　C．是"不忘初心，牢记使命"的集中体现

　　D．表达了藏医学与古印度医学的源远流长关系

4.下列属于《四部医典》内容的是（　　　）。

　　A．藏医药学概论　　　　　　　　　　B．藏医药学基础理论

　　C．藏医学临床　　　　　　　　　　　D．藏医学诊治技术及制药工程

5."甘露"寓意为健康长寿，指明藏医药学的根本目的是（　　　）。

　　A．预防疾病　　　　B．治疗疾病　　　　C．确保健康长寿　　　D．诊断疾病

五、判断题

1. "绝对传授性"是指学生不论是否具备"六要素"也要将藏医药学基础理论和实践技能毫无保留的传授给学生。（　　）

2. 今天我们所能见到和学习的最终版《四部医典》是由宇妥宁玛·云丹贡布独著。（　　）

3. 《四部医典》赞誉中所讲的"巅峰之作"，是强调《四部医典》的先进性即至高的理论水平，认为《四部医典》几乎包含藏医药学的著作，是藏医药学的巅峰之作。（　　）

4. 《四部医典》的全称是《甘露精华八支秘诀承》。（　　）

5. 宇妥宁玛·云丹贡布生前在系统学习以象雄藏医药学为代表的本土藏医药学基础上，曾先后3次奔赴古印度和尼泊尔，2次奔赴当时的祖国内地进行学习和交流。（　　）

六、论述题

1. 论述《四部医典》藏、梵文双命名法的目的内涵及对现代藏医药学教学的启发意义。

2. 《四部医典》的藏文全称意译成中文为《甘露精华八支秘诀承》，这一名称被认为涵盖了藏医药学的学习目的、学习内容、传授对象和基本理论等4个层面，指明了藏医药学"为谁培养人""怎样培养人""培养什么人"的根本问题。请结合藏医药学实际内容就此作详细论述和解析。

3. 结合《四部医典》的11项赞誉，论述本典籍在藏医药学医疗和教育中的重要地位和作用。

第四章

藏医药学哲学基础

◆ **学习目标** ◆- -

1. **掌握** "五源""三因"和"三病"的概念、分类及功能。"五源"与"四源"和"三因"间的关系。"三因"与"三病""寒热"、体质及年龄间的关系。"三因"在体内的分布位置、运行通道及临床意义。
2. **熟悉** "五源"与生命形成、发展和消亡的关系。"五源"与药物及其六味、八性、十七效、二势的形成关系。体质与火温、腹性的关系及其临床意义。
3. **了解** "五源"药及其属性，六味、八性、十七效、二势提出的必要性和实践意义，"三因"及其数目和次序形成的哲学基础。阴阳学说在藏医药学中的应用。

　　藏医药学作为一门传统医学，既是一门自然科学，又是一门社会科学，更是一门横跨自然科学和社会科学的综合科学，其对生命、健康、疾病、药物的认识和临床实践的指导都基于藏族传统哲学思想和理论，是藏族在生活实践中通过对自然界和机体长期观察和总结，将传统朴素哲学思想与生命、健康、疾病现象相结合，有机关联外部自然界变化与内部人体变化规律，用世界属性和自然规律来解释生命和疾病过程的一门学科。因此，认识和掌握作为藏医药学理论基石的藏族传统哲学基础，是学习和应用藏医药学的前提。本章主要介绍"五源"或"四源"学说（འབྱུང་བཞིའི་རྣམ་གཞག）、"三因"学说（ཉེས་པ་གསུམ་གྱི་རྣམ་གཞག）、寒热学说（ཚ་གྲང་གི་རྣམ་གཞག）和阴阳学说（གདགས་སྟིབས་ཀྱི་རྣམ་གཞག）等藏医药学经典哲学理论。

一、"五源"或"四源"学说

　　《四部医典·后续部》云："机体由四源构成，疾病由四源引发，药物由四源组成，三者之本性一致。"（འགྲོ་བའི་ལུས་འདི་འབྱུང་བ་བཞི་ལས་གྲུབ། །གསོ་བྱའི་ནད་ཀྱང་འབྱུང་བ་བཞི་ཡིས་བསྐྱེད། །གཉེན་པོའི་སྨན་ཡང་འབྱུང་བཞིའི་ངོ་བོ་ཉིད། །ལུས་ནད་གཉེན་པོ་བདག་ཉིད་གཅིག་པར་འབྲེལ།།）这一观点是藏医药学核心哲学思想和理论根基，可认为是藏医药学理论的"中心法则"，表明"源"（འབྱུང་བ）及"四源"（འབྱུང་བ་བཞི）或"五源"（འབྱུང་བ་ལྔ）学说贯穿藏医药学对人体、疾病、药物即"体病药"（ལུས་ནད་གཉེན་པོ་གསུམ）的认识和藏医药学的生理病理、疾病诊断、疾病治疗即"理诊疗"（གཞི་དཔྱད་གསོ་གསུམ）全过程。因此，认识"源""四源"和"五源"是学习和应用藏医药学的前提。

（一）"源"的概念与分类

1. "源"的概念 藏医药学认为，自然界、机体、疾病和药物都由"源"组成。因此，"源"是藏医药学哲学理论的根本和物质基础，其在藏医药学中称之为"炯瓦"（ འབྱུང་བ །），意为"万物起源之物"。万物源自"源"即"炯瓦"，表明世界万物都由"源"组成，"源"是组成物质的最小要素和单元。

2. "源"的分类 藏医药学中的"源"有"五源"和"四源"之分。"五源"学说认为，世界万物都由被称为"源"的土（ ས །）、水（ ཆུ །）、火（ མེ །）、风（ རླུང་ །）、空（ ནམ་མཁའ །）等 5 种基本要素组成，这 5 种基本要素分别被称为"土源"（ འབྱུང་བ་ས །）、"水源"（ འབྱུང་བ་ཆུ །）、"火源"（ འབྱུང་བ་མེ །）、"风源"（ འབྱུང་བ་རླུང་ །）和"空源"（ འབྱུང་བ་ནམ་མཁའ །），统称"五源"。但准确来讲，理论和现实中均不存在单纯的"土源""水源""火源""风源"和"空源"，因为每一"源"中多少都含有其余四"源"的成分，只是在单纯强调"土源"或"水源"时，"土"或"水"要素占绝对优势而已。虽然"五源"学说在藏医药学界被公认和普遍采纳，但根据藏族传统哲学思想，构成物质的基本要素也必须为物质，而"五源"中的"空"并不属于物质，因而不适合纳入"源"的范畴，所以有时藏医药学将"空源"从"五源"中剔除，把剩余的"土源""水源""火源"和"风源"统称"四源"，从而形成了藏医药学中的"四源"学说（图 4-1）。

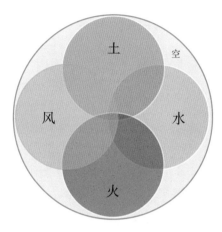

图 4-1 "五源"及其相互关系模型图

📖 知识链接

藏族传统哲学中的物质

藏族传统哲学中，将组成世界的因素分为两种，分别是物质和永恒。其中，物质是指具有某种功能和作用的、无常的、有生有灭的东西，如土（有生有灭、有形色、有功能、无常）；永恒是指无生无灭、无形色和有常的东西，如天空（无形无色、无生无灭、永恒存在）。

3. "源"的属性 "五源"的各"源"都具有各自特定的属性，其中"土源"的属性为硬而坚，"水源"的属性为潮而湿，"火源"的属性为热而锐，"风源"的属性为轻而晃，"空源"的属性为空（摸不到、碰不到、无限制）。由于"五源"具有各自特定的属性，由"五源"单一（占绝对优势）或各"源"按不同比例组成的物质，都会表现出相应的单一或综合属性。这一依据是藏医药学认识生命、疾病和药物的基础思想。

4. "五源"与"四源"间的关系归属 藏医药学理论中有时出现"四源"理论模式，有时又出现"五源"理论模式，这种现象会对初学者造成一定困惑，但从"五源"和"四源"及各"源"间的关系归属上来分析，"四源"模式理论和"五源"模式理论并不矛盾。通过以上理论介绍，已知"源"是形成世界万物的基本要素即物质基础，包括"土源""水源""火源""风源"和"空源"，统称"五源"，且由于"空"不属于藏族传统哲学中物质的范畴，故不能成为形成物质的基本要素，因此有时藏医药学将"空源"从"五源"中排除，变为"四源"，此时，"五源"中"空源"的功能不再单独列出和表述，但这并不意味着这些功能的消失，而是被分解到"土源""水源""火源"和"风源"的功能中，作为其余"四源"的共有功能和辅助功能（图 4-1）来表现。因此，在藏医药学理论中，"五源"学说和"四源"学说并不矛盾，只要掌握"四源"和"五源"之间的关系，以及各"源"的属性和功能，就不难用"四源"或"五源"学说来学习藏医药学理论和指导藏医药学实践。

（二）"五源"与机体

1．"五源"与生命的形成　根据藏医药学理论，"五源"是机体及其功能形成和维持的物质保障。藏医药学认为，胎儿的形成首先必须具备正常的来自父方的白色精液（ཁུ་བ་དཀར་པོ）、来自母方的红色精液（ཁུ་བ་དམར་པོ）、胎儿自己的先天意识和正常比例的"五源"基础，四者缺一不可（图 4-2）。在藏医药学理论中，来自父方的白色精液通常简称白精，有时也直接称精液；来自母方的红色精液简称红精，有时也称血或母血，但此时的血并非通常意义的血液，仅指红精。因此，在胎儿形成过程中，若无正常的父精母血，就没有形成胎儿的种子；若无胎儿先天的意识基础，就不会形成后天的各种意识；若无正常比例的"五源"基础，就没有形成胎儿必需的物质基础（图 4-2）。简而言之，胎儿的形成必须同时具备意识和物质这两个要素，其中意识是先天拥有的，而物质则要求"五源"齐全、比例合理，因为作为胎儿种子的父精母血归根结底也是由"五源"生成。因此，除意识以外的人体生成，必须要确保"五源"齐全，其中缺一不可，包括量和质的缺失。在人体的生成和发育过程中，"土源"不全则无结构基础，"水源"不全则不能凝聚成型，"火源"不全则不能发育成熟，"风源"不全则不能发展成长，"空源"不全则无成长和发展空间，这就是藏医药学理论中"五源"协同形成人体的过程。

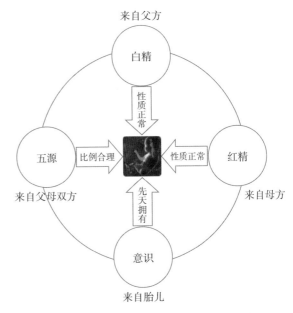

图 4-2　藏医药学理论中胎儿形成四要素模式图

另外，由于"五源"中土、水、火、风、空各"源"的特性，在人体的形成和发育过程中，除分别提供结构基础、凝聚成型、发育成熟、发展成长和成长空间等基本功能外，各"源"还在人体特定组织和器官的形成中发挥着重要作用。其中，"土源"主要生成肌肉、骨骼和嗅觉器官及相应功能；"水源"主要生成血液、水分和味觉器官及相应功能；"火源"主要生成温度、颜色和视觉器官及相应功能；"风源"主要生成气、皮肤和感觉器官及相应功能；"空源"主要生成人体内各类管腔和听觉器官及相应功能。在此物质基础上，由胎儿自己的先天意识提供感知和意识，于是最终形成了具有生命和意识的发育健全的人。

2．"五源"与生命的消亡　根据以上哲学思想和藏医药学理论可知，藏医药学视角下的人体和生命形成是以"五源"相互依托和协同为基础，相反，人体和生命的消亡则是以"五源"相互融合和拮抗为前提。

生、老、病、死是生命的基本规律和过程，当生命最终消亡时，"五源"中的"土源""水源""火源""风源""空源"和"五觉"中的视觉、听觉、嗅觉、味觉和触觉，分别相互融合，致使生命随"五源"和"五觉"的消失而消亡。

"五源"相互融合的过程依次为："土源"的功能融合于"水源"的功能中，致使视觉消失；"水源"的功能融合于"火源"的功能中，致使管窍干枯；"火源"的功能融合于"风源"的功能中，致使体温消失；"风源"的功能融合于"空源"的功能中，致使外气阻止，即呼吸停止。"五觉"相互融合的过程依次为：视觉器官的功能损失导致视觉丧失，其功能融合于听觉器官的功能之中；听觉器官的功能损失导致听觉丧失，其功能融合于嗅觉器官的功能之中；嗅觉器官的功能损失导致嗅觉丧失，其功能融合于味觉器官的功能之中；味觉器官的功能损失导致味觉丧失，其功能融合于触觉器官的功能之中；最后，触觉器官的功能损失导致触觉丧失。

简而言之，伴随人体中"五源"相互融合的过程，视觉器官的功能融入听觉器官的功能中致视觉丧失，听觉器官的功能融入嗅觉器官的功能中致听觉丧失，嗅觉器官的功能融入味觉器官的功能中致嗅觉丧失，味觉器官的功能融入触觉器官的功能中致味觉丧失，最后，随触觉器官功能的损失而触觉丧失。至此，组成人体的"五源"、依赖人体的"五觉"和生命一并消失，即生命周期终结。

综上，藏医药学中，"五源"理论贯穿人体的发生、发展和死亡等整个生命过程，在这一过程中，其通过相互依托形成生命，通过相互协同维持生命，通过相互融合终结生命（图4-3）。

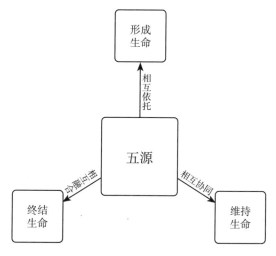

图4-3 "五源"间关系与生命过程模式图

（三）"五源"与疾病

藏医药学认为，损害机体的疾病的本质是"五源"的失衡，即一切疾病都由"五源"增减变化而引发，因此，认识"五源"与藏医疾病之间的关系，首先要认识藏医药学的3种基本疾病及其性质。

藏医药学中的3种基本疾病即"隆"病、"赤巴"病和"培根"病，是由被认为维持机体正常生命活动的3种基本因素（"三因"）即"隆""赤巴""培根"发生病变后形成的，简称"三病"，有时也称"三邪"或"三害"，是藏医药学对所有疾病及其性质的高度概括。

根据藏医药学寒热治疗原则和需要，藏医药学将"隆"病、"赤巴"病和"培根"病这3种基本疾病归纳成寒、热两类，即寒病和热病，而根据疾病认识和个性化治疗需要，从"隆"病、"赤巴"病和"培根"病这"三病"中推理演绎出74种疾病、404种疾病、1 616种疾病，甚至更多的病种，以满足不同临床实践需要。

可见，"隆"病、"赤巴"病和"培根"病这"三病"是藏医药学认识所有疾病的基础和根本，只要知道"五源"与"三病"之间的关系，就能推导出"五源"与所有疾病之间的内在关系，从而能判断出该病的寒热属性。

从藏医疾病的形成要素来看，"隆"病的形成要素主要为"五源"中的"风源"，"赤巴"病的形成要素主要为"五源"中的"火源"，"培根"病的形成要素主要为"五源"中的"土源"和"水源"。"空源"作为共性要素，为其余"四源"提供发挥各自功能的空间条件（图4-4）。

从疾病性质和结果来看，"隆"病和"培根"病为寒病，相应地"四源"中的"土源""水源"和"风源"为寒病的主要因素；"赤巴"病为热病，相应地"四源"中的"火源"为热病的主要因素。但从疾病的作用和过程来看，"培根"病为寒病，相应地"四源"中的"土源"和"水源"为寒病的主要因素；"赤巴"病为热病，相应地"四源"中的"火源"为热病的主要因素；而"隆"兼具寒热两性，即同"培根"病伴发时显寒性，同"赤巴"病伴发时显热性，因此，此时"四源"中的"风源"也兼具寒热两性，即同"土源"和"水源"共存时显寒性，同"火源"共存时显热性。

此外，藏医药学中的 74 种疾病、404 种疾病和 1 616 种疾病的分类均基于"隆"病、"赤巴"病和"培根"病这 3 种基本疾病的演绎和推理。比如，以"四源"为物质基础的"隆""赤巴""培根"发生一般、中度和重度增加、减少或紊乱而形成 74 种疾病。在此基础上，根据疾病的先天性、后天性、心理性和虚幻性，把疾病分成 404 种。此

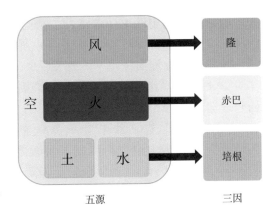

五源 三因

图 4-4 "五源"与"三因"间关系模式图

外，根据具体病因、疾病性质、疾病主次和患病部位，将疾病细分成 1 616 种。但万变不离其宗，所有疾病的分类都基于"隆"病、"赤巴"病和"培根"病这"三病"，而"三病"的本质则是人体内"五源"比例的失衡和功能紊乱，因此，藏医药学中所有疾病的形成要素和本质均可通过"五源"与"三病"之间的关系推理得出。

综上，藏医药学中一切疾病的形成基于"五源"，一切疾病的性质取决于"五源"。

（四）"五源"与药物

1. **"五源"与药材的多样性** 藏医药学认为"世界万物皆为药"，世界万物，包括药物在内，都源自"五源"。在药物等物质的生成过程中，"五源"中的"土源"提供固化、"水源"提供湿润、"火源"提供热能、"风源"提供动能、"空源"提供空间，最终形成了各类药材和各种物质。且由于每种药材的生成过程中，"五源"中的"土源""水源""火源""风源"等"四源"所占比例不同导致药味的差异，形成了药材、药味和药性的多样性；在这一过程中，"空源"作为"共有源"为各药材的组成提供发展空间。因此，现实生活中每一种药材的药味不可能是完全单一和单纯的，而是对于一种药材的药味来说，既有主要的显味（མངོན་གྱུར་གྱི་རོ），又有次要的隐味（བག་ལ་ཉལ་བའི་རོ），但为了便于认识和应用，藏医药学在其药性理论中只强调药材的显味或主味（གཙོ་བའི་རོ），忽略其隐味或次味（ཕལ་བའི་རོ）。

2. **"五源"与"五源"药** "五源"药（འབྱུང་ཁམས་ལྔའི་སྨན）是指土药（ས་སྨན）、水药（ཆུ་སྨན）、火药（མེ་སྨན）和风药（རླུང་སྨན），分别以"五源"中的"土源""水源""火源""风源"和"空源"为主要成分组成，具有对应"源"的属性，决定着药材的药性和药效。比如：以"五源"中的"土源"为主要物质基础形成的药物在藏药学中称土药，具有沉（ལྕི）、稳（བརྟན）、钝（རྟུལ）、润（འཇམ）、腻（སྣུམ）、干（སྐམ）等药性和药效；以"水源"为主要物质基础形成的药物称水药，具有稀（ས）、凉（བསིལ）、沉（ལྕི）、钝（རྟུལ）、腻（སྣུམ）、柔（འཇམ）等药性和药效；以"火源"为主要物质基础形成的药物称火药，具有热（ཚ）、锐（རྣོ）、干（སྐམ）、糙（རྩུབ）、轻（ཡང）、腻（སྣུམ）、晃（གཡོ）等药性和药效；以"风源"为主要物质基础形成的药物称风药，具有轻（ཡང）、晃（གཡོ）、寒（གྲང）、糙（རྩུབ）、清（སྲབ）、干（སྐམ）等药性和药效。而作为"五源"之一的"空源"，依然以"共有源"形式分布于各味药材之中，提供这些药材形成和生长所需的物理空间。

"五源"是构成药材以及依赖于药材的药味、药性和药效的物质基础。在药材的形成过程中，"土源""水源""火源""风源"等"四源"通过不同比例组合，形成不同的药材以及依赖于药材的药味、药性和药效。然而，在现实生活和临床实践过程中，要立即确定某一种药材

为"四源"药物中的土药、水药、火药还是风药相当困难，但通过味觉品尝来确定一种药材的"六味"（ཪོ་དྲུག），如甘味、酸味等就显得相对简单可行，所以便有了"六味"理论，并基于"六味"理论推理演绎出"八性"（ནུས་པ་བརྒྱད）和"十七效"（ཡོན་ཏན་བཅུ་བདུན），最终形成了以"六味""八性"和"十七效"为代表的藏药性味理论，即藏药药理学。

3．"五源"与"六味" 一般认为，"五源"中的各"源"两两为主组合后生成6种根本味道，分别为甘（མངར）、酸（སྐྱུར）、咸（ལན་ཚྭ）、苦（ཁ）、辛（ཚ）、涩（བསྐ），在藏药性味理论中被称为"六味"（ཪོ་དྲུག）。具体为："五源"中的土与水、火与土、水与火、水与风、火与风、土与风两两为主，生成的药材分别显甘味、酸味、咸味、苦味、辛味和涩味。同上，在药材"六味"的生成过程中，"五源"中的"空源"依然作为"共有源"，分布在各药材及其味的形成过程中，为各味药材的生成提供生成和发展空间。因此，确切来讲，由土水空、火土空、水火空、水风空、火风空、土风空等不同的3种"源"为主并相互协同，分别形成甘味、酸味、咸味、苦味、辛味和涩味药材（图4-5）。

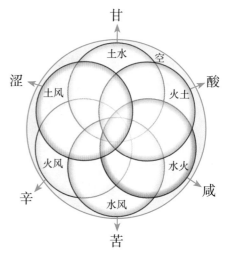

图4-5 "五源"与"六味"间关系模式图

在传统实践中，藏药性味理论的应用指导程序为：先通过舌的味觉品尝并确定某一药材的药味，再通过以上"六味"与"五源"之间的关系，推导出目标药材是"五源"药物中的土药、水药、火药还是风药，然后再根据"五源"药物即土药、水药、火药和风药的药性，反证出该药的药性和药效。

4．"五源"与"八性" 藏医药学针对"三病"（"隆"病、"赤巴"病、"培根"病）的基本性质，根据"五源"药（土药、水药、火药、风药）的基本性质，总结出主治"三病"的8种药性，分别为沉（ལྕི）、腻（སྙུན）、凉（བསིལ）、钝（རྟུལ）、轻（ཡང）、糙（རྩུབ）、热（ཚ）、锐（རྣོ），简称"八性"（ནུས་པ་བརྒྱད）。

藏药"八性"的前四性沉、腻、凉、钝和后四性轻、糙、热、锐刚好相对相反，从前往后依次适用于虚性、热性、寒性疾病，即依次适用于"隆"病、"赤巴"病和"培根"病，这也是藏药药理学中"八性"理论所提出的前提和必要性。具体为："八性"中的沉、腻二性主要针对性治疗以虚为代表属性的"隆"病；凉、钝二性主要针对性治疗以热为代表属性的"赤巴"病；轻、糙、热、锐四性主要针对性治疗以寒为基本属性的"培根"病。

📖 **知识链接**

"三因"与"三病"的20种属性

"三因"即"隆""赤巴""培根"都具有自己的专有属性（མཚན་ཉིད），其中"隆"以糙（རྩུབ）、轻（ཡང）、寒（གྲང）、细（ཕྲ）、硬（སྲ）、晃（གཡོ）等6种具体属性为特征，"赤巴"以较腻（སྙུན་བམ）、锐（རྣོ）、热（ཚ）、轻（ཡང）、臭（ཏི་མནམ）、泻（འཁྲུ）、湿（གཤེར）等7种具体属性为特征，"培根"以腻（སྙུན）、凉（བསིལ）、沉（ལྕི）、钝（རྟུལ）、润（འཇམ）、稳（བརྟན）、黏（འབྱར་བག）等7种具体属性为特征。藏医药学把以上"隆"的6种属性、"赤巴"的7种属性和"培根"病的7种属性共计20种具体属性统称"三因"的"二十属性"，在生命的形成和维持中发挥着相应生理功能。然而，当"隆""赤巴""培根"（"三因"）发生病变后分别生成"隆"病、

"赤巴"病和"培根"病（"三病"），遂表现出对应的疾病性质，即"隆"病表现出以糙、轻、寒、细、硬、晃为特征的症状，"赤巴"病表现出以较腻、锐、热、轻、臭、泻、湿为特征的症状，"培根"病表现出以腻、凉、沉、钝、润、稳、黏为特征的症状。相应地，此时将以上20种属性称为"三病"的"二十种"属性。

5．"五源"与"十七效" 虽然藏药"八性"中的沉、腻二性，凉、钝二性和轻、糙、热、锐四性分别针对性治疗以虚、热、寒为基本性质的"隆"病、"赤巴"病和"培根"病，但沉、腻、凉、钝、轻、糙、热、锐这8种药性和"隆"病、"赤巴"病和"培根"病的20种具体属性之间没有一一对应的干预关系可循，使藏药"八性"理论不能有效衔接藏医病理理论。因此，在实际临床实践过程中，为了便于理论指导和合理应用，从药物的"八性"中演绎出润（འཇམ）、沉（ལྕི）、温（དྲོ）、腻（སྣུམ）、稳（བརྟན）、寒（གྲང）、钝（རྟུལ）、凉（བསིལ）、柔（མཉེན）、稀（སླ）、干（སྐམ）、清（སྙི）、热（ཚ）、轻（ཡང）、锐（རྣོ）、糙（རྩུབ）、晃（གཡོ）等17种药效，简称"十七效"（ཡོན་ཏན་བཅུ་བདུན），以对应治疗"三病"的二十属性。

根据藏药药理和藏医病机学理论，药物的"十七效"对应治疗"三病"的二十属性的原理其实是一种平衡过程（表4-1）。具体原则为：药物的润效治疗"隆"病的糙性，沉效治疗"隆"病的轻性，温效治疗"隆"病的寒性，稳效治疗"隆"病的晃性，腻效治疗"隆"病的细和硬二性（一效治二性）；药物的寒效治疗"赤巴"病的较腻性，钝效治疗"赤巴"病的锐性，凉效治疗"赤巴"病的热性，柔效治疗"赤巴"病的轻性，稀效治疗"赤巴"病的臭性，干效治疗"赤巴"病的泻和湿二性（一效治二性）；药物的清效治疗"培根"病的腻性，热效治疗"培根"病的凉性，轻效治疗"培根"病的沉性，锐效治疗"培根"病的钝性，晃效治疗"培根"病的稳性，糙效治疗"培根"病的润和黏二性（一效治二性）。

表 4-1　药物十七效对应治疗"三病"及其二十属性对照表

三病	十七效																
	治疗隆病的5效					治疗赤巴病的6效						治疗培根病的6效					
	润	沉	温	稳	腻	寒	钝	凉	柔	稀	干	清	热	轻	锐	糙	晃
隆病属性	糙	轻	寒	晃	细硬												
赤巴病属性						较腻	锐	热	轻	臭	泻湿						
培根病属性												腻	凉	沉	钝	润黏	稳

药物"十七效"对应治疗"三病"二十属性的具体过程中，除"十七效"中的腻效兼治"隆"病的细和硬二性、干效兼治"赤巴"病的泻和湿二性、糙效兼治"培根"病的润和黏二性之外，其余每一药效分别对应治疗"三病"的每一种属性。

药物"十七效"治疗"三病"二十属性的基本原理可归纳为"异性相减，同性相加"。当组成"三病"的"五源"成分增加使"三病"属性进一步彰显和相应功能进一步亢进时，需遵循"异性相减"治疗原理，如治疗"培根"病时，用药物的热效消除或减弱疾病的凉性，通过"以热克凉"最终达到寒热平衡的治疗目的。相反，还有一类病变是由于组成"三病"的"五源"成分减少使"三病"属性被隐埋和相应功能减退而导致，此时的治疗需遵循"同性相加"原理，如治疗"隆"病时，用药物的温效补充机体缺乏的温性，通过"以温补温"达到寒热平衡的目的。因此，基于藏药性味理论的治疗原则可归纳为"谁多减谁，谁少补谁"，而作用机制可归纳为"异性相减，同性相加"。

现实生活中的疾病不可能仅仅局限于单一的"隆"病、"赤巴"病和"培根"病这3种基本疾病，疾病属性也不光是简单增加或减少和功能亢进或减退，而是会通过"三因"的增、减及功能紊乱形成各种综合性疾病，表现出复杂症状。相应地，藏药的"六味"也可通过排列组合，形成各种复合药味，从而得出更多的复合药性和药效，以应对变化万千的各类疾病。这一原则和理论便是藏医药学药性理论，即藏药药理学理论。

二、"三因"学说

（一）"三因"及其形成

1."三因"与"三病"间的关系 藏医"三因"学说中的"三因"是指"隆""赤巴""培根"3种基本因素。藏医药学认为，"隆""赤巴""培根"不仅是机体的重要组成部分，而且还是引发疾病的三大因素，因此将"隆""赤巴""培根"称为"三因"。当"隆""赤巴""培根"在饮食、起居、时辰和心理等诱发因素的作用下发生病变后，便成为"隆"病、"赤巴"病和"培根"病等藏医药学中的3种基本疾病，故又将"隆""赤巴""培根"称为"三病"。另外，由于"隆""赤巴""培根"病变后直接损害机体，故藏医药学又将"隆""赤巴""培根"三者称为"三害"（གནོད་བྱེད་གསུམ།）。

2."三因"的形成 根据藏医药学理论，"隆""赤巴""培根"这"三因"作为机体的重要组成部分，其形成与生命的形成相同步。从藏医药学胚胎发育理论来看，"三因"最初存在于形成胎儿的种子即来自父方的白精和来自母方的红精中，因此，人体内"三因"的形成与胎儿的形成相同步。换言之，人体的"三因"随父母的正常精液（白精和红精）与胎儿的先天意识相结合形成胎儿的过程进入体内，再通过脐带输送来自母体的营养，以确保"三因"平衡和胎儿发育，然后再由母乳和胎儿自己摄取的食物维持体内"三因"平衡和新生儿发展，最后通过个人自己摄取由"五源"组成的各种食物维持体内"三因"平衡、功能正常和生命维系，促进人体从小儿到青年、从青年到壮年的发展，最后伴随体内"三因"的失衡和相互融合，人体开始从壮年慢慢衰老至老年，直至最后的死亡。

综上，"三因"随生命的形成、发展、维持和衰落的整个过程完成其形成、发展、维持和衰落过程，并在整个过程中发挥特定的生理作用，反之亦然，即人体随"三因"的形成、发展、维持、衰落而形成、发展、维持和衰落。

（二）"三因"及其次序

"三因"即"隆""赤巴""培根"3种基本因素，是藏医药学的理论核心和哲学基础。不仅如此，"三因"的数目和内部次序的确定具有特定的藏医药学理论内涵和实践意义，其指导思想来源于藏族长期对自然界和生命现象的日常观察和经验总结。

1."三因"数目及其次序的确定 藏医药学中贯穿生命、疾病、诊断、治疗的基本因素为何被确定为3种？三者的先后排列顺序有何规律？显然，藏医药学对作为其理论核心和哲学基础的根本因素数目及其先后次序的确定具有特定依据，基于这些依据最终只确定了"隆""赤巴""培根"3种基本因素即"三因"，而且"三因"的先后顺序也被确定为先"隆"，后"赤巴"，再"培根"。"三因"间的这一先后排列次序在藏医药学理论中墨守成规，从不颠倒，蕴含着深刻的藏医药学思维和理论内涵。

2."三因"数目及其次序确定的依据　藏医药学中"三因"数目及次序的确定是基于藏族对世界、生命、心理、疾病和药物的认识以及对世界共性规律的总结。简而言之,主要依据"三因"的形成原因、"三因"的性质、世界的形成模式、"三病"的发展结果、治疗"三病"的药物性质等 5 个方面的理论特征及共性规律。

(1)依据"三因"的形成原因:藏医药学认为,形成"三因"的原因是常人无法摆脱的"三毒"(དུག་གསུམ།)即贪(འདོད་ཆགས།)、嗔(ཞེ་སྡང་།)、痴(གཏི་མུག)),由贪、嗔、痴"三毒"分别生成"隆""赤巴""培根"即藏医药学理论中的"三因",所以藏医药学将贪、嗔、痴"三毒"视为万病之源,相应地构成藏医药学理论体系的基本因素也被确定为分别由贪、嗔、痴"三毒"作用结果(促生)的"隆""赤巴""培根"这 3 种因素,这一因果关系自然限制了藏医药学理论中基本因素的数目即 3 种。根据实际生活经验,"三毒"的产生首先是由于对某一事物的喜欢而起贪婪之心,其次是对某一事物的厌恶而起憎恨之心,之后是由于对善恶和利害事物缺乏鉴别和取舍能力而进一步愚昧,相应地依次产生由于贪婪而引起的"隆",由于憎恨而引起的"赤巴"和由于愚昧而引起的"培根",这三大心理因素诱发疾病的先后规律自然限制并确定了"三因"中"隆""赤巴""培根"的先后顺序。

(2)依据"三因"的性质:根据藏医药学理论,所有疾病的性质不外乎平、寒和热 3 种,且根据因果不相悖原则,作为藏医药学万病之因的"三因"的性质也不外乎平、热、寒 3 种,因此,藏医药学理论中就产生了分别代表平性、热性和寒性的"隆""赤巴"和"培根",也即限定了作为万病之因的"隆""赤巴""培根"等"三因"的数目即 3 种。"三因"的先后次序方面,"隆"虽显平性,但由于其具有糙、轻、细、晃等属性,相较于"赤巴"和"培根",较易发生病变,而且其病变后引发的"隆"病也一般为多发病和常见病,不仅如此,"隆"病还是其他疾病的主要诱因,其伴发病和并发症最多,故在临床实践中需要优先预防和治疗"隆"病,因此将"隆"列为"三因"之首;"赤巴"由于锐、热、轻等自身属性,其在内外因素影响下发生病变后引发的"赤巴"病发病急、性热、病种较多、症状复杂、诊断困难,治疗不当时还会即刻危及生命,然而,一旦对"赤巴"病诊断准确、治疗及时和干预得当时,则会较快被治愈,因此"三因"中将"赤巴"列于"隆"之后;"培根"由于以沉、钝、凉为代表性属性,其病变后的"培根"病一般为藏医内科疾病的基础疾病,且病程长、发病慢、伴发病少、临床治疗见效慢,因此将"培根"列为"赤巴"之后,即"三因"中排序末尾,从而形成了以"隆""赤巴""培根"为先后顺序的"三因"内部排列顺序。

(3)依据世界的形成模式:根据藏族传统哲学原理,世界的形成依赖于风、火、水 3 种物质,世界的灭亡也终究会依赖风、火、水 3 种物质。在最初世界形成时,首先产生了风,依赖风产生了火,依赖火产生了水,当风、火、水三者完全形成后,在三者协同作用下筑造了世界。同理,根据藏医药学理论,人体的形成也依赖于分别代表风、火、水(和土)性质的"隆""赤巴""培根"等"三因",此时"三因"间互为协同和依赖关系。人体的消亡也依然依赖于"隆""赤巴""培根"这"三因",但此时"三因"间互为拮抗和融合关系。因此,为形象、合理地解释人体的形成、自然界外环境与人体内环境之间的相互关系,需要"三因"及"三因"间相互关系理论,也即限定了"三因"的数目及内部先后次序。

(4)依据"三病"的发展结果:当"三因"病变后生成相应的"隆"病、"赤巴"病、"培根"病等 3 种基本疾病,且根据正常的生老病死生命周期规律,由于"隆"病、"赤巴"病和"培根"病等"三病"的进一步发展,致使生命的最终消亡。在此过程中,首先由于"隆"病的进一步发展和恶化,使呼吸功能丧失,呼吸终止;其次由于"赤巴"病的进一步发展和恶化使体温消失;最后由于"培根"病的进一步发展和恶化,使机体的固体结构和水分消失,至此,生命完全终结。以上"三因"病变后形成的"三病"及其发展结果说明,"隆""赤巴""培根"等"三因"数目的确定以及"三因"内部"隆""赤巴""培根"先后次序的排序符合藏医药学疾病理论,是形成藏医药学理论体系的必要基础。

（5）依据治疗"三病"的药物性质：针对藏医药学中"隆"病、"赤巴"病、"培根"病这"三病"的性质,治疗疾病的药物也最终被归纳成土药、水药和火药等3类药物,分别针对性治疗以虚为代表性属性的"隆"病、以热为代表性属性的"赤巴"病和以寒为代表性属性的"培根"病。在现实临床用药顺序方面,一般需遵循首先用土药削减"隆"病的糙和轻性以抑制"隆"病的势头,其次用水药消除"赤巴"病的热性,最后用火药消除"培根"病的寒性和补养由"培根"病损耗的热性,从而达到治疗寒病的目的。治疗"三病"的土药、水药和火药等3种药物和针对"三病"性质的用药顺序进一步表明,藏医药学中"三因"数目及其内部次序的确定具有深刻的藏医药学理论和哲学内涵。

综上,藏医药学理论中的"隆""赤巴""培根"等"三因"数目的确定,以及"三因"内部以"隆""赤巴""培根"为先后顺序的次序排列规则,蕴含着深刻的藏医药学理论和哲学内涵,且这一基础理论和哲学思想贯穿整个藏医药学理论。

（三）"三因"与年龄

虽然"隆""赤巴""培根"等"三因"贯穿生命的形成、发展、维持和衰老等整个过程,但不同年龄阶段"三因"在人体内的组成比例和功能优势发生着重要的动态变化。比如：小儿期"三因"中的"培根"在人体的组成和相应生理功能维持中发挥着重要作用,因此藏医药学将小儿称为"培根"性群体,拥有"培根"型体质,此年龄阶段的生理和病理更多表现出"培根"的性质,如在生理方面表现出嗜睡、懵懂等"培根"性特征,在病理方面表现出易患消化不良、代谢低下等代表"培根"性质的寒性疾病；青壮年时期"三因"中的"赤巴"在机体的组成和相应生理功能的发挥中起着重要作用,因此藏医药学将青年人称为"赤巴"性群体,拥有"赤巴"型体质,此年龄段的生理和病理更多表现出"赤巴"的性质,如在生理方面表现出火气旺盛、怕热、易怒等"赤巴"性特征,在病理方面表现出易患胆囊炎、发热等代表"赤巴"性质的热性疾病；老年时期"三因"中的"隆"在机体的组成和相应生理功能发挥中起着重要作用,因此藏医药学将老年人称为"隆"性群体,拥有"隆"型体质,此年龄阶段的生理和病理更多表现出"隆"的性质,如在生理方面表现出失眠、多言等"隆"性特征,在病理方面表现出易患中风、心悸等代表"隆"性质的系列疾病。

另外,根据藏医治疗学原则,分别彰显"培根""赤巴"和"隆"属性为典型特征的小儿、青壮年和老年期,不但易患相应的"培根"病、"赤巴"病和"隆"病,而且由于疾病和体质的性质相一致,治愈难度相对于其他疾病较大。因此,在不同年龄阶段要重点预防相应的易患疾病和难治疾病。

（四）"三因"与颜色

藏医药学中"三因"即"隆""赤巴""培根"不但拥有相应的生理功能和疾病属性,而且也拥有相应的颜色特征,即自己的专属颜色,以同组成自己的"五源"性质和典型功能相呼应。通常"隆"的特征色为青蓝色,"赤巴"的特征色为黄色,"培根"的特征色为灰色。这些颜色特征在描述疾病性质、诊断疾病和治疗疾病中具有重要的指导意义。比如：在疾病命名和性质描述方面,藏医药学把"隆""赤巴""培根"同时病变而引发的综合性疾病形象地称为"木布"（ཨུག）病,意为紫色病,这是因为当"隆"病的特征色青蓝色、"赤巴"病的特征色黄色和"培根"病的特征色灰色同时混为一体后则会变成紫色，故将"隆""赤巴""培根"三者同时病变后形成的综合性疾病形象地命名为紫色病，简称紫病（图4-6）。在疾病诊断方面，通常认为"隆"病患者的舌苔呈灰蓝色，尿液泛青色；"赤巴"病患者的舌苔和尿液均呈黄色；"培根"病患者的舌苔和尿液均呈灰白色。同理，"隆"病、"赤巴"病和"培根"病患者的面色、肤色、排泄物颜色等也有类似的颜色特征和规律可以遵循。

此外，在被称为"曼唐"的藏医药学挂图等传统教学题材中，这一颜色特征的应用也非常普遍。比如：用树图等藏医药学示意图展示疾病的分类和患病部位时，一般将与"隆"病相关的疾病和患病部位都绘制成青蓝色，与"赤巴"病相关的疾病和患病部位都描绘成黄色，与"培根"病相关的疾病和患病部位都描绘成灰色，以便于分类、归纳和辨识。

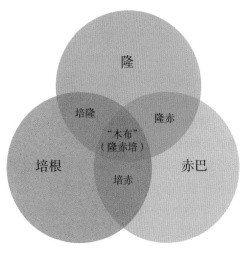

图4-6 "三因"的特征色

总之，象征"隆""赤巴""培根"的颜色特征在藏医药学理论学习、疾病诊断和示范教学等领域均有广泛应用，需要熟悉和掌握。

（五）"三因"与体质

体质是藏医药学认识生命、诊断疾病和开展治疗的重要指导依据，其形成与"三因"及其性质直接相关。根据藏医药学理论，由于胎儿发生时来自父方的白精和来自母方的红精中所含"隆""赤巴""培根"等"三因"的多少和胎儿在母体内发育时母亲的饮食起居等先天因素，以及出生后自己的饮食起居习惯等后天因素，对体内"三因"的影响，发育成7种基于"三因"差异的不同体质（རང་གཤིས།）："隆"型体质（རླུང་གི་རང་གཤིས།）、"赤巴"型体质（མཁྲིས་པའི་རང་གཤིས།）、"培根"型体质（བད་ཀན་གྱི་རང་གཤིས།）、"隆"和"赤巴"复合体质即"隆赤"型体质（རླུང་མཁྲིས་ཟུང་པའི་རང་གཤིས།）、"培根"和"赤巴"复合体质即"培赤"型体质（བད་མཁྲིས་ཟུང་པའི་རང་གཤིས།）、"培根"和"隆"复合体质即"培隆"型体质（བད་རླུང་ཟུང་པའི་རང་གཤིས།）、"隆""赤巴""培根"三者混合体质即混合型体质（འདུས་པའི་རང་གཤིས།）。其中"隆"型体质、"赤巴"型体质和"培根"型体质为单一型体质（རྐྱང་པའི་རང་གཤིས།），"隆赤"型体质、"培赤"型体质和"培隆"型体质为复合型体质（ཟུང་པའི་རང་གཤིས།），"隆""赤巴""培根"三者混合体质为混合型体质。

不同体质具有明显的个性化特征。单从体型来看，混合型体质（འདུས་པའི་རང་གཤིས།）的体型最佳（高矮胖瘦比例适中），复合型体质（ཟུང་པའི་རང་གཤིས།）的体型次之，单一型体质（རྐྱང་པའི་རང་གཤིས།）的体型最差；3种单一型体质中，"隆"型体质（རླུང་གི་རང་གཤིས།）的体型最小，"培根"型体质（བད་ཀན་གྱི་རང་གཤིས།）的体型最大，"赤巴"型体质（མཁྲིས་པའི་རང་གཤིས།）的体型介于二者之间。除体型外，藏医药学认为体质还与人的寿命、财富、性格、饮食起居习惯、身体基本状况等密切相关。比如："隆"型体质的人一般表现为体型小，财富少，寿命短，身体弯曲，驼背，消瘦，肤色泛青，平时话语较多，不耐寒，关节润滑度较差，行走和活动时身体关节等处常有咯吱样声响，睡眠轻，喜欢歌舞，性格好斗、狂躁，喜欢射箭等武术活动，喜好甜、酸和咸味饮食；"培根"型体质的人一般表现为体型大，财富多，寿命长，身板挺直，身体丰腴，体温较低，身体的关节轮廓不明显，肤色白，耐饥饿，耐口渴，耐干旱，耐炎热，反应迟钝，睡眠重，性情温和，喜欢辛、酸、涩味和性糙的饮食；"赤巴"型体质的体型、财富和寿命均为中等，介于"隆"型体质和"培根"型体质之间，易渴易饿，头发和肤色呈黄色，智商高、聪明，性格高傲，身体多汗发臭，小便等排泄物的气味格外恶臭，喜欢甜、苦、涩味和性凉的饮食；"隆赤"型体质（ རླུང་མཁྲིས་ཕུན་པའི་རང་བཞིན། ）兼具"隆"型体质和"赤巴"型体质的特征；"培赤"型体质（ བད་མཁྲིས་ཕུན་པའི་ རང་བཞིན། ）兼具"培根"型体质和"赤巴"型体质的特征；"培隆"型体质（ བད་རླུང་ཕུན་པའི་རང་བཞིན། ）兼具"培根"型体质和"隆"型体质的特征；混合型体质（ འདུས་པའི་རང་བཞིན། ）兼具"隆""赤巴""培根"3 种体质的特点。

藏医药学体质理论在藏医预防保健、疾病诊断、临床治疗等领域具有重要意义。比如：在预防保健实践中，根据体质理论，对不同体质的人采取因人制宜的个性化预防保健措施，在疾病诊断中要排除因体质而表现出来的干扰症状，在治疗疾病时考虑疾病性质的同时要兼顾体质特点采取个性化治疗措施等。因此，藏医体质理论是藏医药学理论的重要组成部分，在提高藏医临床服务能力方面具有很大的潜在价值。

（六）"三因"与火温

火温（ མེ་དྲོད། ）在藏医药学中有广义和狭义之分。广义的火温是指体内能够起消化吸收作用的所有热量，而狭义的火温是指起消化吸收作用的"消化赤巴"（ འཇུ་བྱེད་མཁྲིས་པ། ）、"如火隆"（ མེ་མཉམ་རླུང་། ）和"研磨培根"（ བད་ཀན་མྱག་བྱེད། ）。由于体内起主要消化吸收作用的"消化赤巴""如火隆"和"研磨培根"主要分布在以胃为主的胃肠系统，决定着人体的消化吸收（ ཁ་ཟས་ཀྱུ་དངས་སྙིགས་འབྱེད་པ། ）功能，因此，藏医药学中把以上 3 种火温称为胃火（ ཕོ་བའི་མེ་དྲོད། ）或三胃火（ ཕོ་བའི་མེ་དྲོད་གསུམ། ），有时也称为主要火温（ གཙོ་བོའི་མེ་དྲོད། ），而把体内精华物质、糟粕物质以及依赖于身体精华和糟粕物质的"隆""赤巴""培根"的所有热量都称为次要火温（ འཁོར་གྱི་མེ་དྲོད། ），这些火温在人体的特定部位和生理过程的精华转化（ དྭངས་མ་ལེན་པ། ）、糟粕排泄（ སྙིགས་མ་འབྱེད་པ། ）、"三因"平衡（ ཉེས་པ་སྙོམས་པ། ）等方面发挥着重要作用。

根据藏医药学理论，不光人体摄取的饮食被消化吸收时需要火温（胃火），而且从饮食中吸收的食物营养素（ ཟས་ཀྱི་དྭངས་མཁལ་དང་མ། ）在体内的进一步转化和代谢都需要火温的作用。例如：吸收的食物营养素在肝内进一步转化成血液（ ཁྲག ），血液进一步转化成肌肉（ ཤ ），肌肉进一步转化成脂肪（ ཚིལ ），脂肪进一步转化成骨骼（ རུས ），骨骼进一步转化成骨髓（ རྐང་ ），骨髓进一步转化成精液（ ཁུ ）的整个精华转化和各级精糟分离（ དྭངས་སྙིགས་འབྱེད་པ། ）过程中，都必须在各阶段、各部位火温的作用下才能完成和实现。食物营养素在肝内必须要依赖肝内"隆""赤巴""培根"及所有物质的热量即火温的进一步消化吸收作用，才能完成从吸收的食物营养素到血液的分离转化；血液必须依赖位于血液中的"隆""赤巴""培根"及所有物质的火温，进行进一步消化吸收，才能完成从血液到肌肉的分离转化；肌肉必须依赖位于肌肉中的"隆""赤巴""培根"和所有物质的火温，进行进一步消化吸收，才能完成从肌肉到脂肪的分离转化；以此类推，在各阶段、各部位火温的作用下，完成从饮食到食物营养素，从食物营养素到血液，从血液到肌肉，从肌肉到脂肪，从脂肪到骨骼，从骨骼到骨髓，从骨髓到精液的精华分离和转化过程。因此，火温（ མེ་དྲོད། ）是藏医药学中最重要的一个生理功能，直接决定着消化吸收、物质代谢等基本生命活动和疾病预防、滋补养颜、延年益寿等健康状态。

基于"三因"差异的不同体质类型，藏医药学把火温也分为相应的不同类型，其中"培根"型体质的火温最弱，"赤巴"型体质的火温最强，"隆"型体质的火温最不稳定，混合型体质的火温最佳，而 3 种复合型体质的火温强弱取决于"隆赤""培赤"和"培隆"两两组合后的火温合力大小。因此，火温也是藏医药学体质的主要特征之一。

（七）"三因"与腹性

藏医药学中的腹性（ གྲོད་པའི་རང་བཞིན ）是指胃肠的泻下难易程度。根据泻下难易程度，藏医药学将腹性分为软性腹（ གྲོད་ཤྱེ་བ ）、中性腹（ གྲོད་བར་མ ）和硬性腹（ གྲོད་སྲ་བ ）等 3 类，分别简称软腹、中腹和硬腹，并认为腹性差异是由于"三因"组成的差异导致的。

现实生活中，有些群体的胃肠性质表现为容易泻下，平时大便较稀，当饮食不适、水土不服或服用小剂量的泻药时就会立刻引起腹泻，这种胃肠特点在藏医药学中被称为软腹；相反，有些群体的胃肠性质表现出难以泻下，平时大便干燥，且不论是否食用了禁忌或无食用习惯的饮食，还是服用了大量的泻药都很难泻下，这种胃肠性质在藏医药学中被称为硬腹；还有一些群体的胃肠性质表现为泻下程度适中，介于软腹和硬腹之间，被称为中腹。

根据"三因"特点，"隆"性腹为硬腹，特点为不易泻下；"赤巴"性腹为软腹，特点为容易泻下；"培根"性腹为中腹，特点为泻下能力适中。据此进一步推理得出，"隆"型体质的腹性为硬腹，"赤巴"型体质的腹性为软腹，"培根"型体质的腹性为中腹。

藏医药学腹性理论在疾病诊断和治疗方面也同样具有重要的指导意义，尤其是在开展泻下疗法时，在泻药剂量的选择和导泻方案的采取等具体临床实践方面具有重要的指导意义。

（八）"三因"的量与生理功能

人体内的"三因"与生俱来，其在生理条件下拥有各自的标准量或正常量，并通过人体的合理饮食起居维持这一正常量的动态平衡，从而发挥着特定生理功能，以维持正常的生命活动。

1．"三因"在人体内的正常量 "三因"的正常量是指生理条件下"隆""赤巴""培根"在人体内应有的标准量（ ཚད་ལྡན ）。"三因"的标准量因人而异，无固定值。通常认为，健康状态下"隆"在人体内的标准量（体积）等同于本人的膀胱（ ལྒང་ཕུག ）容量，"赤巴"在人体内的标准量（体积）等同于本人的阴囊（ གསང་མདོ ）容量，培根在人体内的标准量（体积）等同于本人的三捧（ སྙེམས་པ ）容量。当通过合理科学的饮食起居，使人体内的"三因"维持动态平衡时，才能发挥正常生理作用，维持生命活动和健康状态。

2．"三因"的生理功能 "三因"在未发生量的增减和功能紊乱等病变之前，在体内发挥着特定的重要生理作用，以维持正常的生命活动。具体功能为："隆"主司呼吸、运动、排泄、养分吸收、血液循环、精华转化及感觉功能；"赤巴"主司口渴、饥饿、摄食、消化、调节体温、维持气色，铸造聪明和勇敢等功能；"培根"主司坚固身体、稳定思想、保障睡眠、连接和黏合关节、提高耐受力和忍耐性、提供身体的光滑性和油腻性等重要生理功能。

3．"三因"的内部分类及其功能 为了解生命，以及认识、诊断和治疗疾病的需要，藏医药学将"隆""赤巴""培根"进一步细分成 15 个子类，并赋予相应的生理功能。

（1）"隆"的内部分类及其生理功能："隆"（ རླུང ）可进一步细分成"维命隆"（ སྲོག་འཛིན་རླུང ）、"上行隆"（ གྱེན་རྒྱུ་རླུང ）、"遍行隆"（ ཁྱབ་བྱེད་རླུང ）、"如火隆"（ མེ་མཉམ་རླུང ）和"下行隆"（ ཐུར་སེལ་རླུང ）等 5 个子类，其中，"维命隆"（ སྲོག་འཛིན་རླུང ）主司吞咽、呼吸、吐唾液、打喷嚏、打嗝、感觉、记忆等功能；"上行隆"（ གྱེན་རྒྱུ་རླུང ）主司发音、增强体能、改善气色、激发奋斗精神和提高记忆力等功能；"遍行隆"（ ཁྱབ་བྱེད་རླུང ）主司上抬下放、伸展弯曲、行走、闭合等运动功能；"如火隆"（ མེ་མཉམ་རླུང ）主司消化、吸收、转化营养、成熟精华等功能；"下行隆"（ ཐུར་སེལ་རླུང ）主司储藏和外排精液、大小便，以及孕育、分娩等功能。

（2）"赤巴"的内部分类及其生理功能："赤巴"（མཁྲིས་པ）可进一步细分成"消化赤巴"（མཁྲིས་པ་འཇུ་བྱེད）、"颜化赤巴"（མཁྲིས་པ་མདངས་སྒྱུར）、"实施赤巴"（མཁྲིས་པ་སྒྲུབ་བྱེད）、"明视赤巴"（མཁྲིས་པ་མཐོང་བྱེད）和"明色赤巴"（མཁྲིས་པ་མདོག་གསལ）等 5 个子类。其中，"消化赤巴"（མཁྲིས་པ་འཇུ་བྱེད）主司消化、吸收和调节体温的功能，并辅助其余 4 个子类"赤巴"发挥并实现各自功能；"颜化赤巴"（མཁྲིས་པ་མདངས་སྒྱུར）主司养分和精华成熟的功能；"实施赤巴"（མཁྲིས་པ་སྒྲུབ་བྱེད）主司铸造公正和骄傲意识，提供智慧以及专注于个人事业的勤奋精神等功能；"明视赤巴"（མཁྲིས་པ་མཐོང་བྱེད）主司视觉功能；"明色赤巴"（མཁྲིས་པ་མདོག་གསལ）主司维持和调节肤色的功能。

（3）"培根"的内部分类及其生理功能："培根"（བད་ཀན）可进一步细分成"支撑培根"（བད་ཀན་རྟེན་བྱེད）、"研磨培根"（བད་ཀན་མྱག་བྱེད）、"觉味培根"（བད་ཀན་མྱོང་བྱེད）、"觉足培根"（བད་ཀན་ཚིམ་བྱེད）和"黏合培根"（བད་ཀན་འབྱོར་བྱེད）等 5 个子类。其中，"支撑培根"（བད་ཀན་རྟེན་བྱེད）主司提供水分和为其余 4 个子类"培根"提供辅助支撑的功能；"研磨培根"（བད་ཀན་མྱག་བྱེད）主司研磨、腐化和分解食物的功能；"觉味培根"（བད་ཀན་མྱོང་བྱེད）主司分辨味道的味觉功能；"觉足培根"（བད་ཀན་ཚིམ་བྱེད）主司满足五官感受的功能；"黏合培根"（བད་ཀན་འབྱོར་བྱེད）主司黏合和润滑关节，以及伸屈肢体的功能。

以上 15 种"三因"子类的具体功能涵盖人体所有正常生理功能，是藏医药学认识生命活动和生理功能的理论基础。

（九）"三因"在体内的分布位置

总体来言，"三因"遍布于机体内外的任何部位，无处不在，且"三因"之间也有彼此分布，即"隆"中也有"赤巴"和"培根"的成分，只是此时以"隆"的成分、性质和功能占主导优势而已；以此类推，"赤巴"中也有"隆"和"培根"的分布，"培根"中也有"隆"和"赤巴"的分布，但此种情况下分别由"赤巴"和"培根"的成分、性质及功能占绝对优势。

根据"三因"在人体内分布的主次，"隆"主要分布在脐以下的人体下部，"赤巴"主要分布在脐和胸骨上切迹之间的人体中部，而"培根"主要分布在胸骨上切迹以上的人体上部。此外，"三因"还有自己的主要依存组织和器官即运行通道。人体的组织和器官中，骨骼、皮肤、毛孔、耳、心和大肠是"隆"的主要依存部位和运行通道；血液、汗液、眼睛、肝、胆囊和小肠是"赤巴"的主要依存部位和运行通道；食物营养、肌肉、脂肪、骨髓、精液、大便、小便、鼻、舌、肺、肾、脾、胃和膀胱是"培根"的主要依存部位和运行通道。

根据同质性原则，"三因"在各自的主要依存部位彰显出明显的功能属性，且在相应部位病变的概率也较高，病变后会表现出以自己属性为特征的系列症状。例如："隆"容易在骨骼、皮肤、毛孔、耳、心和大肠等部位发生病变，病变后会表现出骨骼和关节疼痛、皮肤粗糙且触觉敏感性下降、耳鸣、心慌、肠鸣等以"隆"病性质和症状为代表的系列症状。

藏医药学中，不光"三因"在体内有自己的特定依存和分布部位，而且"三因"的各个子类也有自己相应的分布部位。例如："隆"的 5 个子类中，"维命隆"位于百会，"上行隆"位于胸部，"遍行隆"位于心，"如火隆"位于胃部，"下行隆"位于直肠；"赤巴"的 5 个子类中，"消化赤巴"位于小肠，"颜化赤巴"位于肝，"实施赤巴"位于心，"明视赤巴"位于眼，"明色赤巴"位于皮肤；"培根"的 5 个子类中"支撑培根"位于胸部，"研磨培根"位于胃部，"觉味培根"位于舌部，"觉足培根"位于头部，"黏合培根"位于关节。（表 4-2）

"三因"各子类的这种位置分布与其生理功能和病理机制密切相关，因此，认识"三因"及其子类在体内的具体分布和运行通道，对认识、诊断、治疗和预防疾病都有重要意义。

表 4-2　三因及其子类在体内的主要分布情况

三因	主要分布位置	运行通道	三因子类	分布位置
隆	脐以下的人体下部	骨骼、皮肤、毛孔、耳、心、大肠	维命隆	百会
			上行隆	胸部
			遍行隆	心
			如火隆	胃部
			下行隆	直肠
赤巴	脐和胸骨上切迹之间的人体中部	血液、汗液、眼、肝、胆囊、小肠	消化赤巴	小肠
			颜化赤巴	肝
			实施赤巴	心
			明视赤巴	眼
			明色赤巴	皮肤
培根	胸骨上切迹以上的人体上部	食物营养、肌肉、脂肪、骨髓、精液、大便、小便、鼻、舌、肺、肾、脾、胃、膀胱	支撑培根	胸部
			研磨培根	胃部
			觉味培根	舌部
			觉足培根	头部
			黏合培根	关节

（十）"三因"与疾病的关系

"隆""赤巴""培根"等"三因"在保持动态平衡的生理状态下发挥着重要的生理功能，以确保正常的生命活动。然而，当"隆""赤巴""培根"在饮食、起居、时辰和心理等因素的影响下发生病变后，则成为损害机体的"隆"病、"赤巴"病和"培根"病等 3 种基本疾病，简称"三病"。临床实践中，根据疾病性质和患病部位，可将"三病"进一步分类，以便于辨证施治和个性化治疗，如"隆"病可进一步分类成 63 种，"赤巴"病可进一步分类成 47 种，"培根"病可进一步分类成 43 种。通常由于"三因"中"赤巴"的锐和热等属性特点，"赤巴"病会表现出发病迅速和发热等代表性症状，被称为热性疾病，简称热病，治疗时须采取寒治原则，要提供钝和凉性饮食、起居、药物和外治疗法。但也有例外，如"赤巴"病变后侵入藏医药学认为的"未消化部位"即胃部及其他"培根"依附部位时，其性质为寒热综合性，此时需结合被入侵部位（组织或器官）的性质和疾病症状特征进行个性化治疗。比如："赤巴"侵入"培根"的依附部位时，首先要给服"四味石榴散"等药物来助消化和增强胃火，之后视病情再提供泻下疗法和獐牙菜汤等凉性药物，以便在保护胃不受损害和滋养胃火的前提下祛除"赤巴"的热性，以达保护性治疗的目的。

相反，由于"三因"中"培根"的腻、凉、沉、钝等属性特点，"培根"病会表现出发病缓慢、病程长、起效慢、身体发凉等代表性症状，被称为寒性疾病，简称寒病。相应地，治疗本病时须采取热治原则，而且由于"培根"的腻、凉、沉、钝等属性特点，其病变会直接影响消化、吸收和代谢这一基本生命活动，因此"培根"病还被认为是所有藏医内科疾病的根源，一般不会向外散布于皮肤、肌肉、脉络和关节等部位，也很少从"培根"自己的发病部位入侵到"隆"和"赤巴"的依附部位，原则上"培根"常发病于以胃为主的消化部位。因此，治疗"培根"病时，在遵循寒病热治的前提下，还需要避免胃部受到损伤和胃火受到削弱等不良反应，且时刻要关注由于胃火衰弱引发的其他内科疾病，以达到标本兼治的治疗目的。

"隆"具有糙、轻、寒、细、硬、晃等属性特点，跟"赤巴"和"培根"的单一属性明显不同。从性质来看，"隆"为寒性，但从功能作用来看，"隆"兼具寒热两性：一方面既能促使"赤巴"的热性更热，另一方面也能促使"培根"的寒性更寒，这主要取决于"隆"的晃这一属性（可通过"隆"的概念进一步认识和了解）。藏医药学中的"隆"，其字面意义为风，而风本身没有明显的寒热性，其寒热性取决于与其共处或相伴事物的寒热性。比如：当风跟火共处时，会使火烧得更旺、更热，而当风跟水或冰等冷的事物共处时，会使水或冰更冷，以至于结成更多的冰。同理，"隆"病的寒热性也取决于其伴发疾病的寒热性，当"隆"与"赤巴"病即热病伴发时会使"赤巴"病的热性更热，当"隆"与"培根"病即寒病伴发时会使"培根"病的寒性更寒。

此外，由于"隆"的轻、糙、晃等特性，其还是诱导其他疾病紊乱的主要因素，即藏医药学中所有疾病的诱发和散布都跟"隆"病有直接或间接的关系。所以，藏医治疗学强调在疾病治疗过程中务必警惕和预防"隆"的病变。但在特定情况下，"隆"病作为单一性疾病而无"赤巴"和"培根"病伴发时，其治疗原则以提供腻、热性和富有营养的饮食、药物等支持疗法为主。

综上，"三因"学说贯穿藏医药学"疾病—诊断—治疗"这 3 个核心主题及整个藏医药学理论始末，是藏医药学了解生命、认识疾病、诊断疾病和治疗疾病的理论基础。

三、寒热学说

（一）寒热与疾病

1. **寒热病归纳**　藏医药学以"三病"即"隆"病、"赤巴"病、"培根"病为认识疾病的基础，以"三病"的病因、诱因、病变机制、患病部位、入侵途径、症状表现等特征为依据，构建起认识疾病的理论框架。在此基础上，根据"三因"内部子类的病变情况，将疾病分类成 15 种；根据 15 种"三因"子类的增减和功能紊乱等病变情况，将疾病分类成 74 种；根据病因、疾病性质、患病部位和疾病主次，将疾病分类成 404 种；根据疾病是否需要干预治疗和转归情况，将疾病分类成 1 616 种；根据疾病的症状表现及致病"三因"的单纯性、复合性和综合性等特点，可对疾病进行随机分类，无固定数量和名称限制。但无论怎么分类和分类成多少种疾病，正如藏医药学理论中明确提出的"寒热之外无疾病"的高度总结，所有藏医疾病最终不外乎寒、热两类。

2. **热病及其特征**　藏医药学中的热病是指由"三因"中的"赤巴"为唯一病因或"赤巴"为主要病因而"隆"为次要病因引发的疾病。藏医药学认为，热病的病因是"赤巴"，若无"赤巴"则不会产生热病。藏医药学中，热病的本质是"赤巴"的热性超出标准界限而引发的疾病。当"赤巴"在以剧烈运动和受到外伤等热性起居因素，过多食入辛、酸、咸味饮食和性热而富营养的热性饮食因素，春、秋季节和中午、午夜、清晨、傍晚等时辰因素，愤怒和恐惧等心理因素为代表的起居、饮食、时辰和心理等四大诱因的单一或综合影响下发生病变后，使"赤巴"增生的同时，其较腻、锐、热、轻、臭、泻、湿等属性更加彰显，相应功能进一步亢进或紊乱，尤其是其热性过盛并超过标准界限或正常值上限时，便引发一系列以面部油腻，体温增高，汗液分泌增加引起汗臭等其他臭味，腹泻，疾病发生发展迅速等为主要表现，但若治疗合理、及时，症状消除和疾病平息也较快的一类疾病。

藏医药学之所以将此类疾病称为热病，是因为此类疾病能使组成机体的所有精华和糟粕物质在"赤巴"的炙热作用下发生腐变，进而危及生命。

3. 寒病及其特征 藏医药学中的寒病是指由"三因"中的"培根"为唯一病因或"培根"为主要病因而"隆"为次要病因引发的疾病。藏医药学认为，寒病的病因是"培根"，若无"培根"则不会发生寒病。寒病的本质是"培根"的寒性增盛并超出标准界限和正常值上限，致使以人体内三大胃火为代表的机体火温削弱，消化吸收和代谢功能障碍，精华转化和运行过程受阻而引发的一类疾病。比如：在以"饱腹后缺乏运动，白天睡眠时间过长，常睡于潮湿处，淋水或穿着单薄而受凉"等起居行为，"食入鲜采的未熟透的或发霉的麦类和豆类食物、萝卜干和干菜叶等发黄蔫枯的蔬菜、发腐变质的食物、消瘦干硬的肉类、山羊肉、脂类、油类、野蒜和高山韭等性腻而沉的食物及未烹饪的生食、半生不熟类食物、烧焦的食物、油炸类等坚硬食物，常喝黄牛和山羊奶、酸奶及酪汁等乳制品、未烧开的凉水、浓茶，暴食暴饮，以及在前一次摄入的食物尚未消化之前再次摄入新的食物"等饮食因素，"四季中的春季、夏季，以及一日中的黄昏、黎明、清晨"等时辰因素，"贪图安逸、慵懒、不思不想"等心理因素为代表的起居、饮食、时辰和心理等藏医四大诱因的单一或综合影响下，引起"培根"病变，致使"培根"增生，其腻、凉、沉、钝、润、稳、黏等属性过度彰显，相应功能进一步亢进或紊乱，遂表现出身心沉重、精神迷糊、食欲不振、嗜睡、腹胀、腰痛、体凉、发病慢、病程长、治愈难等一系列相反于热病症状的疾病。

（二）寒热与诊断

藏医药学中所有疾病最终被归纳为寒热两类，因此，藏医药学对疾病的诊断也遵循首先要确定该病是寒病还是热病的寒热诊断原则。在此基础上，要结合病因、症状、患病部位和疾病性质等条件，作进一步深入诊断，确定具体病种。因为，在藏医疾病诊断过程中，若不首先确定所诊断疾病是寒病还是热病，后续的深入诊断则有可能会发生方向性失误，不但会直接影响疾病的治疗结果，而且会危及生命。因此，以望诊、触诊和问诊为基础的藏医传统诊断学，在现实应用中首先务必将寒热病鉴别诊断作为疾病诊断的核心内容。

藏医药学中的疾病一般具有4种性质特征，分别为性质和症状均为热性的症性均热（ཚད་དང་རྫོ་བོ་གཉིས་ཀ་ཚ་བ།）性疾病、性质和症状均为寒性的症性均寒（ གྲང་དང་རྫོ་བོ་གཉིས་ཀ་གྲང་བ།）性疾病、性质为热性但症状为寒性的症寒性热（ རྫོ་ཚ་ཚད་ཡང་ཀྱེ་གྲང་བ།）性疾病、性质为寒性但症状为热性的症热性寒（ ཀྱེ་གྲང་ཚ་ཡང་རྫོ་བོ་གྲང་བ།）性疾病。对于症性均热性和症性均寒性疾病的诊断相对容易，因为这两种疾病在实际临床中会分别表现出典型的热病和寒病症状，但诊断性热症寒性和性寒症热性疾病则相对困难，因为诊断此类疾病时不能光从外部症状加以诊断，必须借助病因、诱因、环境、季节、昼夜时辰、体质、年龄、患病部位、饮食习惯及尿液症状等十方面的综合信息进行精准诊断。例如：某一种疾病，其病因为"三因"中的"赤巴"，诱因为剧烈活动和辛辣饮食等"赤巴"病的诱发因素，发病时的外环境特点为干燥、炎热的"赤巴"病发病环境，发病季节为秋季、即"赤巴"病的发病季节，发病的昼夜时间特点为正午、午夜及食物被消化后疾病症状加剧、即典型的"赤巴"病发病时间，患者体质为"赤巴"型体质，患者年龄为青年、即"赤巴"病易发年龄，患病部位为脐和胸骨上切迹之间的人体中部、即"赤巴"的依附部位，饮食习惯对疾病的影响特点为长期食入陈酥油等性热和富营养食物等有害于"赤巴"病的饮食时病情会加剧，尿液症状表现出色黄而泛红、较稠、气味刺鼻难闻且尿液中悬浮物和油脂性成分较多等"赤巴"病的典型症状，那么，此病从性质上可确定为热性疾病，同时如果患者表现出来的外部症状为面部油腻、体温升高、发病迅速等"赤巴"病即热病的症状时，可确定为症性均热性疾病；相反，假若此时表现出来的外部症状为体温冰凉、食欲不振、发病缓慢等"培根"病即寒病症状时，则为性热症寒性疾病。

实际临床中，疾病的病因和症状错综复杂，其病因、诱因、环境、季节、时辰、体质、年龄、患病部位、饮食习惯及尿液症状等信息寒热交错，会出现很多寒热假象，单纯凭借病名或症状等个别诊断环节不易确诊，甚至会导致误诊，因此，在实际临床诊断中需通过症状（ཏགས།）、治疗（བཅོས།）、疗程（གོམས་པ།）、疗效（བཅོས་སྐྱེད།）和尿象（ཆུ་ཏགས།）等五步鉴别诊断法（འབྱེད་ངོ་བསལ་ཐབས།）依次鉴别和确诊。比如：有些疾病仅通过疾病名称即可判断为寒性或热性疾病，但有些疾病光凭借病名则有可能被误判为寒病或热病，所以还需要根据症状进一步加以鉴别诊断。如果根据症状也不能确定寒病还是热病时，则需要采取药物和外治等的治疗来鉴别诊断，即通过对患者给服典型的大剂量寒性或热性药物或给予高强度藏医寒性或热性外治治疗后，观察是否有效或有害来判断该病是热病还是寒病，若寒性药物和外治疗法对本病有效则可判定该病为热病，如无效或有害则可判定为寒病。当治疗鉴别诊断也不能确定寒病还是热病时，如在治疗鉴别诊断过程中，有时某一药物对某一疾病开始治疗时有效，但在后续的持续治疗过程中又无效，或开始治疗时无效随之又显效，以致不能立即确定寒性或热性疾病时，则需要采取疗程鉴别诊断来进一步鉴别诊断，即采用纯寒或纯热的药物或外治疗法进行试探性持续治疗，或者推荐患者在日常生活中采取纯热或纯寒的饮食起居，并持续观察这种治疗或生活方式对该疾病是否有益或有害来判断本病是寒病还是热病。通过短期的试探性治疗后所确诊的疾病，给予相应的正式治疗，并随时观察治疗效果，以进一步确认诊断是否有误或治疗方案是否得当，这一环节被称为疗效鉴别诊断。最后，由于患者的主观感受，经长期针对性药物治疗或饮食起居调理后，患者对疾病的改善与否叙述不准确或不清楚，甚至还有可能叙述错误，从而会导致误诊，因此还要通过尿象来鉴别诊断，即主要根据患者尿象信息，并辅以脉象和体征等客观指标来判断药物治疗和起居调理是否对本病有效，以准确鉴别出目标疾病为热病还是寒病（图4-7）。以上五步鉴别诊断过程可总结为病名假象（ནད་གཞིའི་ཆར་སྣང་།）用症状（ཏགས།）来鉴别，症状假象（ཏགས་ཀྱི་ཆར་སྣང་།）用治疗（བཅོས།）来鉴别，治疗假象（བཅོས་ཀྱི་ཆར་སྣང་།）用疗程（གོམས་པ།）来鉴别，疗程假象（གོམས་པའི་ཆར་སྣང་།）用疗效（བཅོས་སྐྱེད།）来鉴别，疗效假象（བཅོས་སྐྱེད་ཀྱི་ཆར་སྣང་།）用尿象（ཆུ་ཏགས།）来鉴别。

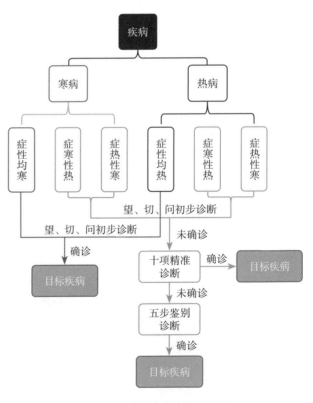

图 4-7 藏医疾病诊断流程图

（三）寒热与药物

藏医药学认为"世界万物皆为药"（ས་སྟེང་རྫས་མེན་ཅི་ཡང་ཡོད་མ་ཡིན།），且药物和毒物之间无绝对界限。这就表明，只要炮制加工和配伍合理，世界万物均可成为治疗疾病的药物。但不论是单味药材还是由多味药材配伍组成的复方药物，不论是将疾病从患病部位祛除和平息的息剂药物，还是让病邪从患病部位排出体外的泄剂药物，归根结底只有寒、热两类，遵循"寒病热治"和"热病寒治"原则。

根据藏药性味理论，不论是单味药材还是复方制剂，都可以用"六味""八性""十七效"理论来指导和应用。藏医药学针对"隆"病、"赤巴"病和"培根"病等"三病"的代表性属性提出"八性"理论，针对"三病"的20种具体属性提出"十七效"理论，针对"三病"增加、减少和功能紊乱而发生的74种疾病性质提出"六味"及"六味"排列组合而形成不同复味的药味理论。基于所有疾病最终被归结为寒、热两类的特点，单味药材的药性最终也可归结为寒、热两类，在藏药药性理论中被称为"二势"（ཐུབས་གཉིས།），即"热势"（ཚ་བའི་ཐུབས།）和"寒势"（གྲང་བའི་ཐུབས།），有时也称"日势"（ཉི་མའི་ཐུབས།）和"月势"（ཟླ་བའི་ཐུབས།）。其中，"寒势"药材的药性以凉、钝为典型代表，可消除典型热病；"热势"药材的药性以热、锐为典型代表，可消除典型寒病。同理，虽然藏药学通过不同药材的不同配伍形成不同方剂，以治疗不同的疾病，但所有方剂的药性最终也不外乎寒、热两类，即寒性方剂和热性方剂，其中寒性方剂主治热性疾病，热性方剂主治寒性疾病。

（四）寒热与治疗

藏医药学中，不光疾病认识、疾病诊断和药物认识以寒热学说为基础理论，相应地疾病治疗也以寒热学说为基础。

藏医通常采用的起居、饮食、药物和外治等四大治疗方法，按其性质均可分为寒、热两类，因此，藏医治疗的一般性原则为治疗热性疾病时宜采用寒性起居、饮食、药物和外治疗法，相反，治疗寒性疾病时宜采用热性起居、饮食、药物和外治疗法。且不论寒性疾病还是热性疾病，在其治疗过程中采取四大疗法进行治疗的先后顺序，以及选择四大疗法中的某一种疗法还是几种疗法同时实施治疗，则取决于目标疾病的严重程度。

通常，藏医临床治疗中对四大疗法的选择顺序为：对于轻度疾病，先采用起居指导性疗法即起居治疗，当起居治疗无效时再采取饮食调理治疗，当饮食调理治疗也无效时再采取药物治疗，当药物治疗也依然无效时再采取外治疗法；对于重度或急性疾病，一般采取与常规治疗相反的治疗顺序，即先采取外治疗法使疾病得以控制和平稳，然后再利用药物进行全面治疗，当疾病症状消失后为防止疾病反弹、遗留后遗症和伴发病的发生，再利用饮食进行调理治疗，最后采取起居疗法，指导患者长期坚持有益于疾病和身心的起居活动，以巩固治疗效果。

根据疾病性质的轻重缓急，实际临床中治疗疾病时也不完全遵循以上治疗顺序和方法选择原则。有些疾病的治疗可能只需要藏医四大疗法中的某一种疗法就能治愈，而有些疾病的治疗则需要同时采用四大疗法中的2种、3种甚至4种疗法同时实施才能治愈。因此，具体治疗方案的选择需要结合临床实际。例如：治疗病情严重且发病迅速的热性疾病时，需要同时采取藏医四大疗法进行治疗，且四大疗法的性质都必须为寒性，如外治疗法中采取颈部放血穴位进行放血、药物治疗中选择冰片制剂、饮食疗法中选择最大限度的禁食、起居疗法中选择生活在冷凉环境，这一治疗原则在藏医药学中被称为"四水疗法"（ཆུ་བའི་དཔགས་བཞིའི་བཅོས་ཐབས།）；治疗病情严重且发病迅速的寒性疾病时，也同样需要同时采取藏医四大疗法进行治疗，但此时用于治疗的四大疗法都必须选用热性疗法，如外治疗法中采取火灸疗法，药物治疗中选择味、性、效均为热性的药材制剂，饮食疗法中选择性热而富营养的食物，起居疗法中选择保暖并生活在温暖环境，这一治疗原则在藏医药学中被称为"四火疗法"（མེ་བའི་ཐོར་བའི་བཅོས་ཐབས།）。此外，对于一些寒热交错的综合性疾病要遵循寒热兼治原则，如选择平性起居、饮食、药物和外治法进行标本兼治，等疾病的寒热性质和症状逐渐明确或发展成单一的寒病或热病时再采取单纯的寒治或热治疗法。

四、阴阳学说

阴阳在藏医药学中被称为"达索"（གདགས་ཟིལབས།），即"达"（གདགས།）为阳，"索"（ཟིལབས།）为阴，代表互为对立的两面，具有多重意义。在藏医药学中，阴阳既可指代传统生态环境意义上的阴面和阳面，又可指代寒热、昼夜、呼吸、脏腑、男女、左右等相互对立的事物，在不同藏医药学内容背景和语境下具有不同的特定含义。阴阳学说在藏医药学中的具体应用主要涉及药材生境、寒热、呼吸和性别等理论领域。

（一）阴阳与药材生境

藏医药学特别重视药材的生境和产地来源，即药材的道地性。通常将向南和低洼炎热地带的药材生境称为阳性生境，生长在此类生态环境下的药材一般具有热、锐等药性，具有"热势"或"阳势"，有时也称"日势"，被认为是热性药材。换言之，阳性生境是生产热性药材的典型生态环境。相反，将向北和高山寒冷地带的生境称为阴性生境，生长在此类生态环境下的药材一般具有凉、钝等药性，具有"寒势"或"阴势"，有时也称"月势"，被认为是寒性药材，可见阴性生境是生产寒性药材的典型生态环境。

（二）阴阳与寒热

阴阳作为寒热用于指导藏医药学实践主要体现在药材性味理论方面。藏药学中药材的性味理论除"六味""八性""十七效"之外，还有"二势"理论。"二势"指"热势"和"寒势"，也分别称"阳势"和"阴势"，或"日势"和"月势"。其中，"热势"即"阳势"，代表太阳般的热性势力，汇聚着药物的所有热性，可针对性治疗一切寒病；"寒势"即"阴势"，代表月亮般的寒性势力，汇聚着药物的所有寒性，可针对性治疗一切热病。综上，阴阳在藏药性味理论中是典型寒热的代名词。

（三）阴阳与呼吸

在藏医药学中，将阴阳用于指示呼吸运动，常见于传统诊断学的脉诊诊断方法中。藏医脉诊学明确提出脉诊前的前期准备工作非常重要，要求医师对患者进行脉诊时必须在确保患者的阴气和阳气均匀、平衡的前提下才可进行，否则会由于阴气（གདགས་དབུགས།）和阳气（ཟིལབས་དགགས།）的异常运行而影响脉搏，干扰脉象，导致诊断结果失误。此处的阴气和阳气运行均匀，是指患者的吸气和呼气要保持平衡和均匀，即吸入的冷气为阴气，呼出的热气为阳气，二者保持平衡时才能确保脉搏趋于平稳，便于鉴别出异常脉象，提高疾病诊断的准确率。

（四）阴阳与性别

由于组成男女身体的"五源"的差异，男女体质、结构组成和生理功能也有相应的差异。基于此，藏医药学中把男性称为阳，把女性称为阴。这一差别主要体现在藏药制药等多个环节，比如在炮制或制作一些具有特殊功效的药物时，要求女性回避等，这是由于加工药材的人的组成"源"不同，会导致被加工药材的药性发生微观变化，从而会影响整个药材的炮制加工过程及所制药物的药效作用。

此外，藏医药学中的阴阳还代表两个相对的事物，如上下、左右等方位和医师与患者等人称，需根据当时的语境进行相应的理解和应用。

（尼玛次仁　李啟恩　拉姆加　赖先荣）

◆ 本章小结 ◆

藏医药学基本理论的形成基于藏族传统哲学思想，是藏族对生命和疾病的认识同认识客观事物的基本哲学思想相交相融的产物。藏医药学理论中的哲学思想包括"五源"学说、"三因"学说、寒热学说、阴阳学说等。"五源"学说是藏医药学的物质基础理论根基，机体和依赖于机体的疾病，以及治疗疾病的药物都由"五源"组成。"三因"是机体生理功能和疾病属性的表达形式，其物质基础依然是"五源"。在藏医药学理论中，"五源"和"三因"是结构与功能的关系，结构决定功能。认识"五源"中各"源"的属性以及各"源"间的关系，是认识生命、疾病和药物的前提和根本。

练习题

一、名词解释

1. 源　　2. 木布　　3. 体质　　4. 火温　　5. 腹性
6. 五源药　　7. 六味　　8. 八性　　9. 十七效　　10. 三胃火

二、填空题

1. 藏医药学认为＿＿＿＿＿＿、＿＿＿＿＿＿、＿＿＿＿＿＿和＿＿＿＿＿＿都是由"源"组成。因此"源"是藏医药学＿＿＿＿＿＿的根本和＿＿＿＿＿＿基础，其在藏医药学中称为＿＿＿＿＿＿，意为万物之源。

2. 在人体的生成和发育过程中，"土源"不全则＿＿＿＿＿＿，"水源"不全则＿＿＿＿＿＿，"火源"不全则＿＿＿＿＿＿，"风源"不全则＿＿＿＿＿＿，"空源"不全则＿＿＿＿＿＿。

3. 在人体的形成和发展过程中，"五源"中的"土源"主要生成＿＿＿＿＿＿、＿＿＿＿＿＿和＿＿＿＿＿＿及相应功能；"水源"主要生成＿＿＿＿＿＿、＿＿＿＿＿＿和＿＿＿＿＿＿及相应功能；"火源"主要生成＿＿＿＿＿＿、＿＿＿＿＿＿和＿＿＿＿＿＿及相应功能；"风源"主要生成＿＿＿＿＿＿、＿＿＿＿＿＿和＿＿＿＿＿＿及相应功能；"空源"主要生成体内各类管腔和听觉器官及相应功能。

4. "五源"中土、水、火、风、空各"源"的特性在人体形成和发育过程中分别提供＿＿＿＿＿＿、＿＿＿＿＿＿、＿＿＿＿＿＿、＿＿＿＿＿＿等功能。

5. 藏医药学视角下的人体和生命形成以"五源"_____为基础，相反，人体和生命的消亡则以"五源"_____为前提。

6. 在药物等物质的生成过程中，"五源"中的"土源"提供_____、"水源"提供_____、"火源"提供_____、"风源"提供_____、"空源"提供_____，最终形成了各类药材和各种物质。

7. 藏药性味理论中，药物的十七效对应治疗三病的_____。

8. 药物"八性"中的_____、_____二性主要针对性治疗以虚为代表属性的"隆"病；_____、_____二性主要针对性治疗以热为代表属性的"赤巴"病；_____、_____、_____、_____四性主要针对性治疗以寒为基本属性的"培根"病。

9. 根据藏药性味理论，药物治疗疾病的基本原则可归纳为_____、_____，而作用机制可归纳为_____、_____。

10. 藏医药学中的7种体质分别是_____型、_____型、_____型、_____型、_____型、_____型、_____型。

11. 不同体质具有明显的个性化特征，混合型体质被认为各方面性能和表现_____。

12. 藏医药学体质理论在_____、_____、_____等领域具有重要的指导和参考意义。

13. 火温是藏医药学中最重要的一个生理功能，直接决定着_____、_____等基本生命活动和_____、_____、_____等健康状况。

14. 藏医药学将腹性分为_____、_____和_____等3类。

15. 根据"三因"的属性特点，"隆"性腹为_____，特点为_____；"赤巴"性腹为_____，特点为_____；"培根"性腹为_____，特点为_____。

16. "隆"的具体功能为主司_____、_____、_____、_____、_____及_____功能。

17. "隆"可进一步细分成_____、_____、_____、_____和_____等5个子类。

18. "赤巴"可进一步细分成_____、_____、_____、_____和_____等5个子类。

19. "培根"可进一步细分成_____、_____、_____、_____和_____等5个子类。

20. 根据"三因"在人体内的分布主次，"隆"主要分布在_____的人体下部，"赤巴"主要分布在_____和_____的人体中部，而"培根"主要分布在_____的人体上部。

21. "赤巴"在人体的组织和器官中主要运行于_____、_____、_____和_____。

22. 通常由于"三因"中"赤巴"的_____和_____等属性特点，"赤巴"病会表现出_____和_____等代表性症状，被称为热性疾病。

23. 根据_____、_____将疾病分类成404种；根据疾病是否需要_____和_____，将疾病分成1 616种。

24. 藏医药学以"三病"即_____病、_____病、_____病为认识疾病的基础，以"三病"的_____、_____、

_____等特征为依据，构建起认识疾病的理论框架。

25. 根据藏医药学理论，所有疾病的分类最终不外乎_____病和_____病两类，因此藏医药学理论中明确提出_____之外无疾病。

26. 无论是将疾病从患病部位祛除和平息的息剂药物，还是让病邪从患病部位排出体外的泄剂药物，归根结底只有寒、热两类，遵循_____和_____原则。

27. 通常，藏医临床治疗中对四大疗法的选择顺序为：对于轻度疾病先采用_____治疗，当此治疗无效时再采取_____治疗，当此治疗也无效时再采取_____治疗，当此治疗也依然无效时再采取_____疗法。

28. 阴阳在藏药性味理论中是典型_____的代名词。

三、单选题

1. 土源的属性为（　　　）。
   A. 硬而坚　　　　　B. 潮而湿　　　　　C. 热而锐　　　　　D. 轻而晃

2. 下列哪一项是"土源"的作用（　　　）。
   A. 主要生成肌肉、骨骼和嗅觉器官及相应功能
   B. 主要生成血液、水分和味觉器官及相应功能
   C. 主要生成温度、颜色和视觉器官及相应功能
   D. 主要生成气、皮肤和感觉器官及相应功能

3. 从藏医疾病的形成要素来看，"隆"病的形成要素主要为"五源"中的（　　　）。
   A. 土源　　　　　B. 水源　　　　　C. 火源　　　　　D. 风源

4. 从藏医疾病的形成要素来看，"赤巴"病的形成要素主要为"五源"中的（　　　）。
   A. 土源　　　　　B. 水源　　　　　C. 火源　　　　　D. 风源

5. 人体中"三因"的形成时间为（　　　）。
   A. 与胎儿的形成相同步　　　　　B. 与胎儿出生相同步
   C. 与胎儿的分娩相同步　　　　　D. 与胎儿哺乳相同步

6. 藏医药学中的"三因"拥有相应的颜色特征，同组成自己的"五源"性质和功能相呼应，下列代表"隆"的特征色的选项为（　　　）。
   A. 黄色　　　　　B. 青蓝色　　　　　C. 灰色　　　　　D. 紫色

7. 在疾病诊断方面，通常认为"隆"病患者的舌苔和尿液颜色是（　　　）。
   A. 舌苔呈灰蓝色，尿液泛青色　　　　　B. 舌苔呈灰黄色，尿液呈黄色
   C. 舌苔呈灰白色，尿液呈灰白色　　　　　D. 舌苔呈红润色，尿液呈黄色

8. 藏药"八性"中主要针对性治疗"隆"病的药性是（　　　）。
   A. 沉、腻　　　　　B. 凉、钝　　　　　C. 轻、糙　　　　　D. 热、锐

9. 藏药"八性"中主要针对性治疗"培根"病的药性是（　　　）。
   A. 沉、腻、凉、钝　　　　　B. 凉、钝、糙、热
   C. 轻、糙、热、锐　　　　　D. 热、锐、轻、糙

10. 下列属于"赤巴"基本属性的是（　　　）。
    A. 糙、轻、寒、细、硬、晃
    B. 沉、腻、凉、钝、轻、糙、热、锐
    C. 腻、凉、沉、钝、润、稳、黏
    D. 较腻、锐、热、轻、臭、泻、湿

11. 体质是藏医药学认识生命、诊断疾病和开展治疗的重要指导依据，其形成与（   ）及其性质直接相关。

    A．胃火   B．三因   C．阴阳   D．诱因

12. 基于"三因"差异的不同体质类型，藏医药学把火温也分为相应的不同类型，其中"培根"的火温（   ）。

    A．最弱   B．最不稳   C．最佳   D．中等

13. 藏医药学中的腹性是指（   ）。

    A．肠胃的火温情况   B．肠胃的消化功能

    C．肠胃的泻下难易程度   D．肠胃的吸收功能

14. 根据"三因"的特点，"隆"性腹为（   ）。

    A．硬腹   B．软腹   C．易泻   D．中腹

15. "培根"在人体中的标准量等同于（   ）。

    A．本人的膀胱容量   B．本人的阴囊容量   C．本人的三捧容量   D．本人的胃容量

16. 下列选项中属于"赤巴"生理功能的为（   ）。

    A．主司呼吸、运动、排泄、养分吸收、血液循环、精华转化及感觉功能

    B．主司口渴、饥饿、摄食、消化、调节体温、维持气色、铸造聪明和勇敢等功能

    C．主司坚固身体、稳定思想、保障睡眠、连接和黏合关节、提高耐受力和忍耐性、提供身体的光滑性和油腻性等功能

    D．主司消化、排泄、养分吸收、维持气色、稳定思想、保障睡眠等功能

17. 下列选项中符合"消化赤巴"生理功能的是（   ）。

    A．主司吞咽、呼吸、吐唾液、打喷嚏、打嗝、感觉、记忆功能

    B．主司消化、吸收和调节体温的功能，并辅助其余4个子类"赤巴"发挥并实现各自功能

    C．主司消化、吸收、转化营养、成熟精华等功能

    D．主司养分和精华成熟的功能

18. 下列选项中属于"研磨培根"生理功能的是（   ）。

    A．主司发音、增强体能、改善气色、激发奋斗精神和提高记忆力功能

    B．主司维持和调节肤色的功能

    C．主司研磨、腐化和分解食物的功能

    D．主司消化、排泄、养分吸收、维持气色、稳定思想、保障睡眠等功能

19. 人体的器官组织中"培根"的运行通道是（   ）。

    A．骨骼、皮肤、毛孔、耳、心和大肠

    B．食物营养、肌肉、脂肪、骨髓、精液、大便、小便、鼻、舌、肺、肾、脾、胃和膀胱

    C．血液、汗液、眼睛、肝、胆囊和小肠

    D．毛孔、耳、脂肪、骨髓、精液、肺、肾、脾、胃和膀胱

20. 根据15种"三因"子类的（   ）等病变情况，将疾病分类成74种。

    A．增减和功能紊乱   B．阴阳失调   C．患病部位   D．入侵途径

21. 根据疾病是否需要干预治疗和转归情况，将疾病分类成（   ）。

    A．6种   B．15种   C．404种   D．1 616种

22. 藏医药学针对"三病"的典型属性而提出的药性理论是（   ）。

    A．六味   B．八性   C．十七效   D．寒热

23．下列选项中符合寒性药物的药性的是（　　　）。

　　A．糙、轻　　　　　　B．热、锐　　　　　　C．凉、钝　　　　　　D．稀、较腻

24．阴阳学说在藏医中称（　　　）。

　　A．达索　　　　　　　B．嚓彰　　　　　　　C．堆孜　　　　　　　D．乃曼

25．生长在阳性生境的药物一般具有（　　　）等药性。

　　A．热、锐　　　　　　B．轻、糙　　　　　　C．稀、较腻　　　　　D．凉、钝

四、多选题

1．藏医药学认为，胎儿形成必须具备（　　　）。

　　A．来自父方的白色精液　　　　　　　　　　B．来自母方的红色精液

　　C．胎儿自己的先天意识　　　　　　　　　　D．正常比例的"五源"基础

2．"五源"的理论贯穿人体的（　　　）等整个生命过程。

　　A．发生　　　　　　　B．发展　　　　　　　C．维持　　　　　　　D．死亡

3．从藏医疾病的形成要素来看，"培根"病的形成要素主要为"五源"中的（　　　）。

　　A．土源　　　　　　　B．水源　　　　　　　C．火源　　　　　　　D．风源

4．下列选项中属于"土药"的药性和药效的是（　　　）。

　　A．重、稳　　　　　　B．钝、润　　　　　　C．热、锐　　　　　　D．腻、干

5．"五源"中的各"源"两两为主组合后生成6种根本味道，其中酸味由（　　　）组成。

　　A．土　　　　　　　　B．火　　　　　　　　C．火　　　　　　　　D．水

6．藏医药学认为，青年人群较易患（　　　）。

　　A．"隆"病　　　　　　B．"赤巴"病　　　　　C．"培根"病　　　　　D．"查"病

7．隆性群体的人会表现出（　　　）等特征。

　　A．失眠、多言　　　　　　　　　　　　　　B．火气旺盛、怕热、易怒

　　C．嗜睡、懵懂　　　　　　　　　　　　　　D．焦虑

8．赤巴性群体具有潜在的（　　　）等特征。

　　A．消化不良、代谢低下　　　　　　　　　　B．易患胆囊炎

　　C．易患中风、心悸　　　　　　　　　　　　D．易患血热病

9．下列选项中属于藏医"隆""赤巴""培根"三者别称的是（　　　）。

　　A．三因　　　　　　　B．三邪　　　　　　　C．三病　　　　　　　D．三痛

10．"隆""赤巴""培根"等三因在（　　　）的诱发作用下会发生病变。

　　A．饮食　　　　　　　B．起居　　　　　　　C．心理　　　　　　　D．时辰

11．下列属于"隆"的属性特征的是（　　　）。

　　A．糙、轻　　　　　　B．寒、细　　　　　　C．热、锐　　　　　　D．硬、晃

12．藏医药学认为，体质还同人的寿命、财富、性格、饮食起居习惯、身体基本状况等密切相关。下列表现中符合"赤巴"型体质特征的为（　　　）。

　　A．体型小、财富少、寿命短、身体弯曲、驼背

　　B．体型大、财富多、寿命长、身板挺直、身体丰腴，体温较低，喜欢辛、酸、涩味和性糙的饮食

　　C．体型、财富、寿命均为中等，易渴易饿，头发和肤色呈黄色，智商高、聪明、性格高傲，身体多汗发臭，小便等排泄物的气味格外恶臭

　　D．喜欢甜、苦、涩味和性凉的食物

13. 火温在人体特定部位和生理过程和（　　　）等方面发挥着重要作用。
    A. 精华转化　　　　　B. 糟粕排泄　　　　　C. 三因平衡　　　　　D. 认知思考

14. "三因"在未发生量的增加和功能紊乱等病变之前，在体内发挥着重要的生理作用，以维持正常的生命活动。下列属于"培根"生理功能的是（　　　）。
    A. 主司坚固身体、稳定思想　　　　　　B. 保障睡眠、连接和黏合关节
    C. 提供身体的光滑性和油腻性　　　　　D. 提高耐受力和忍耐性

15. 下列选项中属于"维命隆"生理功能的是（　　　）。
    A. 主司发音、增强体能、改善气色功能
    B. 主司吞咽、呼吸、吐唾液、打喷嚏、打嗝功能
    C. 主司感觉、记忆功能
    D. 主司储藏、外排精液、大小便，孕育、分娩功能

16. 下列选项中属于"实施赤巴"生理功能的是（　　　）。
    A. 主司铸造公正　　　　　　　　　B. 主司骄傲意识
    C. 主司智慧　　　　　　　　　　　D. 主司专注于个人事业的勤奋精神

17. 下列选项中属于"黏合培根"生理功能的是（　　　）。
    A. 主司黏合和润滑关节　　　　　　B. 主司发音、增强体能
    C. 主司伸屈肢体　　　　　　　　　D. 提高耐受力和忍耐性

18. "三因"在体内有自己的特定依存和分布部位，并且"三因"的各个子类也有自己相应的分布部位，下列选项中属于"赤巴"的分布部位的是（　　　）。
    A. "实施赤巴"位于胸部　　　　　　B. "明视赤巴"位于眼
    C. "消化赤巴"位于胃部　　　　　　D. "明色赤巴"位于皮肤

19. 由于"三因"中"培根"病的腻、凉、沉、钝等属性特点，"培根"病会表现出（　　　）等代表性症状，被称为寒性疾病，简称寒病。
    A. 发病缓慢　　　　　B. 病程长　　　　　C. 见效慢　　　　　D. 身体发凉

20. 藏医药学中根据（　　　）将疾病分类成 404 种。
    A. 病因　　　　　　　B. 疾病性质　　　　C. 患病部位　　　　D. 疾病主次

21. 根据藏药性味理论，无论是单味药材还是复方制剂，都可以用（　　　）理论来指导和应用。
    A. 六味　　　　　　　B. 八性　　　　　　C. 阴阳　　　　　　D. 十七效

22. 下列选项中属于"四水疗法"的是（　　　）。
    A. 外治疗法中采取颈部等穴位进行放血　　B. 药物治疗中选择冰片制剂
    C. 饮食疗法中选择最大限度的禁食　　　　D. 起居疗法中选择生活在冷凉环境

23. 阴阳在藏医药学中除指传统生态环境意义上的阴面和阳面外，还会指（　　　）等相互对立的事物。
    A. 寒热　　　　　　　B. 昼夜　　　　　　C. 呼吸　　　　　　D. 性别

五、判断题

1. 藏医药学认为，损害机体的疾病本质是"五源"的失衡。　　　　　　　　　　　（　　　）

2. "培根"性群体的人在病理方面易表现出火气旺盛、怕热、易怒等特征。　　　　（　　　）

3. 火温在藏医药学中有广义和狭义之分，广义的火温是指起消化作用的"消化赤巴""如火隆""研磨培根"。　　　　　　　　　　　　　　　　　　　　　　　　　　　　（　　　）

4. 硬腹是指当饮食不适、水土不服或服用小剂量的泻药时就会立刻引起腹泻的腹性。（　　　）

5．"颜化赤巴"主司养分和精华成熟的生理功能。 （　　）

6．藏医药学将向北和高山寒冷地带的药材生境称为阳性生境。 （　　）

六、简答题

1．何谓症寒性热性疾病和症热性寒性疾病？

2．藏医药学四大疗法的选择顺序对现代临床实践有何指导意义？

3．藏医药学理论中的"四源"和"五源"理论是否矛盾？为何？

4．试述"五源"与"三病"间的关系。

5．试述"五源"与"六味"的形成过程。

6．藏医药学理论中，受孕即健康胎儿的形成过程中必备的要素有哪些？

7．试述"三因"的颜色特征及其临床意义。

8．试述"三因"的生理功能及其内部分类。

9．阴阳学说在藏医药学理论中的具体应用有哪些？

七、论述题

1．请结合藏医药学理论，论述"五源"在生命形成、维持和消亡过程中的关系和作用。

2．请结合藏医药学理论，论述药物的"八性""十七效"提出的前提，以及二者分别对应治疗"三病"及其二十属性的具体原则。

3．论述藏医药学理论中"三因"的数目，以及其内部次序确定的依据和必要性。

第五章

药王城及其现实意义

◆ **学习目标** ◀

1. **掌握** 药王宫内饰用藏药材及药王城内生长、生活和分布的代表性药材及其药性与
   药效。药王城东、南、西、北部生态景观与气候特征，生长在相应生态环境
   下的代表性藏药材及对应药材的药性与功能主治。
2. **熟悉** 药王宫内饰用藏药材及药王城东、南、西、北部所分布的代表性藏药材的理
   论内涵与外延价值。六味、三化味、八性、十七效、二势等药性理论。复性
   药材及其特征。"六益"及其内部分类、药性特征和功能主治。
3. **了解** 藏医药学中的疾病分类依据及其特点。藏医药学中"一药治百病"的理论依
   据及实际内涵。岩精的形成过程与本质。药水、药浴实践最初认识与理论依
   据。诃子被藏医界公认为药王的理论依据。

药王宫（གཞལ་ཡས་ཁང་）、药王城（སྨན་གྱི་གྲོང་ཁྱེར）及其周边景观生态在藏医药学古籍文献和藏医药
文化题材中会时常看到（图4-1），多作为藏医药文化宣传载体和传统艺术欣赏，但其实际内涵
和价值远不止简单的艺术和文化载体，而是蕴含着深刻的藏医药学理论内涵，对现今藏医药学
实践具有重要的指导意义。

一、药王宫及其含义

药王城和药王宫的景象描绘在藏医药学教学、医疗和文化场所中不乏看见，常见于将藏医
药学内容描画成唐卡（ཐང་ཀ）的藏医"曼唐"（སྨན་ཐང་）、藏医药展馆展厅、楼堂壁画和书籍扉页
中，经常被描绘成一幅美丽的古城图——古城中间是一座雄伟壮丽的宫殿，宫殿被珠宝点缀得
金碧辉煌，宫殿中间是一座华丽的宝座，药王静坐于宝座给众弟子传授医学，药王四周盘坐着
诸多弟子，聚精会神地聆听药王传授医学。宫殿庭院中生长着各种各样的草本和木本药材，古
城远处的东、南、西、北部分别有不同地貌和生态类型的山峰，分布有不同种类和性味的药材
（图4-1）。

图5-1中描绘的古城就是藏医药学中所述的药王城，古城中间的宫殿就是药王的居所——
药王宫。看似简单的抽象描绘，实则蕴含着深刻的藏医药学理论内涵。

根据《四部医典·概论部》所述，药王宫由黄金（གསེར）、白银（དངུལ）、红珍珠（མུ་ཏིག་དམར་པོ）、
琉璃（བེ་ཌཱུརྱ）、如意（ཡིད་བཞིན་གྱི་ནོར་བུ）等5种珍宝建成。宫殿内部的装饰由作为藏药材原料的各类

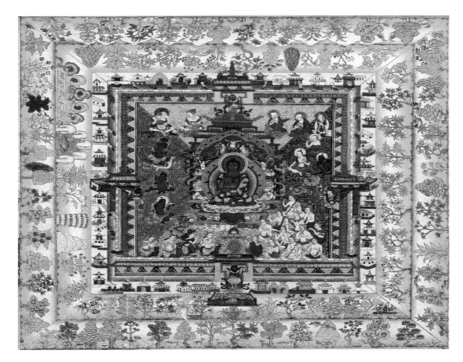

图 5-1　藏医"曼唐"中描绘的药王城及四周景观

珍宝点缀而成，这些珍宝能治疗由藏医"隆""赤巴""培根"单一性病变、"隆赤""培赤""培隆"复合性病变和"隆""赤巴""培根"综合性病变而演绎分化出的 404 种疾病，能使热病变凉和寒病变热，以此维持体内寒热平衡，消除由突发性因素和病邪导致的所有健康障碍和病痛，以满足众生意愿。

对药王宫的以上描述蕴含着两层重要的藏医药学内涵：

一是指出藏药中有很多如珍珠、珊瑚、琉璃、蓝宝石等珍宝类药材，这些药材具有独特的疗效，能够治愈由藏医"隆"病、"赤巴"病和"培根"病等单纯性疾病（ཆུང་བའི་ནད་），"隆赤"病、"培赤"病、"培隆"病等复合性疾病（ཕྱེད་པའི་ནད་）和"隆""赤巴""培根"三者综合性疾病（འདུས་པའི་ནད་）演绎分化出的 404 种疾病。藏医药学中的 404 种疾病是对疾病的统称，并非数字意义上的疾病种类。因此，以上看似对药王宫构造和装饰的简单描绘，实则强调构建和装饰药王宫的珍珠、蓝宝石等各类珍宝是重要的藏药材组成部分，而且这些药材具有重要的药用价值，能够治愈相应的藏医疾病。

📖 知识链接

藏医药学中的疾病分类

藏医药学对疾病的分类别具特色，除常见的 2 种、3 种、15 种和 74 种分类之外，还有 404 种和 1 614 种的分类，不同的分类都具有相应的疾病认识和诊疗指导意义。

藏医药学中的 404 种疾病是指根据病因（རྒྱུ་བ་）、疾病性质（རང་བཞིན་）、患病部位（གནས་）和疾病主次（གཙོ་）分别将疾病划分成 101 种，共计 404 种疾病。

另外，藏医药学根据疾病是否需要干预治疗和转归情况，又将基于病因、性质、部位和主次分类的 404 种疾病再次进行细分，即分别对基于病因、性质、部位和主次分类的每一种疾病进一步细分成先天注定类疾病（གཤིས་དབང་ཐིག་ལས་ཀྱི་ནད་）、心理精神类疾病（ཀུན་འབྱུངས་གདོན་གྱི་ནད་）、虚幻类疾病（ཕྲ་སྐྲུན་འཁྲུལ་གྱི་ནད།）和后天获得类疾病（ཡོངས་གྲུབ་ཚེ་ཡི་ནད།）等 4 类，形成 1 616 种疾病。以上先天注定类、心理精神类、虚幻类和后天获得类等 4 类疾病都具有各自特征，虽然有些疾病的病因和病机目前尚不清楚，但在医疗实践中却很常见。其中，先天注定类疾病（གཤིས་དབང་ཕྱོག་ལས་གྱི་ནད།）在藏医药学中被认为在原则上是不可治愈的一类疾病，在现实实践中即便采取相应的有效干预措施，也不能阻止其进程，为治而不愈类疾病。心理精神类疾病（ཀུན་བཏགས་གཞན་འི་གྱི་ནད།）一般无明确病因，药物治疗等常规医疗干预措施对其无效，但可通过心理安慰和精神调节等非常规心身综合干预措施而被治愈，为心理或精神类疾病。虚幻类疾病（ཕྲ་སྐྲུན་འཁྲུལ་གྱི་ནད།）似是而非、虚虚实实，虽然有疾病表象，但不采取治疗措施也能自愈，如能采取合理的干预措施则能加快其自愈速度和康复进程，为不治自愈类疾病。后天获得类疾病（ཡོངས་གྲུབ་ཚེ་ཡི་ནད།）是指有明确病因和症状，现实实践中根据病因和症状需及时进行相应药物和外治等干预治疗，只有采取及时合理的常规治疗才能完全或不完全治愈，否则会进一步发展和恶化，最终会导致死亡，为可治愈类疾病；通常医师需要诊治的疾病主要是此类疾病。

不仅如此，藏医药学还强调疾病的分类无名称、种类和数量的限制，可依据疾病的症状表现等随机分类出不计其数的疾病种类。但为了提纲挈领和举一反三，藏医药学将基于不同依据分类的不同疾病最终归纳成寒、热两类，即寒病和热病。以上疾病分类表明，藏医药学具有很强的演绎逻辑和灵活的学术创新思维，是一门发展的医学，要以发展的眼光学习和发展藏医药。

二是指出藏医药学为了便于诊断和治疗疾病，最终将所有疾病归纳成寒病和热病两类，从而进行寒病热治、热病寒治，这是藏医药学最根本的治疗原则。虽然藏医药学根据认识疾病的需要，将疾病分类成 404 种或 1 616 种，甚至可以根据外在表象和症状，分类出无数种。但不论怎样分类和分类成多少种，藏医疾病不外乎"隆"病、"赤巴"病和"培根"病 3 种，患病部位即疾病依附的物质基础不外乎食物营养素（དངས་མ།）、血液（ཁྲག）、肌肉（ཤ）、脂肪（ཚིལ།）、骨骼（རུས།）、骨髓（རྐང་）、精液（ཁུ་）等"七精华"（ལུས་ཟུངས་བདུན།）以及大便（གཅིན།）、小便（གཅིན།）、汗液（རྔུལ།）等"三糟粕"（སྙིགས་མ་གསུམ།），当机体发生病变后，以上 10 种物质是首当其冲被损耗的对象，因此藏医药学将"七精华"和"三糟粕"这 10 种物质称为"十被害"（གནོད་བྱ་བཅུ།）。且由于"培根"和"隆"属寒性，"查"（ཁྲག）和"赤巴"属热性，不论将疾病分为多少类，最终的归类都不外乎寒、热两类。与此相对应，藏医药学虽然有无数种治疗方法，但最终也不外乎寒治和热治两种，即热病寒治、寒病热治。这就表明，藏医药学不仅具有很强的演绎逻辑，而且还有很强的归纳逻辑。

📖 **知识链接**

藏医学中的"查"

"查"（ཁྲག）是藏医药学专业术语的音译，而且是个多义词，时而指其字面意义即血液，时而指病因即以血液病变为主的病因，时而又指疾病即血液病变后形成的疾病。当"查"作为病因和疾病理解并使用时，将其分别归为热病病因和热病范畴。

二、药王城南部景观及其含义

根据藏医药文献记载，药王城南部有一座向阳且具有太阳势力的山峰，即"阳势"或"日势"山，藏语称之为"日吾比切"（རི་བོ་འབིགས་བྱེད།）。"日吾"（རི་བོ།）在藏语中指山，因此"日吾比切"可直译为"比切山"。"比切"（ཕི་ཚིགས་ཅན）在藏语中有"尖锐"之意，根据字面含义可推测此峰高耸入云，而且很陡峭。另外，对此峰的描述还强调该峰具有太阳的势力，为"日势"山，说明此峰向阳，日照时间长，日光资源丰富，气候温热。因此，在此山上生长着石榴、胡椒、荜茇、小米辣等喜阳耐热且能够消除寒病的药材，药材资源丰富，连片分布成森林。这类药材大都具有辛、酸和咸味，药性主要以热和锐为主，其中有些药材以根部入药，如高良姜，有些药材以茎入药，如油松，有些药材以枝入药，如铁线莲，有些药材以叶入药，如烈香杜鹃，有些药材以花入药，如高原毛茛，有些药材以果实入药，如大托叶云实。以上药材的气味所到之处无寒性疾病发生。

上述内容看似简单描绘药王城南部山峰和生长在该山上的药材，以及这些药材的性味和功能主治，实则蕴含着深刻的藏医药学基本观点。

（一）强调藏药材的产地适宜性

根据藏药学理论，不同的生态区域生长着不同性味的药材，同一药材生长在不同的生态环境下会具有不同的性味和功效。这一产地适宜性理论在藏医药学中集中体现在"二势"即"日势"和"月势"理论上，是藏药药性理论的重要组成部分。

日和月在藏医药学中分别为寒和热的代名词，多见于对药材生境和药性的描述。日代表太阳势力。在解释藏药材生境时，日代表"日势"生境，为典型的热性生境，即向阳的微生态环境和气候暖热的大生态环境；生长在此类环境下的植物一般为喜阳植物，属于典型的热性药材。在解释藏药材性味时，日代表典型的热性，具有这一特征的药材被称为"热势"或"日势"药材，专治寒性疾病。相反，月代表月亮势力。在解释藏药材生境时，月代表"月势"生境，指背阳的微生态环境或气候寒冷的大生态环境；生长在此类生态环境下的植物一般为喜阴植物，属于典型的寒性药材。在解释藏药材性味时，月代表典型的寒性，具有这一特性的药材被称为"寒势"或"月势"药材，专治热性疾病。

同理，高寒生境是"月势"生境，生长在高寒生境的药用植物也一般为"寒势"药材，显寒性，可治疗热性疾病；低热生境是"日势"生境，生长在低热生境的药用植物一般为"热势"药材，显热性，可治疗典型的寒性疾病。

（二）强调药材的用药部位

藏医用药不但注重产地来源，而且更注重药材的用药部位，即便是特定产地的药材，在实际入药时也需要严格选择用药部位，这是确保藏医临床疗效的基本前提。例如：以植物药材为例，其药用部位有根、茎、枝、叶、花、果实等不同器官和部位，相应药用部位的性味和功能也不尽相同，因此，在临床用药时要根据目标疾病选择特定部位来入药才能达到预期效果。

上述内容还强调生长在"日势"生境的药材共有的药味和药性，说明治疗寒性疾病的"热势"药材都具有辛、酸、咸等药味及热、锐等药性，是典型的热性药材。此外，通过药材的气味所到之处无寒性病发生的描述，说明药材的气味也是藏药药性的重要特征，且芳香类植物药材具有重要的疾病预防功能，其中"热势"药材的芳香气味具有预防寒病的功效。

三、药王城北部景观及其含义

根据藏医药文献描述，药王城北部有一座背阳向阴，且具有月亮势力的山峰，藏语称之为"日吾岗坚"（ རི་བོ་གངས་ཅན། ），可直译为"岗坚山"，为"雪山"之意。顾名思义，"岗坚山"较高，山顶覆盖积雪，背阳向阴，日照时间相对较短，生长在此山的植物都喜阴耐寒。因此，该山坡上生长着檀香、冰片、沉香、印楝等具有苦、甘、涩等药味和凉、钝等药性的药材，药材资源丰富且密集分布，形成大片森林，其中有唐古特乌头、紫檀、马兜铃、肉质金腰、龙胆、沙棘等分别以根、茎、枝、叶、花、果实为主要药用部位的药材，此类药材的气味所到之处不会有热病发生。

以上描绘也蕴含着藏药材的产地适宜性、用药部位及药性等藏药学基本观点和理论。一方面强调药材的味、性、效同其生长环境和局部气候条件有密切关系。生长在背阳向阴的环境或高海拔生态环境等以阴凉和寒冷气候条件为典型特征的生态环境下的植物为喜阴或耐寒植物，根据藏药性味理论，此类生境和药材分别为"月势"生境和"寒势"药材，且"寒势"药材普遍拥有以苦、甘、涩为主的药味和以凉、钝为主的药性，是寒性药味和药性的集中体现，因此具有治疗热病的强劲功效。因为热病的属性以热和锐为代表，鉴于此，治疗热病时要首选以凉和钝为主要药性的药材，以便以凉（药性）克热（疾病属性）、以钝（药性）克锐（疾病属性），从而达到"凉-热"和"钝-锐"平衡的目的，即藏医药学中的无病或未病状态。另一方面强调同一产地和气候背景下的同一种药材，其不同部位具有不同的药性和功效，因此，在现实实践中应重视用药部位的选择，要依据文献记载选择不同药材的特定药用部位入药，以确保藏医临床疗效，如龙胆只以其花入药。另外，上述描述还强调除了味、性、效和势以外，气味也是藏药材功效的重要特征，利用药材的气味也能有效预防疾病。

四、药王城东部景观及其含义

据记载，药王城东部有一座阴阳平衡的山，藏语称之为"日吾贝艾旦"（ རིབོ་དྲི་ཞིམ། ），可直译为"贝艾旦山"，意为"有芬芳的山"或"芳山"。顾名思义，此山遍地散发着芬芳气味。根据藏药"二势"理论，此山属于阴阳平衡山，既不偏向"日势"，也不偏向"月势"，显平势。因此，满山遍野生长着药性为平性，可调和"三病"的诃子树，且蔚然成林。诃子树的各器官和部位都是重要的藏药材资源，但各部位的药性和功效不尽相同，各有侧重点，其中诃子树的树根主治骨骼病，树干（茎）主治肌肉病，树枝主治脉和筋腱病，树皮主治皮肤病，树叶主治六腑病，花主治五官病，果实主治以心脏疾病为主的五脏疾病。

藏医药学根据诃子树上所结果实（诃子）的形状，将诃子树分为不同的5种，分别为殊胜诃子（ ཨ་རུ་རྣམ་རྒྱལ། ）树、无畏诃子（ ཨ་རུ་འཇིགས་མེད། ）树、甘露诃子（ ཨ་རུ་བདུད་རྩི། ）树、弘发诃子（ ཨ་རུ་འཕེལ་བྱེད། ）树和干瘪诃子（ ཨ་རུ་སྐེམ་པོ། ）树，相应诃子树上所结果实分别为殊胜诃子、无畏诃子、甘露诃子、弘发诃子和干瘪诃子（图 5-2）。这 5 种诃子在外形上存在着明显差异，即殊胜诃子形如葫芦尾巴，无畏诃子为五棱状扁球体，甘露诃子果肉厚实，弘发诃子形如圆坛，干瘪诃子外形干瘪且具有很多褶皱。相应地，5 种诃子的味、性、效及功能主治也存在显著差异，其中，殊胜诃子集"六味"（ རོ་དྲུག ）、"三化味"（ ཞུ་རྗེས་གསུམ། ）、"八性"（ ནུས་པ་བརྒྱད། ）和"十七效"（ ཡོན་ཏན་བཅུ་བདུན། ）于一体，即同时具有甘、酸、咸、苦、辛、涩等"六味"，甘、酸、苦等"三化味"，沉、腻、凉、钝、轻、糙、热、锐等"八性"，润、沉、温、腻、稳、寒、钝、凉、柔、稀、干、清、热、轻、锐、糙、晃等"十七效"，从而能治疗由"三病"增加、减少和紊乱而导致的一切单纯性、复合性及综合性疾病。因此，藏医药学中将殊胜诃子尊称为"药王"（ སྨན་གྱི་རྒྱལ་པོ། ），用治百病。以上 5 种诃子中，除殊胜诃子外，其余 4 种诃子的味、性、效相对单一，功能主治也具有针对性，比如：无畏诃子主治眼部疾病和精神心理疾病，甘露诃子主要用于滋补和生肌，弘发诃子主要用于治疗创伤，而干瘪诃子主治小儿胆病。此外，原文还强调诃子树的根、茎、叶、花、

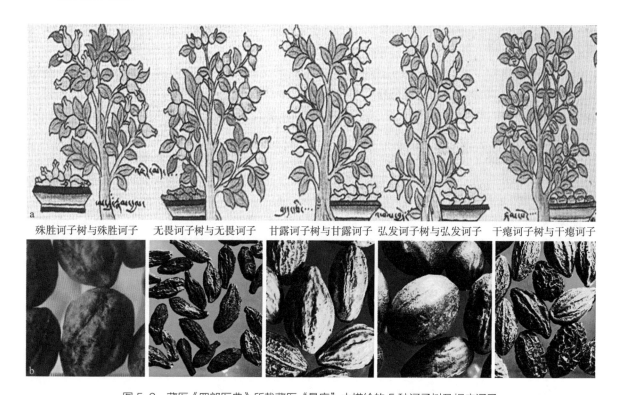

殊胜诃子树与殊胜诃子　　无畏诃子树与无畏诃子　　甘露诃子树与甘露诃子　　弘发诃子树与弘发诃子　　干瘪诃子树与干瘪诃子

图 5-2　藏医《四部医典》所载藏医"曼唐"中描绘的 5 种诃子树及相应诃子

a. 藏医"曼唐"中描绘的 5 种诃子树及相应诃子　　b. 目前实际应用的 5 种诃子
图 b 由西藏藏医药大学嘎务提供

果实等各部位药材，尤其是殊胜诃子的药味所到之处，不会发生根据病因、疾病性质、患病部位和疾病主次划分的 404 种疾病。

📖 知识链接

"化味"与"三化味"

藏药性味理论除"六味""八性""十七效"和"二势"之外，还有"化味"（ཆུ་རྩི）和"三化味"（ཆུ་རྩིས་གསུམ）。"化味"（ཆུ་རྩི）作为藏药学理论的专业术语，是指药材经"三胃火"（ཕོ་བའི་མེ་དྲོད་གསུམ）的消化吸收后，即经过"研磨培根"的研磨、"消化赤巴"的消化和"如火隆"的分离吸收等消化吸收过程后形成的药味。根据藏药性味理论，通常甘和咸味药物或食物的"化味"为甘味，酸味药物或食物的"化味"是酸味，苦、辛和涩味药物或食物的"化味"为苦味，即所有药物和食物的"化味"不外乎甘、酸、苦。因此，藏药学药性理论中将经消化后形成的甘、酸、苦三味称之为"三化味"，简称"化味"。

虽然根据藏医药学理论，"三化味"是不同的药物和食物依次经过"三胃火"的研磨、消化和吸收所形成的 3 种主味，但这一理论在藏药药理学实际应用过程中还需同药材的寒性、热性和平性等 3 种根本药性密切关联。

上述对药王城东部生态景观及所分布药用植物药性的描述，以点概面地解释和解答了藏药学理论中"平性"（ཉ་བ་ཉུམས་པ）、"治百病""药王""一物多药"和"一药多效"，以及基于用药部位的药材"同形功效"（དབྱིབས་མཐུན་གྱི་ནུས་པ）或"同源功效"（འབྱུང་མཐུན་གྱི་ནུས་པ）等理论依据。

针对疾病的寒热属性，藏药性味理论提出了"二势"，即"日势"和"月势"，但并非所有生态环境的势力都非日即月，也不是所有药材的药性都非热即寒，因为还存在介于日月"二势"之间的第 3 种情况即"平势"——"日势"和"月势"处于相对平衡状态。生长在"平势"环境下的药材不再显现单一的或典型的热性或寒性，而具有寒热复性，且这种寒热复性之间存在一种内在的动态平衡，藏医药学把这种某一药材内部寒热药性平衡共存的现象称为"平性"或"性平"（ངོ་བོ་སྙོམས་པ།），这类药材被称为性平药材。"性平"（ངོ་བོ་སྙོམས་པ།）药材一般具有"复味"（ཕན་པའི་རོ།）、"复性"（ཕན་པའི་ནུས་པ།）和"复效"（ཕན་པའི་ཡོན་ཏན།），这一特性决定了"性平"药物的"一药多效"性，因而就有了"一药治百病"的现象；这一现象是通过"性平"药物平衡"三病"的增、减和紊乱来实现的，但由于药效针对性不强，平衡能力有限，所以"性平"（平性）药物的功效相较于单一性味药物的功效较柔和。例如：殊胜诃子兼具"六味""三化味""八性"和"十七效"，而"六味""三化味""八性"和"十七效"是对藏药所有味、性、效的高度概括。根据藏药药性理论，所有药材的味、性、效不外乎"六味""三化味""八性"和"十七效"，因此，殊胜诃子兼具所有藏药的功效，理论上可治疗所有藏医疾病，这也是其被藏药学尊称为"药王"的原因。实际上，除非殊胜诃子，很少有药材能够兼具"六味""三化味""八性"和"十七效"。

诃子树的根、茎、枝、皮、叶、花、果实分别用于治疗骨骼病、肌肉病、脉和筋腱病、皮肤病、六腑病、五官病和五脏疾病，这是藏药学中"一物多药"的典型代表，且这一治疗原理不但强调了藏药的"同源功效"，而且也强调了"同形功效"。

"同源功效"（འབྱུང་མཐུན་གྱི་ནུས་པ།）是指组成药材的"源"同机体和疾病所缺之"源"相同，可通过该药材来补充机体和疾病所缺之"源"，以达到治疗疾病的目的。比如：诃子树的树根和树干等药材部位同人体的骨骼和肌肉等机体组织之间具有相同的"源"，因此可通过服用诃子的树根和树干来补充机体所缺之"源"来达到治疗疾病的目的。因为藏医药学认为，人体、疾病及治疗疾病的药材都是由"土源""水源""火源""风源""空源"等"五源"组成，三者之间存在着内在的本质联系，且人体通过食用食物和药物中的"五源"来发展、维持和调和机体的"五源"，以确保人体健康和生命活动正常。

"同形功效"（དབྱིབས་མཐུན་གྱི་ནུས་པ།）是指具有相同或相似形状的药材组织和人体组织之间也有相同的"源"，因此可以用同人体某个器官或组织具有相似形状和颜色的药材或药材部位来治疗人体中相应组织的疾病，如用诃子树的树皮来治疗人体皮肤疾病。

综上，药王城东部景观描绘所蕴含的藏医药学哲学观点和理论基础，对藏医临床实践和藏药制药工程具有重要的指导意义。

五、药王城西部景观及其含义

药王城西部也有一座阴阳势力平衡的山，藏语称之为"日吾玛拉亚"（རི་བོ་མ་ལ་ཡ།），可直译为"玛拉亚山"，意为"有气味的山"。顾名思义，此山上散发着各种气味，表明有很多含挥发性物质的药材。不同于南、北、东部三座山的景观，本山上不但生长着许多珍贵的植物药材，而且有很多珍贵的矿物药材。其中，植物药材以肉豆蔻、丁香、竹黄、藏红花、豆蔻、草果等"六益"（བཟང་པོ་དྲུག）藏药材为代表。矿物药材有能够治疗复合性和综合性疾病的五种寒水石（ཅོང་ཞི་རིགས་ལྔ།）和五种岩精（བྲག་ཞུན་རིགས་ལྔ།）。此外，还具有以各类矿物药为物质基础的五种药水（སྨན་ཆུ་རིགས་ལྔ།）和五种温泉（ཆུ་ཚན་རིགས་ལྔ།）。

同药王城东部的"贝艾旦山"相似，西部的"玛拉亚山"也是一座日月势力平衡的山。因此，在对此山景观的描述中出现的药材同样具有复味、复性和复效，这一内涵可从生长在此生态环境背景下的"六益"药材的药性和功效中得到解答。

📖 **知识链接**

藏医药学中的脉与命脉

脉（རྩ）是藏医药学对血管和神经的统称。藏医药学对脉的定义是遍布并连接机体内外的管窍，其通过输送血液和隆（类似于"风"或"气"）来发展和维持机体，是命之根本。藏医药学中的脉根据颜色可分为"白脉"（རྩ་དཀར）和"黑脉"（རྩ་ནག）两类。其中，"白脉"以输送"隆"为主，对应于现代医学的神经；"黑脉"以输送血液为主，对应于现代医学的血管。"黑脉"根据功能又可分为血脉和动脉。其中，血脉主要运输血液，对应于现代医学的静脉；动脉则同时运输血液和隆，对应于现代医学的动脉。

"命脉"（སྲོག་རྩ）是藏医药学专业术语，一般认为在维持机体和生命方面起决定性作用，一旦受损后会直接损害生命，是机体内外各分子脉的主干。根据对其功能和解剖结构的描述，"命脉"相当于现代医学的主动脉和上下腔静脉。

（一）复性植物药及其理论内涵

根据藏药学理论，肉豆蔻、豆蔻、草果、丁香、竹黄、藏红花这 6 味药材分别有益于心、肾、脾、"命脉"、肺、肝等 6 种器官或系统，因此，藏药中将以上 6 味药材统称"六益"（图 5-3）。总体来看，"六益"属于复性药材，兼具寒热两性，所以肉豆蔻、豆蔻、草果、丁香、竹黄、藏红花这"六益"药材分别在治疗心、肾、脾、"命脉"、肺和肝脏疾病的方剂中占

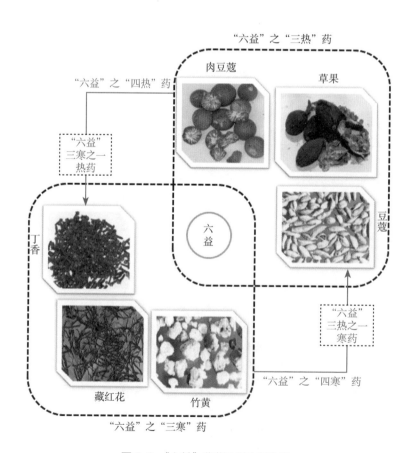

图 5-3 "六益"藏药及其内部分类

绝对比例，不论寒热，主要发挥调和药性、协同药效和保护目标器官或组织的作用。但具体细分时，"六益"药材也具有寒热倾向性，比如"六益"中肉豆蔻、豆蔻、草果等 3 味药材倾向于热性，故称"六益之三热"药，其中的豆蔻为典型的复性药材，因此，根据实际需要既可以当寒性药使用，也可以作热性药使用，故将豆蔻称"六益三热"之"一寒"药。此外，丁香也是"六益"中典型的复性药，其性可寒可热。因此，有时将丁香同肉豆蔻、豆蔻、草果一并划分成"六益"中的热性药材，统称"六益之四热"药。相反，"六益"中丁香、竹黄、藏红花等 3 味药材倾向于寒性，故称"六益之三寒"药，但由于丁香兼具寒热两性，有时作热性药材使用，故称"六益三寒"之"一热"药。此外，有时将豆蔻同丁香、竹黄、藏红花一并划分为"六益"中的寒性药，统称"六益之四寒"药（图 5-3）。

以上对"六益"药材的寒热划分，进一步强调复性藏药的药性寒中有热、热中有寒的辨证关系。当然，此处提到的寒热辨证关系仅仅是藏药学中的一个典型代表和案例，具体实践中这一辨证关系不但可以推演到每一味药材，而且可以延伸到依赖于药材的"六味""八性"和"十七效"等一切藏药药性理论中，是藏医辨证用药的理论基础。

（二）复性矿物药及其理论内涵

寒水石（ཆུ་རྫི）和岩精（བྲག་ཞུན）2 味药材分别作为藏药矿物类药材和土类药材的代表性药材，同样显平性。因此，通过合理配伍，二者可治疗以"三病"为基础的各类复合性和综合性疾病。

1. 寒水石　寒水石（ཆུ་རྫི）在藏语中称"君西"（ཆུ་རྫི）。藏药学根据寒水石的性状，将其分类成雄寒水石（ཕོ་ཚོན）、雌寒水石（མོ་ཚོན）和阴阳寒水石（མ་ནིང་ཚོན）3 种。其中，雄寒水石又可细分为 2 种，一种形似被砸开的马牙状且硬而沉，另一种颜色呈灰色且质地絮软，通常被称为子寒水石（བུ་ཚོན）；雌寒水石也进一步细分为 2 种，一种形似牛乳头，呈紫褐色，另一种形如水绵，色黄，通常也称女寒水石（བུ་ཚོན）。阴阳寒水石仅 1 种，形状细长，质软，色呈白红黄三色相间。以上 5 种寒水石，即雄寒水石、子寒水石、雌寒水石、女寒水石和阴阳寒水石，是"玛拉亚山"药材特征描绘中所提到的 5 种寒水石药材（图 5-4）。

2. 岩精　岩精（བྲག་ཞུན），藏语称"渣训"（བྲག་ཞུན），其本质是由 5 种珍贵金属元素组成的熔融物。当春夏炎热时节，阳光炙烤岩崖时会从岩崖中熔融出一种如紫草茸汁般的物体，这便是藏药中所指的岩精。根据来源不同，岩精可分为金岩精（གསེར་ཞུན）、银岩精（དངུལ་ཞུན）、铜岩精（ཟངས་ཞུན）、铁岩精（ལྕགས་ཞུན）和铅岩精（ཞ་ཉེ་ཞུན）5 种。这 5 种岩精分别来源于以金、银、铜、铁和铅为主要组成成分的岩崖，即春夏炎热时节，阳光炙烤分别以金、银、铜、铁、铅为主要组成成分的岩崖时熔出的岩精分别为金岩精、银岩精、铜岩精、铁岩精和铅岩精（图 5-5）。

（三）药水

藏医药学中的药水，是指人民在长期生活实践中发现的，含有某种或某类矿物藏药成分，并能治疗某种或某类疾病的天然泉水。由于所含成分不同，不同药水的色、味也不同。如治疗"隆"病的药水色蓝味甘，治疗"赤巴"病的药水色黄味辛，治疗"培根"病的药水色灰味酸，治疗"查"病的药水色红味涩，治疗"曲赛"（ཆུ་སེར）病的药水色紫味咸。"查"病和"曲赛"病有时也被列为藏医基本疾病的范畴，其中"查"病是指由血液作为病因而引发的疾病或血液病变而形成的一类热性疾病。"曲赛"（ཆུ་སེར）为藏语音译，意为黄水（ཆུ་སེར）。藏医药学认为，黄水源自胆汁，是胆汁的精华，而由黄水作为病因引发的疾病或黄水病变而形成的一类疾

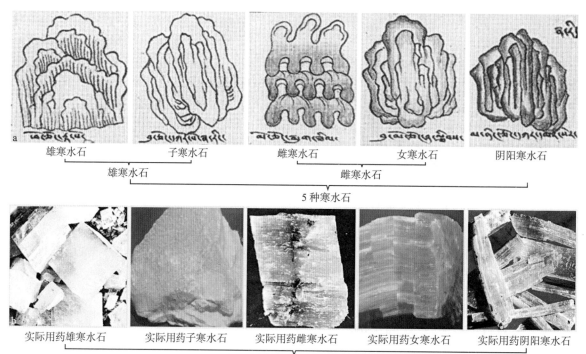

雄寒水石　　子寒水石　　雌寒水石　　女寒水石　　阴阳寒水石

雄寒水石　　　　　　雌寒水石

5 种寒水石

实际用药雄寒水石　　实际用药子寒水石　　实际用药雌寒水石　　实际用药女寒水石　　实际用药阴阳寒水石

藏药 5 种寒水石实际入药材料示例

图 5-4　藏医药古籍文献中记载和"曼唐"中描绘的寒水石，以及实物

a. 藏医"曼唐"中描绘的 5 种寒水石　b. 实际用药的 5 种寒水石示例
图 b 由西藏藏医药大学嘎务提供

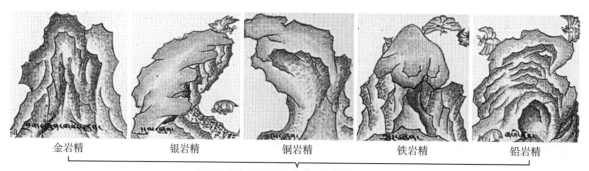

金岩精　　　银岩精　　　铜岩精　　　铁岩精　　　铅岩精

藏医古籍中记载和"曼唐"中描绘的 5 种岩精

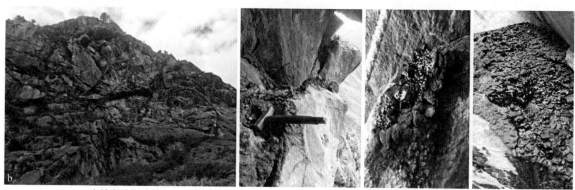

岩精产地概貌　　　　　　　　岩精采集现场及岩精实物

图 5-5　藏医药古籍文献中记载和"曼唐"中描绘的岩精，岩精产地及实物图

a. 藏医"曼唐"中描绘的岩精　b. 岩精产地概貌及实物
图 b 由成都中医药大学古锐提供

病被称为"曲赛"病或黄水病。以上治疗"隆"病、"赤巴"病、"培根"病、"查"病和"曲赛"（黄水）病的药水统称"五种药水"（图5-6）。

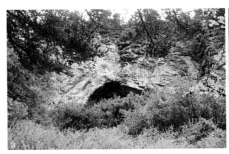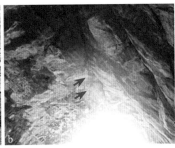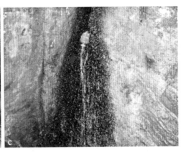

图5-6 位于西藏林芝市米林县南伊沟的甘露洞及药水

a. 位于林芝市米林县南伊沟的宇妥甘露洞 b. 甘露洞顶部下滴的药水 c. 甘露洞洞壁上流淌的药水

📖 知识链接

藏药浴与人类非物质文化遗产

2018年11月28日，联合国教科文组织保护非物质文化遗产政府间委员会第十三届常会在毛里求斯路易港举行，会议批准将中国申报的"藏医药浴法——中国藏族有关生命健康和疾病防治的知识与实践"列入联合国教科文组织《人类非物质文化遗产代表作名录》。这充分体现了党和国家一直以来对藏医药等中华优秀传统文化的保护和弘扬力度，对于增强个人的认同感和民族的自豪感，激发传承保护的自觉性和积极性，继承和弘扬中华优秀传统文化具有重要意义。

（四）药浴

药浴（ཁྲུས།）是藏医十八种传统特色疗法（ལག་ལེན་ཉེར་བཅོ་བརྒྱད།）之一，属于外治疗法（དཔྱད་བཅོས།），藏语称"泷沐"（ཁྲུས།），是一种通过在天然温泉或特定藏药材煎熬所得的药汁中进行浸浴（ཆུ་ལུམས།），或在特制药汁蒸气中进行熏蒸（ རླངས་ལུམས།），以调节患者身心平衡，实现疾病预防、治疗和保健目的的传统疗法，已被广泛应用于现代临床实践（图5-7）。尤其自2018年"藏医药浴法"被列入联合国教科文组织《人类非物质文化遗产代表作名录》以来，藏医药浴法更是广为人知，推广迅速。

其实，藏医药浴法起源于人们沐浴自然温泉的生活实践。藏医药学认为，自然温泉是由"碳石"（རྡོ་སོལ།）遇到泉水后迅速产热以提供热能，使泉水升温并在泉水中溶入周围的矿物类药材成分而形成。藏药中的"碳石"（རྡོ་སོལ།）是指一种能够遇水后迅速反应并释放出大量热能，从而能使水烧滚的矿石。因此，当一口泉眼深处和周围有大量的"碳石"和寒水石时，就形成了含有寒水石的自然温泉，称寒水石温泉（ཅོང་ཞི་ཆུ་ཚན།）。以此类推，当一口泉眼深处和周围有大量的"碳石"的同时，还含有大量硫黄时就形成了硫黄温泉（ མུ་ཟི་ཆུ་ཚན།），含岩精时就形成了岩精温泉（བྲག་ཞུན་ཆུ་ཚན།），含寒水石和硫黄两种药物时就形成了寒水石硫黄温泉（ཅོང་ཞི་མུ་ཟི་གཉིས་ལྡན་ཆུ་ཚན།），含硫黄、岩精和雄黄3种药材时就形成了硫黄岩精雄黄温泉（མུ་ཟི་བྲག་ཞུན་ལྡོང་རོས་གསུམ་ལྡན་ཆུ་ཚན།）。寒水石温泉、硫黄温泉、岩精温泉、寒水石硫黄温泉和硫黄岩精雄黄温泉统称"五种温泉"（图5-8）。由于每种温泉所含药物不同，治疗效果也相应不同。此外，温泉水的介导和温度等物理作用也

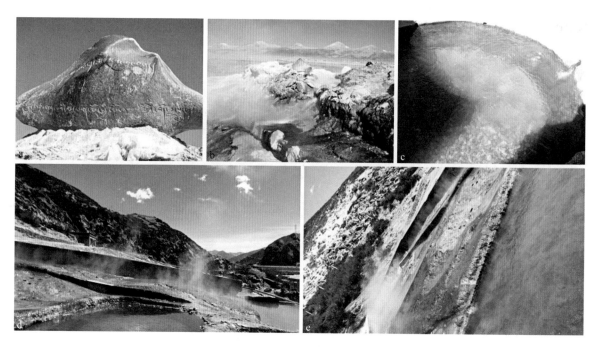

图 5-7　西藏的自然温泉

a〜c. 位于西藏当雄县境内的念青唐古拉自然温泉　　d、e. 位于西藏墨竹工卡县境内的日多自然温泉

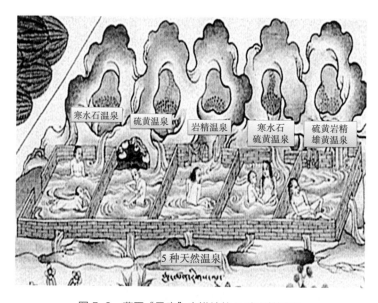

图 5-8　藏医"曼唐"中描绘的 5 种天然温泉

是温泉疗效的重要组成部分。

　　综上，通过描绘药王城西部山峰及其景观，从日、月势力平衡的生境和生长在此类生境药材的药性入手，以"六益"药材为代表，解释了藏药学理论中辨证用药的理论原则；以寒水石和岩精为代表，说明了除植物外，矿物也是重要的藏药材来源，并通过对寒水石和岩精两种药材的分类和功能解析，揭示了藏药学中的"一物多药"现象及实用意义；通过对天然药水和自然温泉的描述，介绍了藏药天然药水的药理基础、自然温泉的形成过程及药效物质基础，表明藏医药学中的很多特色疗法来源于生活实践和基于生活实践经验的创造性发展。

六、药王城内部景观及其含义

据藏医药文献记载，药王城四周及庭院内部到处是生长着藏药材红花的草坪，散发着阵阵芬芳。石崖上到处可见针铁矿、鲕状赭石等矿物（石）类药材，以及硇砂和光明盐等盐类药材。四周还分布着由各种药用植物组成的森林，树梢上有孔雀和鹦鹉等鸟类，不断传来悦耳清脆的鸟叫声，树下生活着大象、原麝、熊等可产牛黄、麝香、熊胆等名贵藏药材的珍稀保护动物。总之，药王城内无不具有以黄金为代表的珍宝类药材、以禹粮土为代表的土类药材、以鲕状赭石为代表的石类药材、以多脉猫乳为代表的木本类药材、以冰片为代表的芳香类药材、以川西獐牙菜为代表的川生草本类药材、以兔耳草为代表的高寒草本类药材和以鹿角为代表的动物类药材，各类藏药材应有尽有，点缀着整座药王城（图5-9）。（《国家重点保护野生动物名录》显示，孔雀、大象为一级保护动物，熊为二级保护动物）

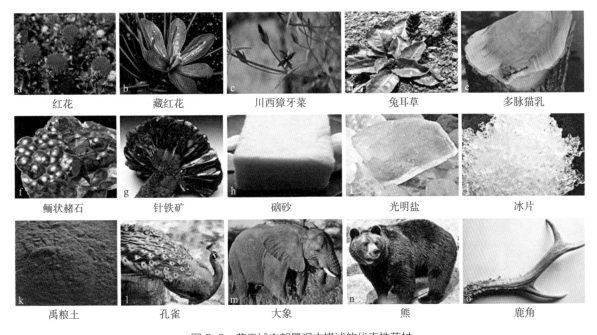

红花	藏红花	川西獐牙菜	兔耳草	多脉猫乳
鲕状赭石	针铁矿	硇砂	光明盐	冰片
禹粮土	孔雀	大象	熊	鹿角

图 5-9 药王城内部景观中描述的代表性药材

图e由西藏藏医药大学嘎务提供

以上通过描绘药王城四周和内部庭院的景观，勾勒了一幅藏药材组成和分类图。在传统分类中，藏药学将药材分成珍宝类药材（ རིན་པོ་ཆེའི་སྨན། ）、土类药材（ ས་སྨན། ）、石类药材（ རྡོ་སྨན། ）、木本类药材（ ཤིང་སྨན། ）、芳香类药材（ སྤོས་སྨན། ）、川生草本类药材（ སྔོ་སྨན། ）、高寒草本类药材（ རྩྭ་སྨན། ）和动物类药材（ སྲོག་ཆགས་སྨན། ）等8类。其中，珍宝类药材包括金、银、红宝石、珊瑚、珍珠等珍稀药材；土类药材包括海金沙、禹粮土、火硝、硫黄、绿矾、胆矾等药材；石类药材包括寒水石、方解石、鲕状赭石、硬石膏等药材；木本类药材包括诃子、檀香、沉香、多脉猫乳、锦鸡儿、油松等药材；芳香类药材包括冰片、麝香、熊胆、竹黄、肉豆蔻、丁香、藏红花等药材；川生草本类药材包括川西獐牙菜、木香、高良姜、棱子芹等药材；高寒草本类药材包括尼泊尔黄堇、兔耳草、乌奴龙胆、囊距翠雀、独一味等药材；动物类药材包括绵羊、蛇、蝎子、螃蟹、贝壳等药材。

此外，以上8类药材基于不同的分类依据，还可以进一步分类。根据可熔性，将珍宝类药材和石类药材分别分类成可熔性和不可熔性2类。例如：黄金为可熔性珍宝类药材，蓝宝石为不可熔性珍宝类药材，铁矿石为可熔性石类药材，寒水石为不可熔性石类药材。

根据形成过程，将土类药材分类成以禹粮土为代表的天然土类药材和以硫黄为代表的人工土类药材 2 类。

根据来源，将芳香类药材分类成以沉香为代表的木本芳香类药材、以藏红花为代表的草本芳香类药材和以麝香为代表的动物芳香类药材 3 类。

根据用药部位，将木本类药材分类成以小檗根为代表的根类药材、以檀香为代表的茎干类药材、以刺柏为代表的枝类药材、以桂皮为代表的皮类药材、以乳香为代表的脂类药材、以烈香杜鹃叶为代表的叶类药材、以蔷薇花为代表的花类药材和以诃子为代表的果实类药材等 8 类。

根据入药部位，将高寒草本类药材分类成以红景天为代表的根入药类药材、以独一味为代表的叶入药类药材、以龙胆花为代表的花入药类药材、以马尿泡种子为代表的果实或种子入药类药材和以尼泊尔黄堇为代表的全草入药类药材等 5 类。

根据药用部位，将川生草本类药材分类成以木香为代表的根类药材、以印度獐牙菜为代表的茎类药材、以野葵为代表的叶类药材、以红花为代表的花类药材和以桃儿七为代表的果实类药材等 5 类。

根据用药部位，将动物类药材分成以鹿角为代表的角类药材、以龙骨为代表的骨类药材、以山羊肉为代表的肉类药材、以驴血为代表的血类药材、以熊胆为代表的胆类药材、以猪油为代表的脂肪类药材、以兔脑为代表的脑类药材、以狗皮为代表的皮类药材、以马蹄为代表的指甲蹄爪类药材、以羊毛为代表的毛类药材、以黄牛尿为代表的尿类药材、以野猪粪为代表的粪类药材、以斑蝥为代表的整体类药材等 13 类常用药材。在此基础上，动物类药材还可以进一步分类成眼类、舌类、牙类、气管类、心类、肺类、肝类、脾类、肾类、胃类、肠类、生殖器类、髓类、羽毛类、胃内含物类、奶类等，合前 13 类，共计 29 类。

目前，为了便于学科发展和规范应用，通常将藏药材分类成植物类药材、动物类药材和矿物类药材等 3 类，并以此分类为基础，形成了"藏药植物学""藏药动物学""藏药矿物学" 3 门藏药学基础学科。

随着社会发展、气候环境变化和生物进化，很多物种已灭绝或濒临灭绝，因此，以天然动物、植物、矿物为主要药材资源的藏药事业发展面临新的时代问题，很多藏药材目前已成为珍稀濒危动物、植物，被列入《国家重点保护野生动物名录》和《国家重点保护野生植物名录》，受《中华人民共和国野生动物保护法》和《中华人民共和国野生植物保护条例》等相关法律法规的保护。与此同时，党的十八大以来，以习近平同志为总书记的党中央从国家战略高度，对我国生态文明建设和生态环境保护提出一系列新思想、新论断和新要求，为努力建设美丽中国，实现中华民族永续发展，走向社会主义生态文明新时代指明了前进方向和实现路径。因此，当前和未来的藏医药事业发展，尤其是藏药事业发展在传承精华理论的同时，急需新的发展思路和转型模式。鉴于此，本教材以新时代生态文明建设重要思想为指导，以遵守《中华人民共和国野生动物保护法》和《中华人民共和国野生植物保护条例》为前提，推动形成人与自然和谐发展的现代化建设新格局目标，删除了即便在藏医药学古籍原文中有记载，但目前尚未实现人工合成和发现替代品，以及尚未实现大规模人工驯养和种植的濒危动物、植物药材名称，尤其是在藏药饮食疗法中，用功能相同或相近的大宗动物、植物药材替换了原文所记载的珍稀濒危动物、植物药材。

（郭肖　卓玛东智　毕宏涛　邹嘉宾）

◆ 本章小结 ◆

　　藏医药学古籍文献中对药王宫、药王城及其周边景观的描绘蕴含着深刻的藏医药学理论内涵，对现今藏医药学实践具有重要的指导意义。药王宫内饰用藏药材及药王城内生长、生活和分布的代表性药材及其药性与药效，药王城东、南、西、北部生态景观与气候特征，生长在相应生态环境下的代表性藏药材及对应药材的药性与功能主治，不但以点概面地介绍了藏药材的分类、用药部位、藏药材的产地适宜性和道地药材形成的环境条件，而且还以案例形式介绍了藏药学基本理论与实践应用。

练习题

一、名词解释

1. 查　　2. 日势　　3. 化味　　4. 同源功效　　5. 命脉　　6. 黄水　　7. 岩精　　8. 六益

二、填空题

1. 藏医药学为了便于诊断和治疗疾病，最终将所有疾病归纳为寒病和热病两类，从而进行_____、_____，这是藏医药学最根本的治疗原则。
2. 治疗寒性疾病的"热势"药材都具有_____、_____、_____等药味及_____、_____等药性，且"热势"药材的_____也具有预防寒病的功效。
3. 藏医药学根据诃子树上所结果实的形状，将诃子分为不同的 5 种，分别为_____、_____、_____、_____和_____。
4. 藏药中被称为"六益"的药材分别为_____、_____、_____、_____、_____和_____。
5. 藏医药学根据形状将寒水石分为 5 种，分别为_____、_____、_____、_____和_____。
6. 藏医药学根据不同来源，将岩精分为_____、_____、_____、_____和_____等 5 种。
7. 药水是藏医用于治疗疾病的一种药物或饮物，由于所含成分不同，不同药水的色、味也不同，如治疗隆病的药水色_____味_____，治疗赤巴病的药水色_____味_____，治疗培根病的药水色_____味_____，治疗查病的药水色_____味_____，治疗曲塞病的药水色_____味_____。
8. 藏医典籍《四部医典》将药材分为_____、_____、_____、_____、_____、_____和_____等 8 类。
9. 根据来源，藏药学中将芳香类药材分类成以沉香为代表的_____、以藏红花为代表的_____和以麝香为代表的_____等 3 类。
10. 藏医药学中的很多特色疗法来源于_____和_____。

三、单选题

1. 无论将疾病分为多少类，最终的归类都不外乎（　　）。
   A. 寒、热　　　　　B. 隆、赤巴、培根　　C. 查、曲塞　　　　D. 查、森

2. 坐落在药王城南部的山峰是（　　）。
   A. 比切山　　　　　B. 岗坚山　　　　　　C. 贝艾旦山　　　　D. 玛拉亚山

3. 下列选项中属于"比切山"上药物药性的是（　　）。
   A. 热、锐　　　　　B. 轻、糙　　　　　　C. 凉、钝　　　　　D. 稀、较腻

4. 在药王城北部具有月亮势力的山峰是（　　）。
   A. 岗坚山　　　　　B. 比切山　　　　　　C. 玛拉亚山　　　　D. 贝艾旦山

5. 生长在"岗坚山"上的药物具有（　　）药性。
   A. 热、锐　　　　　B. 凉、钝　　　　　　C. 轻、糙　　　　　D. 臭、稀

6. "寒势"药物普遍拥有下列哪些药味（　　）。
   A. 苦、甘、涩　　　B. 甜、酸、辛　　　　C. 苦、辛、涩　　　D. 甜、涩、甘

7. 藏医药学根据诃子树上所结果实的形状，将诃子分为多少种（　　）。
   A. 3 种　　　　　　B. 5 种　　　　　　　C. 8 种　　　　　　D. 10 种

8. 药王城东部的山峰为（　　）。
   A. 岗坚山　　　　　B. 比切山　　　　　　C. 玛拉亚山　　　　D. 贝艾旦山

9. 下列选项中，诃子的不同药用部位和所治疗疾病对应正确的是（　　）。
   A. 树根主治骨骼病，树干主治肌肉病，树枝主治脉和筋腱病，树皮主治皮肤病，树叶主治六腑病，花主治五官病，果实主治心脏疾病
   B. 树根主治心脏疾病，树干主治肌肉病，树枝主治六腑病，树皮主治皮肤病，树叶主治脉和筋腱病，花主治五官病，果实主治骨骼病
   C. 树根主治心脏疾病，树干主治六腑病，树枝主治肌肉病，树皮主治皮肤病，树叶主治脉和筋腱病，花主治五官病，果实主治骨骼病
   D. 树根主治骨骼病，树干主治皮肤病，树枝主治脉和筋腱病，树皮主治肌肉病，树叶主治六腑病，花主治五官病，果实主治心脏疾病

10. 下列选项中符合"甘露诃子"功效的是（　　）。
    A. 滋补生肌　　　　B. 主治创伤　　　　　C. 主治小儿胆病　　D. 精神心理疾病

11. 在 5 种诃子中，尊称为"药王"的为（　　）。
    A. 甘露诃子　　　　B. 弘发诃子　　　　　C. 殊胜诃子　　　　D. 无畏诃子

12. 在 5 种诃子中，主治小儿胆病的为（　　）。
    A. 弘发诃子　　　　B. 干瘪诃子　　　　　C. 无畏诃子　　　　D. 殊胜诃子

13. 药王城西部具有阴阳势力平衡的山为（　　）。
    A. 比切山　　　　　B. 岗坚山　　　　　　C. 贝艾旦山　　　　D. 玛拉亚山

14. 下列选项中属于在"玛拉亚山"上生长的药物为（　　）。
    A. 石榴、胡椒、荜茇、小米辣　　　　　B. 肉豆蔻、丁香、竹黄、藏红花、豆蔻
    C. 可调和"三病"诃子树　　　　　　　D. 檀香、冰片、沉香、印楝

15. 藏医药学中的脉根据颜色可分为"白脉"和"黑脉"两类，其中黑脉指的是（　　）。
    A. 血管　　　　　　B. 神经　　　　　　　C. 淋巴管　　　　　D. 静脉

16. 寒水石在藏医药学中称为（　　）。
    A. 渣驯　　　　　　B. 君西　　　　　　　C. 岗特　　　　　　D. 居岗

17. 岩精在藏医药学中称为（　　）。

    A．渣驯　　　　　　　B．君西　　　　　　　C．岗特　　　　　　　D．居岗

18. 藏药"六益三寒"之"一热"药是指（　　）。

    A．肉豆蔻　　　　　　B．豆蔻　　　　　　　C．丁香　　　　　　　D．藏红花

19. 下列选项中以花入药的药材是（　　）。

    A．独一味　　　　　　B．龙胆　　　　　　　C．木香　　　　　　　D．檀香

四、多选题

1. 下列药物中，生长在"比切山"的代表性药物是（　　）。

    A．石榴　　　　　　　B．胡椒　　　　　　　C．红花　　　　　　　D．荜茇

2. 下列选项中，属于"比切山"上生长药物药味的是（　　）。

    A．酸　　　　　　　　B．辛　　　　　　　　C．苦　　　　　　　　D．咸

3. 下列选项中，符合"比切山"特点的是（　　）。

    A．在此山上生长的药物具有喜阳耐热的特点

    B．在此山上生长的药物具有消除寒病的特点

    C．在此山上生长着檀香、沉香、印棟等植物

    D．在此山上生长的药物具有热、锐等药性

4. 下列选项中，属于在"岗坚山"上生长的药物为（　　）。

    A．檀香　　　　　　　B．印棟　　　　　　　C．沉香　　　　　　　D．冰片

5. 性平的药材一般都具有（　　）。

    A．复味　　　　　　　B．复性　　　　　　　C．复能　　　　　　　D．复效

6. 藏医药学中被称为"六益"的6味药材分别有益于6种器官或系统，下列选项中叙述正确的是（　　）。

    A．肉豆蔻益于心、豆蔻益于肾　　　　　　B．草果益于脾、丁香益于命脉

    C．丁香益于肾、竹黄益于脾　　　　　　　D．竹黄益于肺、藏红花益于肝

7. 藏医药学根据寒水石的形状将其分为（　　）。

    A．雄寒水石　　　　　B．雌寒水石　　　　　C．阴阳寒水石　　　　D．方状寒水石

8. 下列选项中，属于"六益之三热"药物的是（　　）。

    A．竹黄　　　　　　　B．肉豆蔻　　　　　　C．豆蔻　　　　　　　D．草果

9. 下列选项中，属于"六益之三寒"药物的是（　　）。

    A．竹黄　　　　　　　B．藏红花　　　　　　C．豆蔻　　　　　　　D．丁香

10. 下列选项中属于芳香类药材的是（　　）。

    A．冰片、檀香　　　　B．麝香、熊胆　　　　C．红花、竹黄　　　　D．渣驯、君西

11. 下列选项中，属于土类药材的选项是（　　）。

    A．海金沙、禹粮土　　B．火硝、硫黄　　　　C．绿矾、胆矾　　　　D．石膏、竹黄

12. 下列选项中，为不可熔性藏药材的是（　　）。

    A．蓝宝石　　　　　　B．铁矿石　　　　　　C．寒水石　　　　　　D．黄金

五、判断题

1. 藏医药学中的"药水"是指含有某种或某类矿物类藏药成分，并能治疗某种或某类疾病的天然泉水。（　　）

2. 藏医药浴法起源于人们沐浴自然温泉的生活实践。（　　）

3. 熊胆为藏医药学芳香类药材。 （　　）

4. 藏医药学将珍宝类药材和石类药材分别分类成可熔性和不可熔性 2 类。 （　　）

5. "同形功效"是指组成药材的"源"同机体和疾病所缺之"源"相同，可通过该药材来补充机体和疾病所缺之"源"，以达到治疗疾病的目的。 （　　）

六、简答题

1. 请结合自己的理解，谈谈藏医药学中"一物多药"现象及其科学意义。

2. 为何藏药学将诃子尊称为药王？

3. 藏药学理论中温泉形成基础和条件是什么？通常有哪几种分类？

4. 藏药岩精是怎样形成和产生的？通常有哪几种分类？

5. 《四部医典》将藏药材分成了哪几类？请举例说明。

6. 寒性药材、热性药材和平性药材的生境各有哪些特点？

7. 寒性药材、热性药材和平性药材的代表性药味、药性和药效是什么？请举例说明。

七、论述题

1. 论述药王城及其周边景观描述的藏医药学理论内涵及现实意义。

2. 请结合所学藏医药学理论，解释"同形功效"和"同源功效"及其藏医药学理论内涵。

第六章

藏医药学理论体系概论

◆ **学习目标** ◀

1. **掌握** 藏医药学理论体系和内容框架，《四部医典》内容的单元划分特点。十一处、十五回、四纲的学科领域和内容概要，以及处、回、纲与现代藏医药学学科之间的关系。八支划分的依据，八支与十五回之间的归属关系以及其与现代藏医临床专科设置之间的关系。
2. **熟悉** 将藏医药学内容划分为四部的必要性及目的意义。部、支、处、回、纲下各部分内容概要。藏医常用名称术语及共性医理和药理理论。
3. **了解** 十五回中常见藏医疾病及其特点，常见藏医外治疗法及其特点。

藏医药学是一门理论独立和体系完备的传统医学，在内容组成和章节分类方面特色鲜明，脉络清晰。为了便于学习和归纳，藏医药学根据内容的系统性和相对独立性，将内容分成不同部分，形成了独特的分类单元；常见的分类单元有部（ཕྱོགས）、支（ཡན་ལག）、纲（མདོ）、处（གནས）、回（སྐབས）、章（ལེའུ）和节（མ་བཅད），各分级单元间关系为部＞支＞纲＝处＝回＞章＞节。本章主要以藏医药学权威典籍《四部医典》的内容组成和单元划分为纲要，概述藏医药学理论体系和学科分类。

一、部

部（ཕྱོགས）是藏医药学内容分类中最大的单元，在藏医药学中被称为"居"（ཕྱོགས），意为"相互联系，一脉相承"之意，根据其含义翻译成"承"较为贴切，但"部"这一单元分类词已在藏医药学中文文献中约定俗成，被行业所接受，因此本教材也沿用"部"这一分类单元。藏医药学首先根据总分逻辑和目的意义，将所有内容分类成相对独立而又相互联系的四部，被称为"杂居""谢居""曼阿居"和"其玛居"，分别直译为根本部、论述部、秘诀部和后续部，但根据实际内容，意译为藏医药概论部、藏医药基础部、藏医药临床部和藏医药工程部，这四部内容前后承接，互为前提，一脉相承。

（一）"四部"分类的目的意义

对藏医药学内容进行"四部"分类的目的意义，在藏医药学核心典籍《四部医典》中有明确说明，认为是针对学习者的智商和悟性高地，分别设计了根本部、论述部、秘诀部和后续部内容，这一目的意义突显了从总到分和从纲领到具体的藏医药学理论体系构架。高智商和高悟性者通过学习藏医药学纲领即根本部内容就能精通藏医医理和掌握诊疗技能；中等智商和中等悟性者在学习纲领性根本内容的基础上尚需学习论述部内容才能精通藏医医理和掌握诊疗技能；下等智商和下等悟性者不但要学习根本部和论述部等藏医药学理论纲要和基础理论，而且还需要系统学习具体讲述疾病诊疗的秘诀部内容才能掌握藏医医理和常规诊疗技能。以此类推，下下等智商和下下等悟性者只有系统学习根本部、论述部、秘诀部和后续部等四部内容后才能掌握藏医医理和诊疗技能，具备开展常规藏医医疗实践活动的能力。

（二）"四部"分类的依据

《四部医典》云："根本部如种子，所有医理医术源于此；论述部如日月，所有医学词意尽释明；秘诀部如珍宝，一切向往需求皆能得；后续部如钻石，各类寒热疾病无不克。"以上记载通过比喻表述，阐明了《四部医典》中根本部、论述部、秘诀部和后续部等四部的分类依据及主要内容。

1. **根本部**　藏医药学内容"四部"分类中的根本部（ རྩ་རྒྱུད ）作为藏医药学概论和纲要，以点概面、言简意赅和托物言志地讲述藏医药学的学习目的、哲学基础、基本理论、藏医生理、藏医病理、藏医诊断、藏医治疗等基本知识、基本理论和基本技能，是对藏医药学所有内容，包括基础、临床、药物等所有内容的高度概括，以至于高智商和高悟性者通过学习根本部内容就能掌握整个藏医药学理论系统和诊疗技能。

2. **论述部**　论述部（ བཤད་རྒྱུད ）作为藏医药学基础理论部分，其内容几乎涵盖所有藏医药学基础学科内容，详细而系统地讲述藏医药学关于生命的形成、人体组成、藏医生理、藏医病理、藏医药理、藏医诊断、藏医治疗、藏医器械、藏医养生及藏医伦理（即医风医德）等基础理论和内容。论述部内容不但对根本部内容进行了扩展和细化，而且为藏医临床学奠定了坚实和必备的理论基础。

3. **秘诀部**　秘诀部（ མན་ངག་རྒྱུད ）作为藏医临床实践部分，其内容包括所有藏医临床学科内容，详细讲述藏医"三因"病、藏医内科病、藏医外科病、藏医五官病、藏医脏腑病、藏医前阴病、藏医儿科病、藏医妇科病、藏医中毒病、藏医热病、藏医杂病、藏医先天性创伤等藏医疾病的病因、症状、分类和治疗等具体内容。内容涉及内科、外科、妇科、儿科、老年科、精神科、五官科等几乎所有临床专科，是藏医开展临床实践不可或缺的基本理论和基本技能。

4. **后续部**　后续部（ ཕྱི་མ་རྒྱུད ）作为藏医药学工程技术部分，其内容主要涉及藏医药学工程技术领域，系统讲述藏药方剂配伍、藏药制剂工艺、藏医诊断技术、藏医特色疗术等藏医药学工程技术内容。后续部内容是对秘诀部即藏医临床部内容的有效补充，是藏医临床实践顺利开展和实现预期目标的根本保障。

二、支

（一）"八支"及其内容

支（ ཡན་ལག ）是藏医药学传统学科的另一个分类单元。根据藏医临床诊疗理论和技术的专业性及特殊性，藏医药学将临床部分内容分类成 8 个分支，简称"八支"（ ཡན་ལག་བརྒྱད ），分别是体支、儿支、妇支、老支、毒支、精神支、生殖支和外伤支，其中体支是一个较大的临床综合学科分支，包括除儿支、妇支、老支、毒支、精神支、生殖支和外伤支以外的所有藏医临床学内容。体支之所以在藏医药学"八支"分类中被称为体支，是因为所有疾病都依赖于机体，因此藏医药学将除儿支、妇支、老支、毒支、精神支、生殖支和外伤支这些特色鲜明的七支内容之外的其余藏医临床学内容全部划归为体支，适用于藏医共性病理、诊断和治疗理论及原则。基于"八支"的藏医药学学科划分具有重要的医学意义，截至目前依然是藏医药学学科分类和藏医临床专科划分的主要依据。

（二）"八支"划分的依据及各支特点

藏医药学中"八支"的划分依据：由于小儿发育尚未完全，以及老年人的机体功能开始或已经衰退，使得小儿和老年人的生理和病理具有明显的年龄特征，对小儿和老年疾病需要特殊对待和专业化处理，有必要单独分为独立的两支，分别用于专门指导小儿和老年人群的生理和病理认识及疾病防治，故分化出儿支和老支；妇女由于性别差异，其在人体结构、生理功能和病理变化等方面具有鲜明的性别特征，需专业化诊断和治疗，故单独分为一支；精神性疾病的病因和症状较为复杂，无一般规律可循，治疗手段独特，因此独成一支；生殖是关于人类繁衍生息的学科，不同于普通疾病，因此被单独划分为一支；外伤病以外因突然致使机体创伤性损伤为特征，病因明确，发病迅速，病情急，在治疗方法和治疗时间等方面具有明显的职业特点，所以被单独划为一支；中毒的病因众多，发病急，并伴有全身症状，处理难度较大，因此也需要单独作为一门学科来研究毒理和中毒疗法，故独成一支；除以上七支疾病外，其余疾病都遵循藏医药学一般生理和病理规律，适用常规藏医诊疗原则和方法，故统一划归为一支，称体支。

早在 8 世纪，藏医临床学就完成了"八支"划分，而且藏医关于"八支"的学科划分同现代临床医学中的内科、儿科、妇产科、老年科、中毒科、精神科、生殖科、外科等专科的划分非常吻合，可见藏医药学在临床专业和学科划分方面具有合理性和先进性，表明其理论体系相当完备。然而，藏医药学和现代医学毕竟是两种不同的医学模式，虽然两种医学的对象和目的都一致，但二者分别依据不同的医学理论，所以在具体内容和形式方面存在较大差异。

三、处

处（གནས）是藏医药学在划分基础学科内部子学科时所采用的一种分类单元。根据内容，藏医药学将基础医学部分即论述部内容划分为十一处（གནས་བཅུ་གཅིག），相当于 11 个学科或专业，分别为概论处（རྩ་མཚིའི་གནས）、人体处（ལུས་པ་ལུས་ཀྱི་གནས）、病机处（འཁྲུལ་འཁྲུན་ནད་ཀྱི་གནས）、起居处（ཉ་བ་སྤྱོད་ལམ་གནས）、饮食处（འཛེན་བཅས་ཀྱི་གནས）、药理处（སྨན་པ་མཐུན་ཀྱི་གནས）、器械处（ཅ་ཆད་དཔྱད་ཀྱི་གནས）、养生处（ཐ་མལ་ནད་མེད་གནས）、诊断处（ཚོང་བརྟག་དཔྱད་ཀྱི་གནས）、治疗处（གསོ་བྱེད་ཐབས་ཀྱི་གནས）和医师处（ཉ་བྱེད་སྨན་པའི་གནས）。

（一）概论处

论述部的十一处中，概论处（རྩ་མཚིའི་གནས）是藏医基础医学的总论和纲领，仅 1 章内容。本章通过高度归纳，概述学习藏医基础医学的目的、藏医基础医学的内容组成及各处内容之间的关系。

（二）人体处

人体处（ གྲུབ་པ་ལུས་ཀྱི་གནས། ）主要讲述胎儿的形成因素、发育过程、分娩症状，基于功能属性的人体各器官的形象比喻；人体各组织、器官和系统的生理标准及功能；组成人体的各类物质、各组织和各器官的功能属性；基于体质、性别、年龄和"三因"等的人体分类；基于身、口、意的身体活动行为、语言表达行为和思想意识行为；人体的衰老及消亡过程等内容。人体处共 7 章内容，分别为人体形成章、人体结构比喻章、人体生理章、人体属性章、人体分类章、人体衰亡章和人体行为章。

（三）病机处

病机处（ འབྱེད་འགྲེལ་ནད་ཀྱི་གནས། ）主要讲述疾病的发生、发展与转归等内容，包括疾病的直接和间接病因，诱导疾病发生和发展的因素，疾病入侵方式及入侵部位，"三因"增盛、减弱和功能紊乱等疾病性质，基于病因、患病部位、疾病性质和疾病主次的疾病分类等内容。病机处共 5 章内容，分别为病因章、病缘章、疾病侵入章、疾病性质章和疾病分类章。

（四）起居处

起居处（ ཆ་བ་སྤྱོད་ལམ་གནས། ）主要讲述日常生活中用于预防疾病、养生保健和延年益寿的身、口、意行为；根据春夏秋冬四季变化和早中晚等时辰变化而采取的适宜起居；随机发生失眠、便秘、呃逆、呕吐等影响日常起居的症状时需采取的临时对策行为等内容。起居处共 3 章内容，分别为日常起居章、时辰起居章和临时起居章。

（五）饮食处

饮食处（ འཚོ་བ་ཟས་ཀྱི་གནས། ）主要讲述谷物、肉类、油类及复合烹饪类等常用食物的性质与功效；有毒食物、不宜食用食物和不宜搭配食用的食物；根据食物性质、个人体质及胃火状况而合理和适量摄取食物等内容。饮食处共 3 章内容，分别为食物性质章、食物禁忌章和合理饮食章。

（六）药理处

药理处（ སྨན་པ་མཚན་ཉིད་ཀྱི་གནས། ）主要讲述药味形成的物质基础和药味的分类，药物的性质以及各味药材的药性和功能，以及药物的味配、性配、化味配等配伍理论等藏药药理学内容。药理处共 3 章内容，分别为药味章、药性章和药物配伍章。

（七）器械处

器械处（ ཆ་བྱད་དབྱད་ཀྱི་གནས། ）主要讲述传统藏医外科器械的结构、形状、标准、分类、适用范围及使用方法等内容。器械处仅 1 章内容。

（八）养生处

养生处（ཟ་མལ་གནད་མེད་གནས།）主要讲述如何维持组成机体的各物质动态平衡和功能正常、预防疾病、延长寿命等藏医养生基本理念和内容。养生处仅 1 章内容。

（九）诊断处

诊断处（ངོས་འཛིན་དཔྱད་ཀྱི་གནས།）主要讲述藏医药学基于病因和症状的常规诊断以及基于起居治疗、饮食治疗、药物治疗和外治治疗结果的鉴别诊断，疾病诊断过程中根据突发情况需要采取的随机策略，基于治疗过程的易治疾病、难治疾病、极难治疗疾病和无法治愈疾病的区分等内容。诊断处共 3 章内容，分别为疾病诊断章、诊断策略章和四分诊断章。

（十）治疗处

治疗处（གསོ་བྱེད་ཐབས་ཀྱི་གནས།）主要讲述怎样治疗和用什么治疗的总治则，针对不同病情的特殊治则，根据实际治疗过程中因滋补或虚化的实际需要而采取的补治和虚治，针对藏医"隆"病、"赤巴"病和"培根"病等"三病"性质所采取的起居、饮食、药物和外治等具体疗法等内容。治疗处共 4 章内容，分别为总治则章、特殊治则章、补虚两治章和具体疗法章。

（十一）医师处

医师处（བྱ་བྱེད་སྨན་པའི་གནས།）主要讲述藏医医师应具备的基本要素，医师的本质，医师的概念，医师的职责，医师能够和应该获得的社会待遇等内容。医师处仅 1 章内容。

综上，所有藏医药学基础学科内容可归纳为十一处 31 章，其中概论处、器械处、养生处和医师处等 4 处各含 1 章内容；起居处、饮食处、药理处和诊断处等 4 处各含 3 章内容；治疗处含 4 章内容；病机处含 5 章内容；人体处含 6 章内容（由于人体行为章的内容较少，《四部医典·概论部》将人体行为和人体分类合并为一章讲述，故在此以 6 章来统计）。十一处总计 31 章内容，全面、深入和详细讲述了藏医药基础学科内容，学习并掌握以上内容是学习藏医临床学科内容的前提和基础。

四、回

藏医药学内容分类中，回（སྐབས།）是与处同级的一个分类单元。藏医药学将临床部即秘诀部内容根据专业和学科差异，分类成 15 个相对独立的单元，称"十五回"（སྐབས་བཅོ་ལྔ།），分别是"三因"治疗回（ཉེས་གསུམ་གསོ་བའི་སྐབས།）、内病治疗回（ནོད་ནད་གསོ་བའི་སྐབས།）、热病治疗回（ཚད་པ་གསོ་བའི་སྐབས།）、五官病治疗回（དབང་པོ་གསོ་བའི་སྐབས།）、脏腑病治疗回（དོན་སྙིང་གསོ་བའི་སྐབས།）、前阴病治疗回（གསང་གནད་གསོ་བའི་སྐབས།）、杂病治疗回（ཟོར་ནད་གསོ་བའི་སྐབས།）、先天性创伤病治疗回（ཕྲུག་སྐྲངས་ཆ་གསོ་བའི་སྐབས།）、小儿病治疗回（བྱིས་པ་གསོ་བའི་སྐབས།）、妇病治疗回（མོ་ནད་གསོ་བའི་སྐབས།）、精神病治疗回（གདོན་ནད་གསོ་བའི་སྐབས།）、外伤病治疗回（མཚོན་རྨ་གསོ་བའི་སྐབས།）、中毒病治疗回（དུག་ནད་གསོ་བའི་སྐབས།）、衰老病治疗回（རྒས་པ་གསོ་བའི་སྐབས།）和生殖病治疗回（རོ་ཚ་གསོ་བའི་སྐབས།）。

（一）"三因"治疗回

"三因"治疗回（ཉེས་གསུམ་གསོ་བའི་སྐབས།）也称"三病"治疗回，主要讲述藏医药学中由"隆""赤巴""培根"这"三因"病变后形成的"隆"病、"赤巴"病和"培根"病，以及"三因"同时病变而引发的综合性疾病即"木布"病的病因、分类、症状、治疗等内容。本回共有 4 章内容，分别为"隆"病治疗章、"赤巴"病治疗章、"培根"病治疗章和"木布"（སྨུག་པོ།）病治疗章。

📖 知识链接

"木布"与"木布"病

"木布"（སྨུག་པོ།）是藏医药学专业术语的音译，意为"紫色"，相应地"木布"病可直译成"紫色"病或"紫"病，其本质是由"隆""赤巴""培根"三者以及"查"共同病变后引发的综合性疾病，其病因、性质、发病部位、症状及伴发病错综复杂，治疗困难。之所以把"隆""赤巴""培根""查"之综合性疾病称为"紫色"病即"木布"病，是因为藏医药学理论中"隆""赤巴""培根""查"都有自己的象征性颜色，分别是蓝色、黄色、灰色和红色，而当蓝、黄、灰、红四色混合后便成为紫色，故得名为"紫色"病，即"木布"病。

（二）内病治疗回

内病治疗回（ཁོང་ནད་གསོ་བའི་སྐབས།）主要包括由未消化引起的肿瘤、水肿、消耗性疾病等各种疾病的病因、病机、分类、症状、治疗等内容。本回共有 6 章内容，分别是未化病（མ་ཞུ་བ།）治疗章、"占"（སྐྲན།）病治疗章、"甲拜"（སྐྱ་རྦབ།）病治疗章、"吾"（འོར།）病治疗章、"木曲"（དམུ་ཆུ།）病治疗章和"炯欠塞协"（གཅོང་ཆེན་རབ་བྱེད།）病治疗章。

本回中的未化病（མ་ཞུ་བ།）是藏医疾病名称术语，不同于常规意义的消化不良性疾病，而是由寒性饮食、起居、时辰和心理因素导致以"三胃火"为代表的全身火温衰弱，致使消化吸收过程障碍，精华转化和糟粕排泄功能紊乱而引发的内科疾病，被认为是藏医"占"病、"甲拜"病、"吾"病、"木曲"病和"炯欠塞协"病等所有藏医内科疾病的基础疾病。

藏医药学认为，所有内科疾病几乎由不消化即未化病引起。根据性质不同，藏医药学将未化病分为糟粕未化病（སྙིགས་མ་མ་ཞུ་བ།）和精华未化病（དྭངས་མ་མ་ཞུ་བ།）2 类。其中，由于糟粕不消化使食物残渣滞留于消化道等部位，引发"培根"病变，增盛的"培根"黏液将滞留的食物残渣卷裹成块，形成各种瘤，即本回中的藏医"占"病。由于消化吸收功能受阻使糟粕误入运行精华的脉窍中，并随食物精华进入肝内，进入肝的糟粕物质不但不能转化成正常血液，而且长期蓄积于肝，使肝功能受损，导致精华不消化即精华未化病。精华未化病进一步发展形成结和漏，结进一步发展形成藏医药学中的"占"病，漏则进一步发展形成藏医药学中的"甲拜"病、"吾"病和"木曲"病。"甲拜"病、"吾"病、和"木曲"病这 3 种疾病在性质上均属于水肿性疾病，是同一性质疾病的不同过程和不同发展结果。其中，"甲拜"病较轻，相当于轻度水肿；"木曲"病最重，相当于重度水肿；"吾"病介于二者之间，相当于中度水肿。根据藏医药学理论，"甲拜"病治疗不及时则会发展成"吾"病，"吾"病治疗不及时或治疗失误时则会发展成"木曲"病。

"炯"（གཅོང་།）病在藏医药学中等同于内科疾病，是由未消化及未化病而引发的一切藏医内科疾病的统称。"炯欠塞协"（གཅོང་ཆེན་རབ་བྱེད།）病是指由未化病而引发的一类慢性消耗性内科疾病，本质上也属于藏医"炯"病的范畴，但病情较重，机体消耗明显，身体状况较差。

综上，"占""甲拜""吾""木曲""炯"和"炯欠塞协"是藏医疾病名称的音译，现代藏医临床实践中，上述疾病分别对应于现代医学的肿瘤、轻度水肿、中度水肿、重度水肿、内科疾病和慢性消耗性内科疾病。

📖 **知识链接**

为何"十五回"中只有热病治疗回而无寒病治疗回

根据藏医疾病分类，所有疾病最终都被归纳为寒病和热病两类，但有趣的是，在讲述所有藏医临床学内容的秘诀部中，只有热病治疗回，而无对应的寒病治疗回。这究竟是什么原因呢？

藏医药学认为，寒病和热病的病因、性质、症状、治疗等恰好相反相对，因此，寒热两病中只要认识并掌握热病，寒病则触类旁通，不学自通。由于寒热疾病的相反相对性，可通过对藏医热病基本知识、基本理论和诊疗技能的举一反三，就能掌握寒病的基本知识、基本理论和诊疗技能。所以，在藏医临床部内容中只有热病治疗回，而无寒病治疗回。

（三）热病治疗回

热病治疗回（ཚད་པ་གསོ་བའི་སྐབས།）中包括藏医热病和疫病两大类疾病。广义层面上，藏医疫病也属于藏医热病的范畴。

热病治疗回系统讲述总热病（ཚ་བ་སྤྱི།）的病因、性质、分类、症状和治疗方法，寒热病鉴别诊断（ཚ་གྲང་གལ་འབྱེད།），寒热界（རི་ཐང་མཚམས།）的确定与治疗，以及未熟热（མ་སྨིན་ཚད་པ།）、盛热（རྒྱས་ཚད།）、虚热（སྟོང་ཚད།）、隐热（གབ་ཚད།）、陈热（རྙིངས་ཚད།）、浊热（རྙོགས་ཚད།）、弥热（འཁྲུགས་ཚད།）、紊热（འཁྲུགས་ཚད།）、疫热（རིམས་ཚད།）、痘疫（འབྲུམ་བུའི་རིམས།）、肠绞疫（རྒྱུ་གཟེར་རིམས།）、"嘎洛"疫（གག་ལྷོག་རིམས།）、疫性感冒（ཆམ་པའི་རིམས།）等热病的病因、性质、分类、症状和治疗措施等内容。以上热病中，疫热、痘疫、肠绞疫、"嘎洛"疫和疫性感冒属于可传染性热病，藏医称"任"（རིམས།）病或"念任"（གཉན་རིམས།）病，也即藏医疫病，而其余热病为非传染性热病，也即狭义的藏医热病或常规热病。

1．藏医常规热病　藏医热病学中的常规热病内容包括总热病、寒热病鉴别诊断、未熟热、盛热、虚热、隐热、陈热、浊热、弥热、紊热等非传染性热病。

（1）总热：总热病（ཚ་བ་སྤྱི།）是藏医对常规热病共性的精辟概括。本章概括性讲述藏医热病的概念、性质、病因、分类、症状、治疗等内容。

（2）寒热病鉴别诊断：寒热病鉴别诊断（ཚ་གྲང་གལ་འབྱེད།）是藏医诊断和治疗的核心。本章主要讲述藏医药学对寒热疾病的鉴别诊断原则和方法。藏医热病学中的寒、热病鉴别诊断主要指通过病因、季节时辰、患者所处环境、患者体质、患者年龄、患病部位、发病时间、饮食、日常习惯及尿液症状等客观信息，鉴别诊断症状和性质均为热性的症性均热病、症状和性质均为寒性的症性均寒病、外症热而内性寒的症热性寒病、外症寒而内性热的症寒性热病，以及寒热消长和相持的各类疾病。

（3）寒热界：寒热界（རི་ཐང་མཚམས།）是藏医热病学中一个非常重要的疾病诊断和治疗界限，对这一界限的准确认识并及时采取相应的治疗措施，在热病治疗中具有非常重要的临床意义。因为热病经过合理治疗后，由于其热性的逐步消减会逐渐趋向于寒热界。当热病经寒性治疗后接近寒热界时，虽有热病的症状，但性质已不再显热性，此时的治疗方案中应停止使用寒性药物和外治疗法，尤其不能施以剧寒性药物或外治疗法，否则会使正在被治疗的热病转为寒病；当被治疗的热病越过寒热界而转成寒病后，依旧未及时发觉并调整治疗方案，而仍然一味地采取寒性疗法时，则会使所治疗疾病进一步加重，甚至会危及生命。因此，寒热界治疗章主要讲述藏医药学中关于寒热界的定义，以及此阶段的特殊诊疗措施。

（4）未熟热：藏医药学中的未熟热（ མ་སྨིན་ཚད ）是指一种以寒战为典型症状的热病，其发病机制是当由热性饮食、起居、时辰和心理等因素引起"赤巴"病变，导致热病发生的同时，由于"隆""赤巴""培根"三者间的手足般相辅相成关系，导致"隆"和"培根"也发生病变，引发寒病，从而抑制热病的发展进程，使热病不能及时成熟，不表现出典型的热症，这一阶段性热病在藏医药学中被称为未熟热。未熟热治疗章主要讲述未熟热的概念、病因、病机、性质、分类、症状、治疗等具体内容。

（5）盛热：藏医药学中的盛热（ རྒྱས་ཚད ）是指由于过度采取偏热的饮食起居和时逢炎热季节等热性因素的影响，导致体内"赤巴"大幅增生而引发的单纯性盛热疾病，或未熟热进一步发展成熟的炽热性热病，是藏医所有热病中热性最强和性质最单纯的热病，可严重灼烧机体的精华物质和能量，属典型热病，故称盛热。盛热治疗章主要讲述藏医盛热的概念、病因、性质、分类、症状、治疗等内容。

（6）虚热：虚热（ སྟོངས་ཚད ）顾名思义是外热内寒性热病，是指在治疗"隆"性偏重的热病时所使用的药物和外治疗法过度偏寒，导致消除热病的同时诱发"隆"病，或者当热病发病于"命脉"等"隆"病主要分布和"隆"性尤为突出的人体部位时，会发生"隆"病和热病相互作用，并在"隆"的协同作用下，使热症进一步加剧，病情进一步恶化的一种热病。"虚热"的直接病因是"三因"中的"隆"因，因此在治疗虚热时一定要兼顾"隆"的性质和潜在诱发因素，否则仅凭借外部症状而单纯采取寒治时则会诱发"隆"病或会使伴发的"隆"病进一步加剧，从而会导致"热"症进一步加剧，病情进一步恶化。虚热治疗章主要讲述藏医虚热的概念、病因、性质、分类、症状和治疗等内容。

（7）隐热：同虚热恰相反，隐热（ གབ་ཚད ）是一种外寒内热性热病，是热病直接隐盖于"培隆"病之下，或热病发病于胃、肾和心等"培隆"主要分布和"培根"性质占绝对优势的人体部位时，使热病掩盖于"培隆"寒病之下，或在治疗热病过程中被治疗的热病临近寒热界时，过早采取沉、腻性治疗措施，从而诱发寒病以掩盖热症的一种热病。隐热的病因是"培隆"，且由于热病隐藏于"培隆"寒病之下，宛如隐藏的火种，临床表现为外寒内热，故称隐热。隐热治疗章主要讲述藏医隐热的概念、病因、性质、分类、症状、治疗等详细内容。

（8）陈热：藏医药学中的陈热（ རྙིངས་ཚད ）是指由于"三病"综合性疾病即藏医"木布"病或中毒性疾病发病时，疾病同机体精华物质混为一体，或热病病情较轻期和初期阶段未采取合理饮食起居，或感冒等小病未能及时治疗，或治疗剂量过小而未能及时消除轻度疾病等，致使以上疾病随时间推移而发展和转变成慢性陈旧性热病，故称陈热。陈热一般以长病程和多病因为特点。陈热章主要讲述藏医关于陈热的概念、病因、性质、分类、症状、治疗等具体内容。

（9）浊热：浊热（ རྙོགས་ཚད ）是指对伴发黄水病的热病治疗不当或对未熟热治疗过早，以及对寒热界热病治疗过度，导致"培根"增生使胃火减弱和"隆"增生，进而使热病随"隆"侵入"查"（血液）使其病变，促使体内黄水增生而引发的"隆""查"和黄水三者混合性热病。浊热的直接病因是黄水，本质是"隆""查"和黄水三者混合性热病，犹如水、沙和泥土混合使泉水变浑浊一样。此病是由于对黄水诱发的热病治疗不当或对未熟热治疗过早等，致使"隆""查"和黄水三者混合并浊化而引发，故称浊热。浊热章主要讲述藏医关于浊热的概念、病因、性质、分类、症状、治疗等具体内容。

📖 **知识链接**

过程性热病或阶段性热病

藏医药学把热病中的上述未熟热、盛热、虚热、隐热、陈热、浊热等6种热病称为6种过程性热病或阶段性热病。因为以上疾病的分类跟疾病的病程密切相关，即根据热病的发展始末过程依次分为未熟热、盛热、虚热、隐热、陈热和浊热。

（10）弥热：弥热（འཁྱམས་ཚད）是指由于剧烈运动、高强度劳作等超负荷活动和钝挫伤等外伤原因，使体内营养物质随血液快速向局部和全身弥布而导致血液功能紊乱，进而使"赤巴"增盛引起的热病。弥热章主要讲述藏医弥热的概念、病因、性质、分类、症状、治疗等具体内容。

（11）紊热：紊热（འཁྲུགས་ཚད）是指饮食、起居、时辰、心理等诱因作用于直接病因"赤巴"，使"赤巴"功能紊乱的同时，导致"隆"的功能紊乱，进而使血热进一步增盛而发生的热病，为综合性热病。紊热章主要讲述藏医紊热的概念、病因、性质、分类、症状、治疗等具体内容。

2. 藏医疫病　藏医药学中的疫病是指可传染性热病，包括疫热（རིམས་ཚད）、痘疫（འབྲུམ་བུའི་རིམས）、肠绞疫（རྒྱུ་གཟེར་རིམས）、"嘎洛"疫（གག་ལྷོག་རིམས）和疫性感冒（ཆམ་པའི་རིམས）等。

（1）疫热：疫热（རིམས་ཚད）是指在社会发展过程中，基于"未及时跟紧精神文明和生态文明建设，使物质文明和精神文明建设失衡，一部分人的私心过重、私欲膨胀、行为违背常规和道德底线，导致的生态环境破坏和疾病弥漫，以及气候变化和有害气体散漫等环境因素；剧烈活动、愤怒、恐惧、悲伤等心理因素；饮食不平衡等饮食因素"而发生的热性传染性疾病。从发病机制来说，由于上述因素诱发可传染性疫病，并同时作用于体内"赤巴"使其热性增盛，引起发热、出汗等症状，遂使疫病通过汗液浸入"培根""赤巴""隆"等"三因"，再经皮肤、肌肉、脉窍、骨骼和脏腑等途径在体内快速侵染，或经过呼吸和接触等途径依次传染给他人而成本病。由于本病属于一种具有传染性的热病，故称疫热。本章主要讲述疫热的概念、病因、性质、分类、症状和治疗等具体内容。

（2）痘疫：痘疫（འབྲུམ་བུའི་རིམས）是指一种以痘症为典型症状且具有传染性的疾病。其病因与疫热相同。从发病机制来说，疫热侵入黄水而发病于骨和髓深处，并随病程发展最终在体表显现出各类痘症等黄水病症状。由于本病也具有可传染性，且以痘症为典型症状，故称痘疫。本章主要讲述藏医痘疫的概念、病因、性质、分类、症状、治疗等具体内容。

（3）肠绞疫：肠绞疫（རྒྱུ་གཟེར་རིམས）是指一种以肠绞痛为典型症状的可传染性热性疾病。其病因与疫热相似。从发病机制来说，肠绞疫是由于肝热下沉于胆囊和肠部并同时引发疫病、黄水病和胆热病的一种综合性疾病，表现出以小肠剧烈疼痛并伴有腹泻的典型症状。由于本病以肠绞痛为主要症状且具有可传染性，故命名为肠绞疫。本章主要讲述藏医肠绞疫的概念、病因、性质、分类、症状和治疗等具体内容。

（4）"嘎洛"疫：藏医药学中的"嘎洛"疫（གག་ལྷོག་རིམས）有广义和狭义之分。广义的"嘎洛"疫是指根据疫病侵害部位而命名的一类疫病，包括疫病侵入头部而引发的脑绞疫，侵入喉部而引发的暗哑疫即"嘎巴"疫（གག་པ），侵入肩背部而引发的阵绞疫（གཟེར་ཐུང），侵入胃部而引发的胃绞疫（གཞན་ཁྲུང），侵入肠部而引发的肠绞疫（རྒྱུ་གཟེར），侵入皮肤而引发的火焰疫（མེ་དབལ），侵入关节而引发的结节疫（ཚིགས），侵入前臂和小腿部肌肉而引发的肌翻疫（ཤ་ལོག），侵入全身肌肉而引发的肌肿疫（ལྷོག་པ）即"洛巴"疫（ལྷོག་པ），以及同时侵入肌肉、骨骼和脉络，或以上疾病进一步发展而导致局部感觉麻痹和组织坏死而形成的"哲"（འབྲས）病。当前，藏医临床将现代医学的癌症划归为藏医药学的"哲"病范畴，二者在临床表现层面具有许多相似性，所以目前在藏医和西医病名互译中可将藏医"哲"病翻译成癌症，但二者并非完全等同，在实际应用中需辨证施治。

狭义的"嘎洛"疫专指"嘎巴"疫和"洛巴"疫这两种疫病，为"嘎巴"疫和"洛巴"疫二病的简称，也即广义"嘎洛"疫中的喑哑疫和肌肿疫。"嘎巴"（གག་པ།）为藏医病名的音译，意为喑哑。"嘎巴"疫发病后以咽喉肿痛、吞咽困难、声音嘶哑甚至喑哑为典型症状。"洛巴"（ལྷོག་པ།）同样为藏医病名的音译，意为迅速肿胀。"洛巴"疫发病后以肌肉迅速肿胀和发硬为典型特征。从发病机制来说，藏医"嘎洛"疫是以寄生于血液、色铜红、体积极微小而肉眼观察不到、会瞬间遍布全身的七种血虫（ཁྲག་གནས་དུག་ཅན་སྲིན་བུ་བདུན）为直接病因，并在环境、时辰、饮食、起居和心理等外部因素作用下，使上述七种血虫发生紊乱而攻击机体并损耗机体营养物质而引发的一种可传染性疾病。根据毒虫入侵和疾病发病部位不同而分为不同的疾病。藏医药学将此类疾病统称为"念"病，即典型的疫病。本章主要讲述藏医"嘎洛"疫的概念、病因、性质、分类、症状、治疗等具体内容。

（5）疫性感冒：藏医药学中的疫性感冒（ཚད་པའི་རིམས།）相当于现代医学的流行性感冒，其病因同藏医药学其他疫病的病因相似，在此基础上主要由于不良行为、不良饮食习惯、发汗受凉以及受烟尘雾霾等外界环境病邪和其他不洁邪气的影响而发病，具有可传染性。根据性质和症状，藏医药学中的疫性感冒可进一步分为咽喉性感冒（གྲེ་ཚད།）、肺性感冒（གློ་ཚད།）、鼻性感冒（སྣ་ཚད།）和疫性感冒（རིམས་ཚད།）等4种。本章主要讲述藏医广义疫性感冒的概念、病因、性质、分类、症状和治疗等详细内容。

综上，热病治疗回共16章内容，分别是总热病治疗章、寒热病鉴别诊断章、寒热界治疗章、未熟热治疗章、盛热治疗章、虚热治疗章、隐热治疗章、陈热治疗章、浊热治疗章、弥热治疗章、紊热治疗章、疫热治疗章、痘疫治疗章、肠绞疫治疗章、"嘎洛"疫治疗章和疫性感冒治疗章。

（四）五官病治疗回

藏医药学中的五官病治疗回（ལུས་སྟོད་གསོ་བའི་སྐབས།）也称上体病治疗回，相当于现代医学的五官科学。通常藏医人体学把人体分为上体、中体和下体三部分，其中上体是指胸骨上切迹以上的人体部分。因此，五官病治疗回主要讲述发病于上体的所有疾病的诊治，包括头部疾病、眼部疾病、耳部疾病、鼻部疾病、口腔疾病和甲状腺肿等的病因、分类、症状和治疗等内容。本回共6章内容，分别为头部疾病治疗章、眼病治疗章、耳病治疗章、鼻病治疗章、口腔病治疗章和甲状腺肿治疗章。

（五）脏腑病治疗回

藏医药学中的脏腑指五脏和六腑，五脏包括肺、心、肝、脾和肾，六腑包括胃、胆、小肠、大肠、膀胱和"三木色"（བསམ་སེའུ།）。其中，"三木色"是藏医药学专业术语的谐音，根据藏医药学理论认识，其位于第12胸椎下方，形如脉结和腺体，具有储藏营养和孕育物质的功能，是提供胚胎形成的物质基础和胚胎发育期间向胎儿持续性提供营养流支持的重要器官。

脏腑病治疗回（དོན་སྙིང་གསོ་བའི་སྐབས།）主要讲述心、肺、肝、肾、脾、胃、小肠、大肠等脏腑疾病的病因、性质、分类、症状、诊断和治疗等详细内容。本回共8章内容，分别为心脏病治疗章、肺脏病治疗章、肝脏病治疗章、肾脏病治疗章、脾脏病治疗章、胃病治疗章、小肠病治疗章和大肠病治疗章。

（六）前阴病治疗回

藏医前阴病（གསང་ནད་）类同于生殖器疾病，也包括现代医学的性病内容和部分妇科疾病。前阴病治疗回（གསང་ནད་གསོ་བའི་སྐབས།）主要讲述女性前阴病和男性前阴病的病因、分类、症状和治疗等相关内容。本回共 2 章内容，分别为女性前阴病治疗章和男性前阴病治疗章。

（七）杂病治疗回

藏医药学中的杂病（ཟེར་ནད་）是指彼此间在发病部位、发病机制和预防治疗等方面相对独立而不成系统的一类如喑哑、呃逆、便秘等零散的症状或疾病，以及糖尿病、痛风、风湿性关节炎、类风湿关节炎、皮肤病、黄水病、白脉病等 19 种藏医临床常见病、多发病、特色病和优势病。学习并掌握杂病学内容，如病因、分类、症状、诊断和治疗等相关内容，在藏医临床实践方面具有重要的现实意义。

1．**喑哑症** 藏医杂病中的喑哑症（སྐད་འགགས་ནད།）是指由于饮食、起居、心理等因素的作用，使体内"三因"病变而引发的伴有咽喉刺痛、灼烧、干涩、痉挛等症状且声音嘶哑或发不出声音的一种或一类疾病。

2．**食欲不振症** 藏医杂病中的食欲不振症（ཡི་ག་འཆུས་པའི་ནད།）不仅指消化不良引起的食欲不振，还指由于饮食、起居、心理等因素使体内"三因"病变并作用于舌和心脏等器官或部位，导致食欲不振和胃口不开的一类疾病或症状。

3．**口渴症** 藏医杂病中的口渴症（སྐོམ་དད་ནད།）是指患者感觉莫名口渴且正常饮水等措施不能止渴的一类疾病或症状。从病机上来说，由于"隆"的 5 个子类中的"上行隆"和"赤巴"紊乱，致使"培根"干枯而引起口渴，或由于饮酒和摄入过多的咸盐类食物使"赤巴"增盛，以及在中午等炎热时分或剧烈活动致疲惫后立即饮用大量凉水等饮品，致使体内蓄积大量内热而引发"赤巴"，从而引起口渴。

4．**呃逆症** 藏医杂病中的呃逆症（སྐྱིགས་བུའི་ནད།）是指由于饮食、起居、心理等因素使"隆"紊乱，阻塞"上行隆"通道而形成的疾病，主要表现为不间断呃逆。

5．**呼吸不畅症** 藏医杂病中的呼吸不畅症（དབུགས་མི་བདེ་བའི་ནད།）是指由于"研磨培根""消化赤巴"和"如火隆"等主要胃火衰弱和功能紊乱，导致体内消化吸收过程障碍，引起不化症，致使"培根"增盛，进而引起痰液等黏液增生，阻塞呼吸通道而引发的疾病，主要表现为呼吸不畅。

6．**绞痛症** 藏医杂病中的绞痛症（གཟེར་ཐབས་ནད།）在藏医药学中被称为"郎图"（གླང་ཐབས།）即"牛顶痛症"（གླང་ཐབས།），意为疼痛如牛顶般剧烈，是根据疼痛性质和症状而归类的一类疼痛性疾病的总称。本病主要由消化吸收障碍、不宜饮食、发汗受凉、体内寄生虫紊乱等内外因素诱发，病因较多，临床表现复杂。藏医临床常见的绞痛症，根据部位可分为脏绞痛（དོན་གླང་།）、腑绞痛（སྙིང་གླང་།）和脉绞痛（རྩ་གླང་།）3 类，其中脏绞痛分为肝绞痛（མཆིན་གླང་།）和脾绞痛（མཆེར་གླང་།），腑绞痛分为胃绞痛（ཕོ་གླང་།）、小肠绞痛（རྒྱུ་ལྦའི་གླང་།）和大肠绞痛（ལོང་གླང་།），脉绞痛分为外脉绞痛（ཕྱི་རྩའི་གླང་།）和内脉绞痛（ནང་རྩའི་གླང་།）；根据性质可分为热性绞痛（ཚ་གླང་།）、寒性绞痛（གྲང་གླང་།）、虫绞痛（སྲིན་གླང་།）、疫绞痛（གཉན་གླང་།）等 4 类。

7．**虫病** 藏医杂病中的虫病（སྲིན་བུའི་ནད།）是指由于饮食、起居、心理等因素使体内"三因"紊乱，刺激寄生于体内外的各类虫，使其发生紊乱和侵染而引发的一类疾病。

8．**腹泻病** 藏医杂病中的腹泻病（འཁྲུ་བའི་ནད།）是指由于不消化而导致的腹泻，或胃火衰弱引起大、小肠内寒性增加，胆汁流入六腑，肝热下沉等原因而引起的一类以腹泻为主要症状的疾病。

9．呕吐症 藏医杂病中的呕吐症（ སྐྱུགས་ནད ）是指由不消化及不消化引起的内科疾病导致的疾病，或由于体内寄生虫紊乱、"上行隆"紊乱、观看到不雅事物而受到视觉刺激等原因引发的疾病，主要表现为呕吐。藏医杂病中的呕吐症虽然症状相似，但病因复杂、性质多样，治疗时要结合病因病机进行辨证施治。

10．便秘 藏医杂病中的便秘（ བཤང་བ་འགགས་པ ）是指由于饮食、起居、心理等因素使体内"三因"紊乱，致使肛肠内部干燥和"下行隆"的排便功能紊乱，导致大便干燥和排便困难的症状或疾病。

11．尿闭症 藏医杂病中的尿闭症（ གཅིན་འགགས་ནད ）是指由于饮食、起居、心理等因素使体内"三因"功能紊乱，引发病变，病变后的"三因"侵入膀胱及其两侧输尿管，损害或阻塞输尿管及尿道，阻碍精糟分离、精华转化和糟粕排泄过程，导致排尿困难和排不出尿液的疾病。

12．尿频症 尿频症（ གཅིན་སྙིའི་ནད ）在藏医药学中称"京尼萨库"（ གཅིན་སྙི་ཟ་ཁུ ），其中"京尼"（ གཅིན་སྙི ）为尿频之意，表示症状，"萨库"（ ཟ་ཁུ ）为食物精华或食物营养成分，指疾病性质。顾名思义，藏医杂病中的尿频症即京尼萨库，不仅是指单纯的尿频症状，而是指食物精华随尿液排出体外且表现出尿频症状的一类疾病。从病因病机上来说，由于长期、过量食入味咸、甜和性凉、沉类食物，以及长期卧躺或生活于潮湿阴暗环境处等不良饮食起居行为，致使体内"培根"和脂类增生，阻碍正常消化和吸收过程，影响精糟分离和运行功能，导致食物营养成分最终通过膀胱和尿道等泌尿系统排出体外，表现出尿频。目前，藏医临床上通常将"京尼萨库"对应于现代医学的糖尿病。

13．热泻病 热泻病（ ཚད་འཁྲུ ）在藏医药学中又称热地腹泻病（ རྒྱུད་ཚད་འཁྲུ ），说明此病的发生与患者所处环境密切相关，属于地方性或环境性疾病。从病因病机上来说，由于胃火不均衡和虚弱者在闷热环境下，超常规大量饮水及未控制饮食，以及大量摄入未煮熟的肉类和未成熟的水果、谷物及其他无营养且难消化的食物，导致胃火被驱出体外，且由于外部环境的过度闷热导致体内肝火增生，驱使体内水分下行而形成腹泻。

14．痛风 痛风（ ཟེ་ནད ）在藏医药学中称"彻"（ ཆེ ），是指由于白天睡眠过度、日常生活过度安逸、剧烈活动等饮食和起居异常导致"隆"和"查"紊乱而引起的疾病。此病的典型症状为，初期双踇趾和双臂肘关节处疼痛明显，之后随疾病发展，疼痛等病症逐步向全身遍布。

15．风湿病 风湿病（ གྲུམ་བུ ）在藏医药学中称"真布"病（ གྲུམ་བུ ）。藏医药学认为，长期处于湿腻环境和长期过度食入油腻食物，导致机体精华物质未能在相应部位成熟，进而使"黄水"增生，并侵入肌肉、骨骼、脉和筋腱，便会引发以关节疼痛为主要症状的风湿病。

16．黄水病 黄水（ ཆུ་སེར ）是藏医药学特有的专业术语名词，同样，黄水病（ ཆུ་སེར་ནད ）是藏医特有的一个病种。藏医药学认为，黄水是胆汁的精华。食物营养素经过"赤巴"的消化而生成血液，血液进一步消化吸收后分化成新的精华物质和糟粕物质，其中精华物质转化成肌肉，糟粕物质被分离成胆汁。胆汁再次经过消化吸收后，又分解成新的精华物质和糟粕物质，其中精华物质转化成黄水，糟粕物质分离成大小便中的黄色成分及小便中的悬浮物被排出体外。黄水在体内的分布很广泛，几乎遍布肌肉、骨骼、脏腑等机体内外，但主要分布在关节和皮腠之间。根据性质，黄水可分为白黄水（ ཆུ་སེར་དཀར་པོ ）和黑黄水（ ཆུ་སེར་ནག་པོ ）。白黄水伴有"培根"和"隆"的寒性；黑黄水伴有"查"和"赤巴"的热性（图6-1）。通常由饮食、起居、时辰、心理等因素诱发体内黄水病变而发生的疾病被统称为黄水病，发病后其症状多表现于皮肤和骨关节部位。

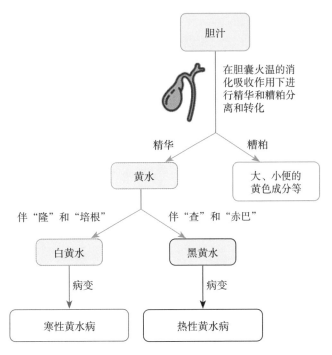

图 6-1 藏医药学理论中黄水的形成及其疾病诱变过程示意图

📖 **知识链接**

藏医药学中的精华与糟粕

藏医药学认为，人体摄取的饮食，在不同阶段和部位经过消化吸收后依次形成不同的精华和糟粕，以维持正常的生命活动过程。根据藏医药学理论，精华和糟粕的概念具有相对性，精华可进一步分解成更高级别的精华和糟粕，糟粕也可进一步分化成新的更低级别的精华和糟粕。

17．白脉病　白脉（ཙ་དཀར）是藏医药学专业术语，对应于现代医学的神经。白脉病（ཙ་དཀར་ ནད）是根据发病部位而命名的一类疾病，是指剧烈活动等导致的弥热，以及疫热和中毒热等侵入白脉系统，或者由于白脉受到利器割伤和钝器击打等钝挫伤，使运行于白脉及体内的"隆"紊乱并侵入白脉系统而引发的一系列疾病。

18．皮肤病　藏医杂病中的皮肤病（ཤ་པགས་ནད）是指由于寄生于体内的寄生虫和黄水增生，以及体内"三因"紊乱而诱发的各类皮肤病变性疾病。

19．微病　藏医杂病中的微病（ཕྲན་བུའི་ནད）是指手脚冻伤、虫钻耳内、乳房肿胀等一些常见小病，以及呕吐、腹泻等其他常见疾病共有的一些症状。

杂病治疗回（ཟུར་ནད་གསོ་བའི་སྐབས）共 19 章内容，分别为暗哑症治疗章、食欲不振症治疗章、口渴症治疗章、呃逆症治疗章、呼吸不畅症治疗章、绞痛症治疗章、虫病治疗章、腹泻病治疗章、呕吐症治疗章、便秘治疗章、尿闭症治疗章、尿频症治疗章、热泻病治疗章、痛风治疗章、风湿病治疗章、黄水病治疗章、白脉病治疗章、皮肤病治疗章和微病治疗章。

（八）先天性创伤病治疗回

藏医药学中的先天性创伤（ཕྲུན་སྐྱེས་ཁ）是指不受机械损伤等外部因素影响而形成的先天性创

伤，或由于机体内部疾病发展形成的体内外创伤。先天性创伤病治疗回主要讲述藏医"哲"病（འབྲས་ནད།）和痔疮（གཞང་འབྲུམ།）等 8 种先天性创伤的病因、分类、症状和治疗等具体内容。

1. **"哲"病** "哲"病（འབྲས་ནད།）是藏医药学中很重要且复杂的一类疾病，是指由于弥热、紊热以及食物未能正常消化吸收而引发坏血增生，增生的坏血被"隆"凝聚成结，在体内外生成各种肿块，并随疾病的发展最终形成溃烂性创伤的一类疾病。

根据本病在体内的发病部位，藏医将"哲"病分为"内哲"（ནང་འབྲས།）和"外哲"（ཕྱི་འབྲས།）2 类。"外哲"指主要发病于肌肉、骨骼和脉络等部位的"哲"病，根据相应的发病部位分别称"肉哲""骨哲"和"脉哲"；"内哲"指主要发病于肺、心、肝、脾、肾、胃、小肠、大肠、直肠和膀胱等部位的"哲"病，依据相应的发病部位分别称肺哲、心哲、肝哲、脾哲、肾哲、胃哲、小肠哲、大肠哲、直肠哲和膀胱哲。

目前，藏医临床通常将"哲"病对应于现代医学疾病分类中的癌症，在常用文献和临床资料中也将藏医"哲"病翻译为癌症或恶性肿瘤。虽然二者在症状等方面存在很大的相似性，但在疾病性质和分类等方面也存在相应差异，不完全对称，有待于进一步对比研究，临床实践中也须辨证施治。

2. **痔疮** 痔疮（གཞང་འབྲུམ།）在藏医药学中称"项仲"（གཞང་འབྲུམ།）。藏医药学认为，"项仲"是指由于过度泻下和进行灌肠疗法时不小心伤及肛肠组织，久坐于薄毡等硬物、经常骑马、便秘和矢气阻塞时强行排便排气等因素伤及肛肠组织，以及"下行隆"功能紊乱等，导致肛管组织受损、肛管内肉球突出、排便困难等表现的一种疾病。

3. **"美维"病** "美维"（མེ་དབལ།）是藏医疾病名称的音译，意为火焰。由于此病发生于体表时，其症状如火焰灼伤形成的创伤，故得名"美维"病（མེ་དབལ་ནད།），直译为火焰病。"美维"病是指由于饮食、起居、心理等因素使"查"和"赤巴"增生及相应功能亢进，致使体内黄水和热性增生，再由"隆"将病变的黄水和"查"遍布于体内外而发生的一种疾病。根据发病部位，可分为以皮肤为主要发病部位的外生性"美维"病和以心脏与肺脏为主要发病部位的内生性"美维"病；根据性质，可分为"隆"性"美维"病、"赤巴"性"美维"病、"培根"性"美维"病和创伤性"美维"病等 4 种。

4. **"索亚"病** "索亚"（སུར་ཡ།）也为藏医病名的音译，意为太阳。因为本病发病后形成的肿块如圆日形，故命名为"索亚"病（སུར་ཡའི་ནད།）。"索亚"病是指由于饮食、起居、心理等因素使体内"查"增生和外伤引起瘀血，或剧烈活动等不宜起居引起的弥散坏血未能及时通过放血疗法等外治手段排出体外，以及疫热和毒热侵入血管后未及时通过放血疗法排出体外，致使增生的坏血和黄水侵入脏腑及相应脉腔中，随疾病发展在脏腑及体表形成圆日形肿块，并进一步化脓溃烂成"哲"病样创伤的一种疾病。

5. **"曼布"病** "曼布"（མེན་བུ།）是藏医药学词汇的音译，在藏医药学中是个多义词，有时指机体组织，有时指疾病名称。先天性创伤治疗回中的"曼布"是藏医病名的音译。"曼布"病是指由于剧烈活动等导致机体组织受损并引起瘀血，以及"隆"和"查"功能紊乱后入侵并作用于藏医药学中被称为"曼布"的组织和部位而发生的一类疾病。"曼布"病（མེན་བུའི་ནད།）主要发生于颈部、眼角、腋下和腹股沟等部位。目前，根据藏西医解剖对比研究结果，藏医药学中的"曼布"同现代医学解剖学中的淋巴结和腺体相似，但由于藏医药学中的"曼布"指代较广，功能复杂，在不同的语境中指示不同的事物并具有特别的含义，故在临床实践中需结合实际，加以辨证和灵活应用。

6. **"立漏"病** "立漏"（ཞིག་ཀྲགས།）是藏医病名的音译，为睾丸肿坠之意，但本病不仅限于睾丸肿大和下坠性疾病，还包括疝病。"立漏"病（ཞིག་ཀྲགས་ནད།）是指由于饮食、起居、心理等因素的影响，"下行隆"功能紊乱，运行通道错乱，误入歧道而侵入睾丸，致使睾丸肿大或在"隆"

的作用使小肠下坠入睾丸而引发的一类疾病。根据睾丸肿大形成的直接因素，"立漏"病可分为"隆"性肿坠、"赤巴"性肿坠、"培根"性肿坠、脂肪性肿坠、小便性肿坠和肠疝。其中，"隆"性肿坠、"赤巴"性肿坠和"培根"性肿坠分别是由"隆""赤巴""培根"病变引起的睾丸肿大和下坠疾病。脂肪性肿坠是由脂肪病变和增生而引起睾丸肿大和下坠的疾病。小便性肿坠是由"下行隆"功能紊乱而未能将小便正常排出体外，被滞留在阴囊和睾丸组织中而形成的睾丸肿大和下坠疾病。肠疝是由"隆"对肠的搅动使肠从腹股沟处未发育完全的间隙挤入阴囊而形成的疝病。

7. "冈班"病 "冈班"（ཀང་བམ།）是藏医病名的音译，其中"冈"（ཀང་།）为足，"班"（བམ།）为痹，组合起来便为"足痹"之意。顾名思义，此病多发生于足腿部，且以患病部位肿胀麻痹、感觉消失和痛觉不明显为典型症状，故命名为"冈班"。"冈班"病（ཀང་བམ་ནད།）是指由于饮食、起居、心理等因素使"培根"和"查"增生，导致的以骨骼和肌肉逐渐硬化和肿胀，患病部位触觉麻痹，疼痛感不明显为特征的一种疾病。"冈班"病易发于长期生活在潮湿地带的人群，多发于足腿、手臂、耳、唇和鼻等人体部位。

8. 会阴瘘管病 藏医药学中的会阴瘘管病（མཚན་བར་རྫོལ་བའི་ནད།）是由久坐薄毡、骑马、长期居住或久坐于潮湿环境处等原因而诱发的一种会阴创伤性病变的疾病，主要表现为会阴处有痘症和黄水渗漏，疾病发展成熟时会阴处有脓、血和寄生虫等物质渗漏，且患病部位感觉消失。会阴瘘管病不易治疗，病程较长，一般会反复发病，严重时会有大小便和血液外漏现象。

先天性创伤病治疗回（ལྷན་སྐྱེས་ཁྲ་གཤེད་ཀྱི་སྐབས།）共8章内容，分别为"哲"病治疗章、痔疮治疗章、"美维"病治疗章、"索亚"病治疗章、"曼布"病治疗章、"立漏"病治疗章、"冈班"病治疗章、会阴瘘管病治疗章。

（九）小儿病治疗回

藏医药学认为，从胎儿出生到16岁之前都为小儿期；这一时期人体的各组织结构和相应功能都处于发育和发展过程，很多机体结构和器官功能尚未发育完全，故称小儿期。藏医药学中的小儿人群包括现代社会对人的年龄分类中的婴儿、幼儿、儿童和少年，因此，从广义来看，小儿病治疗回（བྱིས་པ་གསོ་བའི་སྐབས།）是一门针对16岁以下人群的健康护理和疾病防治的综合学科，其内容主要包括小儿护理（བྱིས་པའི་ཞེ་སྐྱོང་།）、小儿疾病（བྱིས་པའི་ནད།）、小儿外邪病（བྱིས་པའི་གདོན།）等相关领域。

1. 小儿护理 小儿护理（བྱིས་པའི་ཞེ་སྐྱོང་།）章主要讲述藏医对新生儿初期、中期和晚期等不同阶段的专业护理方法及注意事项等内容，具有鲜明的藏医药学护理学特色。

2. 小儿疾病 小儿疾病（བྱིས་པའི་ནད།）是指由于母方因素、小儿自身因素、护理因素等不同因素引发的以24种先天性和后天性疾病为基础的所有儿科疾病。小儿疾病章主要讲述针对24种儿科常见疾病的病因、分类、症状和治疗等内容。

3. 小儿外邪病 小儿外邪病（བྱིས་པའི་གདོན།）是指以新生儿为主的小儿人群由于很多器官和功能尚未发育完全，容易受到外环境的影响而引发的许多不明原因的疾病。藏医药学对本病的认识和治疗具有鲜明的民族特色和文化背景。小儿外邪病章主要讲述新生儿外邪病的诊断和治疗等具体内容。

小儿病治疗回共3章内容，分别为小儿护理章、小儿疾病章和小儿外邪病章。

（十）妇病治疗回

传统藏医药学将所有妇病（མོ་ནད།）分类成主要妇病（མོ་ནད་གཙོ་བོ།）和次要妇病（མོ་ནད་ཕལ་བ།）

2 类。根据妇病的共性和特殊性，藏医药学又进一步将妇病分为总妇病（ མོ་ནད་སྤྱི། ）和分妇病（ མོ་ ནད་བྱེ་བྲག ）2 类。根据所属内容，藏医传统妇病学分类中的主要妇病和次要妇病实则分别为藏医妇科疾病和藏医产科疾病，而藏医妇科疾病又可分为藏医妇科总病和藏医妇科分病。因此，妇病治疗回（ མོ་ནད་གསོ་བའི་སྐབས། ）讲述藏医妇科疾病和藏医产科疾病的病因、分类、症状及治疗等内容。

1．藏医总妇病　藏医总妇病（ མོ་ནད་སྤྱི། ）是指妇女常见疾病和共性疾病，即其他妇科疾病的发生都间接或直接由此（类）病诱发的一类疾病。藏医药学根据妇女身体结构和生理特性，以及依赖于这一结构和生理特性的疾病性质，将妇科病总体分成寒热两类，分别称"查促"病（ ཁྲག་ཚབས་ནད། ）和"隆促"病（ རླུང་ཚབས་ནད། ），并系统讲述这两种疾病的病因、性质、区别、症状和治疗方法等内容。藏医药学之所以将"查促"病和"隆促"病统称妇科总病，是因为此二病为妇女常见疾病和妇科共性疾病，其余妇科疾病的发生、发展、诊断、治疗都基于此二病。

2．藏医分妇病　藏医分妇病主要讲述藏医药学基于"查促"病和"隆促"病两种妇科总病，并结合疾病具体性质和发病部位，对藏医妇科疾病进行的进一步分类，以及不同妇科疾病的病因、症状和治疗等内容。

3．藏医产科疾病　产科疾病在藏医药学中被称为次要妇科病（ མོ་ནད་ཕལ་པ། ），主要讲述藏医常规产科疾病，包括妊娠反应（ མངལ་འཛིན་ནད། ）、人工引流（ ཕྲུ་གུ་བྱེད་པ། ）、胎位异常（ མགོ་མཇུག་ལོག་པ། ）、胎盘滞留（ རོག་མ་བྱིན་པ། ）、子宫下垂（ རྩེད་ཤུག་པ། ）、产后出血（ ཁྲག་མ་ཆད་པ། ）、产后淤血（ བཙས་རྗེས་ནད་གཞི་ལུས་པ། ）、产后并发症（ བཙས་རྗེས་དུག་ཁམས། ）等常见产科疾病的治疗和处理方法等内容。

妇病治疗回共 3 章内容，分别是藏医妇科总病治疗章、藏医妇科分病治疗章和藏医产科疾病治疗章。

（十一）精神病治疗回

精神病（ གདོན་ནད། ）在藏医药学中被称为"顿"病（ གདོན་ནད། ），是指由心理和精神等非常规因素引起的无明确病因类疾病和突然性疾病，以及看似常规疾病但在常规治疗方法下对疾病康复无效或疗效不明显而危及生命的一类疾病。精神病治疗回主要讲述上述疾病的分类、症状、诊断和治疗等内容。

1．"烔布"病　"烔布"（ འབྱུང་པོ། ）为藏医病名的音译。"烔布"病是指由非人为因素和自然因素作用于身、口、意而改变患者身、口、意正常行为的一种疾病。"烔布"病治疗章主要讲述"烔布"病（ འབྱུང་པོའི་གདོན་ནད། ）的病因、概念、分类、症状及治疗等内容。

2．"虐切"病　"虐切"（ སྨྱོ་བྱེད། ）是藏医病名的音译，意为癫狂。"虐切"病是指由于恐惧、悲伤、焦虑、情绪不稳、思绪过度、心理压力过大及其他饮食、起居、精神等因素，使体内"三因"紊乱，侵入意识部位造成意识错乱，导致记忆力和意识削弱而引发的一种疾病。"虐切"病（ སྨྱོ་བྱེད་ནད། ）治疗章主要讲述"虐切"病的病因、分类、症状、治疗等内容。

3．"解切"病　"解切"（ འཇེད་བྱེད། ）是藏医病名的音译，意为痫。"解切"病是由饮食、起居、精神等因素引发，以心悸、昏迷、发汗、腹胀、虚弱、骨头疼痛、鼻涕和口水分泌增多为基本症状，发病时会表现出意识突然丧失、晕厥扑倒、牙关紧咬、四肢抽搐和口吐涎沫等症状的一种疾病。"解切"病（ འཇེད་བྱེད་ནད། ）治疗章主要讲述"解切"病的分类、症状和治疗等内容。目前，藏医临床将本病对应于现代医学的癫痫。

4．"萨"病　"萨"（ གཟའ། ）为藏医病名的音译。"萨"病是一种以半身不遂、眼部血管凸起、口吃、口歪、无端哭笑等为典型症状的疾病。"萨"病的病因复杂而不明确，但基本临床表现似中风，因此目前藏医临床将本病对应于现代医学的脑中风。"萨"病（ གཟའ་ནད ）治疗章主要讲述"萨"病的诊断、预防和治疗等内容。

5．"鲁顿"病　"鲁顿"（ གྲུ་གདོན ）是藏医病名的音译。"鲁顿"病的直接病因是黄水，是指由饮食、起居、心理和精神刺激等因素导致体内"三因"紊乱，使黄水中的黑黄水增生而引发的一类疾病。随病程发展，本病在黑黄水的作用下，会对肌肉、皮肤、骨骼、关节、脉、血、脏器等组织和器官进行直接腐蚀和损害，病情严重时能使机体组织坏死脱落，造成难以治愈的疾病，故藏医也称此病为"泽"病（ མཛེ་ནད ），类似于现代医学的麻风病。"鲁顿"病（ གྲུ་གདོན་ནད ）治疗章主要讲述"鲁顿"病的病因、概念、分类、症状、治疗等内容。

精神病治疗回（ གདོན་ནད་གསོ་བའི་སྐབས ）共 5 章内容，分别是"炯布"病治疗章、"虐切"病治疗章、"解切"病治疗章、"萨"病治疗章和"鲁顿"病治疗章。

（十二）外伤病治疗回

藏医学中的外伤病（ མཚོན་ཆ ）是指刀箭等兵器，或在生活实践过程中，生产工具、突发安全事件及自然灾害等对身体造成的开放或非开放性损伤及其并发症。由于藏医药学形成的社会背景和历史原因，藏医临床学内容中外伤部内容所占比例最多，几乎占所有藏医临床学内容的1/3，且创伤处理措施也独特、先进，具有重要的传承、挖掘和发展价值。外伤病治疗回主要讲述外伤的性质、分类、症状、治疗、并发症防治（镇反措施）、后遗症防治（断后措施）等内容。

1．外伤病总论　外伤病总论（ སྤྱི་སྐྱེ་གསོ་བ ）章主要讲述由饮食、起居和心理等因素使"三因"紊乱而诱发的先天性创伤和因刀剑等器具伤害而形成的所有损伤性疾病的病因、性质、分类、症状、治疗和断后措施（ རྗེས་གཅོད ）等内容。

2．头部外伤　头部外伤（ མགོ་བའི་རྨ ）治疗章主要讲述头部的解剖结构、头部外伤的诊断方法、具体症状、治疗方法以及治疗无效或出现伴发病时需采取的镇反措施（ ལོག་གཅོད ）等内容。

3．颈部外伤　颈部外伤（ སྐེའི་རྨ ）治疗章主要讲述颈部的解剖结构以及颈部不同部位受伤后的具体症状及治疗方法等详细内容。

4．胸部外伤　胸部外伤（ བྱང་ཁོག་གི་རྨ ）治疗章主要讲述胸部的解剖结构、要害部位、不同部位受伤后表现出的基本症状、危险性评估、治疗方法以及治疗结束后为确保疾病不复发或减少后遗症而采取的断后措施等内容。

5．四肢外伤　四肢外伤（ ཡན་ལག་གི་རྨ ）治疗章主要讲述四肢的解剖结构、要害部位、不同部位受伤后的基本症状、治疗方法及镇反措施等内容。

外伤病治疗回（ མཚོན་ཆ་གསོ་བའི་སྐབས ）共 5 章内容，分别是外伤病总论章、头部外伤治疗章、颈部外伤治疗章、胸部外伤治疗章和四肢外伤治疗章。

（十三）中毒病治疗回

根据史书记载，中毒疗法（ དུག་ནད་གསོ་བ ）是藏医药学最古老的疗法之一，内容丰富，特色鲜明。中毒病治疗回（ དུག་ནད་གསོ་བའི་སྐབས ）主要讲述人工合成毒物及其中毒、食物中毒、有毒药物中毒、有毒生物攻击后中毒等的相应症状和治疗等内容。

1．人工合成毒物中毒　人工合成毒物（ སྦྱར་བའི་དུག ）中毒治疗章主要讲述人工合成毒物的种类、入侵途径、中毒诊断、治疗方法、伴发病镇反措施，以及对因对症治疗过程结束后为防治疾病反弹和巩固治疗效果而采取的断后措施等内容。

2．食物中毒　食物中毒（ ཟས་འབྱི་དུག ）治疗章主要讲述由于食用不宜食物或过多食入先前没有食用习惯的食物，以及饮食不消化导致正常的养分吸收和糟粕排泄受阻而中毒的病因、症状、诊断和治疗方法等内容。

3．天然毒物中毒　天然毒物（རང་བཞིན་དུག་གསོད་དངོས་དུག）中毒治疗章主要讲述乌头等有毒植物，蛇、蝎等有毒动物等天然毒物的性质，以及人食入有毒动植物和或受到有毒生物攻击后的表现症状和治疗措施等内容。

中毒病治疗回共 3 章内容，分别是人工合成毒物中毒治疗章、食物中毒治疗章和天然毒物中毒治疗章。

（十四）衰老病治疗回

藏医衰老病（རྒས་ནད）是指随年龄的增长而体内"五源"相互融合和器官功能逐步退化的现象。衰老病治疗回（རྒས་པ་གསོ་བའི་སྐབས）是一门通过滋补手段来延缓衰老（རྒས་ཀ་སྲ་བ）和延长寿命（ཚེ་རིང་དུ་བཏང）的藏医药学子学科。因此，衰老病治疗回主要讲述为确保健康和延长寿命所采取的滋补和养生措施，包括滋补的必要性及效果、养生的环境要求、滋养所需的基本身体状况、具体的养生方法等内容。

藏医药学中的衰老病治疗既不同于现代医学的老年病治疗，也不同于狭义的延年益寿，而是在大健康理念指导下，以确保身心健康为前提和延长寿命为目的的一门综合学科，其特点不光以单纯的延长寿命为目的，而且要求在延长寿命的过程中要维持中青年的强壮身体状态，即在延长寿命的同时要实现身体健壮、感官灵敏、意识清晰、思维敏捷、声音洪亮、具有性生活和生育功能等目的。衰老病治疗回仅 1 章内容，即衰老病治疗章。

（十五）生殖病治疗回

生殖（རོ་ཚ）在藏医药学中被称为"若杂"（རོ་ཚ），是指能够正常进行性生活和繁育子孙后代的能力。生殖病治疗回主要讲述藏医药学如何维持正常性功能和孕育能力等，包括生殖病治疗的对象和侧重点，壮阳的前期工作，基于起居、饮食、药物和外治疗法治疗少精和遗精，治疗生殖疾病的必要性，不育症防治等人类生殖相关内容。生殖病治疗回（རོ་ཚ་གསོ་བའི་སྐབས）共 2 章内容，分别为壮阳章和不育症治疗章。

综上，讲述了载有藏医临床学内容的《四部医典·秘诀部》92 章内容。其中，衰老病治疗回仅 1 章内容，前阴病治疗回和生殖病治疗回各含 2 章内容，小儿病治疗回、妇病治疗回和中毒病治疗回各含 3 章内容，"三因"治疗回含 4 章内容，精神病治疗回和外伤病治疗回各含 5 章内容，内病治疗回和五官病治疗回各含 6 章内容，脏腑病治疗回和先天性创伤病治疗回各含 8 章内容，热病治疗回含 16 章内容，杂病治疗回含 19 章内容。上述十五回共计 91 章内容，另加概括性介绍藏医秘诀部内容的 1 章总论，总计 92 章内容。

五、纲

纲（མདོ）是藏医药学内容分类中的另一个分类单位。藏医药学将相对独立而又相互联系的每一类藏医药学工程技术内容归类成一个单元，称为一纲，共形成四纲内容，分别为主讲藏医诊断技术的脉尿诊断纲（བརྟག་པ་རྩ་ཆུའི་མདོ）、主讲制药工程技术的息剂药物纲（ཞི་བྱེད་སྨན་གྱི་མདོ）、主讲泄下疗法的泄治操作纲（སྦྱོང་བྱེད་ལས་ཀྱི་མདོ）和主讲外治疗法的刚柔外治纲（འཇམ་རྩུབ་དཔྱད་ཀྱི་མདོ）。

（一）脉尿诊断纲

脉尿诊断纲（པགས་པ་ར་ཆུའི་མན།）主要讲述藏医传统诊断方法中的脉诊技术和尿诊技术。本纲共 2 章内容，分别为脉诊章和尿诊章。

1．脉诊　脉诊（ རྩ་ལ་བརྟག་པ།）章详细讲述藏医脉诊的前期准备、脉诊时间、脉诊部位、脉诊手法（即切脉时医师手指的用力轻重）、脉诊方法和规程、正常脉的脉象（ རྩའི་ཏུགས།）特点、寒热病的脉象特点和具体各病种的脉象特点等内容。藏医脉诊适合诊断任何藏医疾病，尤其在判断和预测重症患者的康复和死亡方面具有不可替代的诊断价值，在藏医诊断学中有"生死预判靠脉诊"（ འཆི་ཚེའི་ལ་གནད་ལ་ཡིས་འཆེད།）的经典共识。

2．尿诊　尿诊（ ཆུ་ལ་བརྟག་པ།）是藏医诊断学中最具特色的一项传统诊疗技术，在藏医疾病诊断方面发挥着重要作用，尤其在寒热疾病鉴别和分型诊断方面具有不可替代性优势作用。尿诊章详细讲述尿诊的前期准备，盛装被诊尿液的容器标准，尿液的生成过程及组成，正常和异常尿液的特点，"三时九征"尿诊法（ པགས་པའི་དུས་གསུམ་བརྟག་ཆུང་དགུ།），基于"三时九征"尿诊法的寒、热病尿症特点，基于"三病"的藏医具体病种的尿症特点等内容。

（二）息剂药物纲

藏药学根据药剂的作用方式不同，将药剂分为息剂（ ཞི་བྱེད།）和泄剂（ སྦྱང་བྱེད།）2 类。息剂药物（ ཞི་བྱེད་སྨན།）是指服用后能使疾病平息在发病部位的药物，而泄剂药物（ སྦྱང་བྱེད་སྨན།）是指服用后让病邪从发病部位通过消化、泌尿和呼吸系统等途径排出体外的药物。

息剂药物纲（ ཞི་བྱེད་སྨན་གྱི་མན།）详细讲述不同剂型息剂药物的制备及其功能主治等内容。本纲共 10 章内容，分别为汤剂（ ཐང་སྦྱོར།）章、散剂（ ཕྱེ་མའི་སྦྱོར་བ།）章、丸剂（ རིལ་བུའི་སྦྱོར་བ།）章、膏剂（ བི་གུའི་སྦྱོར་བ།）章、酥药剂（ སྨན་མར་གྱི་སྦྱོར་བ།）章、灰剂（ ཐལ་སྨན་གྱི་སྦྱོར་བ།）章、浸膏剂（ ཁཎྜའི་སྦྱོར་བ།）章、酒剂（ སྨན་ཆང་གི་སྦྱོར་བ།）章、珍宝剂（ རིན་པོ་ཆེའི་སྦྱོར་བ།）章和草药剂（ རྩི་སྦྱོར།）章。

1．汤剂　藏医药学中的汤剂（ ཐང་སྦྱོར།）是指将单味或复方药材在水中浸泡或煎制成药汁后服用的一种传统剂型。根据制成汤剂的过程不同，可将汤剂分为凉汤（ གྲང་ཐང་།）和煎汤（ བསྲེགས་ཐང་།）2 类。其中，凉汤（ གྲང་ཐང་།）是指将药材在凉水中浸泡后制成的汤剂，煎汤（ བསྲེགས་ཐང་།）是指将药材用水煎熬后制成的汤剂。根据汤剂的配方组成，可将汤剂分成单汤（ ཆིག་ཐང་།）和复汤（ སྦྱོར་ཐང་།）。其中，单汤（ ཆིག་ཐང་།）是将单味药材浸泡或煎熬而制成的汤剂，复汤（ སྦྱོར་ཐང་།）是指将 2 味及 2 味以上药材组成的藏药复方进行浸泡或水煎制成的汤剂。藏医临床中，煎汤服用时，可根据疾病性质的寒性、热性和寒热相持性，分别将煎制的药汤热服（ ཚ་བཏུང་།）（趁热服用）、凉服（ གྲང་བཏུང་།）（变凉后服用）和温服（ དྲོ་བཞིན་བཏུང་།）（变温后服用）。汤剂章主要围绕治疗寒病的热性汤剂和治疗热病的寒性汤剂，分别介绍每一剂单味汤和复味汤的配方组成及功能主治，以及汤剂的煎汤标准、操作规程和服用方法等内容。

2．散剂　散剂（ ཕྱེ་མའི་སྦྱོར་བ།）是将完成配伍的藏药方剂中各味药材通过研磨或粉碎制成药粉后服用的一种剂型，也称粉剂。散剂章主要围绕治疗寒病的热性散剂和治疗热病的寒性散剂，分别介绍每首散剂的配方组成及功能主治，以及散剂工艺规程、质量标准、寒热方剂的药引子、服用方法和禁忌等内容。

3．丸剂　丸剂（ རིལ་བུའི་སྦྱོར་བ།）是将完成配伍的藏药方剂中各味药材粉碎、混合后制成丸状药粒的一种剂型。丸剂章主要围绕治疗寒病的热性丸剂和治疗热病的寒性丸剂，分别介绍每首丸剂的配方组成及功能主治，以及丸剂工艺规程、质量标准、服用方法等内容。

4．膏剂　膏剂（ བི་གུའི་སྦྱོར་བ།）是将完成配伍的藏药方剂中各味药材粉碎或研磨成细粉后，根据临床实际需要分别混合在蜂蜜、白糖煎制的熔液和熔炼的酥油等不同溶剂中而熬制成的一种膏状剂型。膏剂章主要围绕治疗寒病的热性膏剂和治疗热病的寒性膏剂，分别介绍每首膏剂的配方组成及功能主治，以及膏剂传统工艺规程和服用方法等内容。

5. 酥药剂 酥药剂（ སྨན་མར་གྱི་སྦྱོར་བ ）是藏药的特色制剂，是以酥油为基质制成的药丸。制造酥药丸的方剂可以是单味药材，也可以是由 2 味及 2 味以上药材组成的配方。酥药丸的制作过程比较复杂，传统工艺流程中，首先将根据治疗需求选定并配伍好的方剂进行水煎提取并反复收集提取液，之后将收集的药液继续加热搅拌得到药物浸膏，再向浸膏中加入 3 倍于药物浸膏的水和 4 倍于药物浸膏的鲜奶，继续加热搅拌使水分完全浸入牛奶即蒸干水分，得到牛奶药物浸膏，再根据目标疾病的寒热性质加入不同性质的酥油，如在治疗热病的牛奶药物浸膏中加入山羊奶酥油、黄牛奶酥油和犏乳牛奶酥油等性凉和平的酥油，而在治疗寒病的牛奶药物浸膏中加入绵羊奶酥油和牦牛奶酥油等性热的酥油，之后再继续加热搅拌，使牛奶药物浸膏完全融入相应酥油中，并确保水分完全蒸干后，根据治疗"隆"病、"赤巴"病和"培根"病的个性化需求分别加入藏红糖、白糖和蜂蜜进行矫味，停火冷却后将最终产物即蒸干水分后的药物、牛奶及酥油的混合物，置阴凉处密封保存或制成丸剂后在阴凉处或冰箱中密封保存即可。根据藏医药理论，酥药剂宜在冬天人体毛孔闭合和胃火旺盛（ པོ་བའི་མེ་དྲོད་རྒྱས་པ ）时节服用，服用方法为每日黎明空腹（ སྐྱ་རེངས ）时服用，剂量为一次 1 勺或 1 丸，一日 1 次。

酥药剂章主要围绕治疗寒病的热性酥药剂和治疗热病的寒性酥药剂，分别介绍每首酥药剂的配方组成、功能主治、工艺规程、质量标准、服用方法和禁忌等内容。

6. 灰剂 灰剂（ ཐལ་སྨན་གྱི་སྦྱོར་བ ）是指将单一的动物、植物和矿物药材单独或加以辅料进行炒、烧、煅等炮制加工后制成粉剂，或将某一配伍好的复方煅制成灰或碳的一种药物剂型。广义上，藏药灰剂归属于散剂，多用于治疗寒性疾病。灰剂章主要讲述灰剂药物的配方组成、制作工艺、质量标准和功能主治等内容。

7. 浸膏剂 浸膏剂（ ཁུར་སྦྱོར་བ ）是指将某一药材或某一复方方剂进行水煎即水提，并浓缩成浸膏的一种剂型。在传统藏医临床实践中，通常会将草本药材加工成浸膏剂使用，这是因为：一方面草本药材容易陈化而失去药性（效），有效期较短，通常为 1 年，不易长期储藏，需及时新旧更替，而将草本药材制成浸膏后密封保存可使药性保存得更久，药效更好，质量更稳定；另一方面，由于草本药材的药性以糙为主，在治疗疾病时会引发由于药物的糙性而导致的胃火衰退、养分损耗和诱发"隆"病等不良反应，而将草本药材制成浸膏后用药可避免或降低以上不良反应。浸膏剂章主要讲述针对热性疾病的浸膏剂的配方组成、功能主治、工艺规程、质量标准和储藏条件等内容。

8. 酒剂 酒剂（ སྨན་ཆང་གི་སྦྱོར་བ ）在藏医临床中的应用历史悠久，应用广泛，涉及预防保健和疾病治疗等各领域。临床主要用于治疗"隆"病，以及"隆赤"病和"培隆"病等"隆"与"赤巴"和"培根"复合型疾病。藏药酒剂中的酒多指藏族传统生活中用青稞或小麦酿制的低度黄酒。因此，通过传统工艺将青稞或小麦煮熟晾温后加入传统特制酒曲，搅拌混匀后装缸升温发酵，待发酵成熟后，将某一种特定药材或不同药材组成的药方进行水煎并过滤得到的药汁倒入发酵缸中继续发酵，待闻到酒香味后再将上清液从酒糟中滤出，便可得到药酒；或者将目标药材制成粗粉后，根据上述工艺，同青稞等酿酒基质一同发酵，待发酵成熟后再根据实际需要，将适量红糖水或凉白开等液体倒入发酵缸中进行提取和过滤，便可得到药酒。酒剂章主要讲述主治单一型"隆"病，以及并发有"培根"病和"赤巴"病的复合型"隆"病的酒剂药物配方、工艺规程和功能主治等内容。

9. 珍宝剂 珍宝剂（ རིན་པོ་ཆེའི་རིན་ཆེན་གྱི་སྦྱོར་བ ）是指将黄金、珊瑚等一些珍稀贵重药材进行严格炮制加工和配伍制成的名贵药剂（图 6-2）。藏药学认为，珍宝剂具有其他药材所不具有的特殊功效，一般作为藏医四大疗法中药物疗法的压轴性药剂。珍宝剂章主要讲述经汤剂、散剂、丸剂、膏剂、酥药剂、灰剂、浸膏剂和酒剂等药物治疗后未见疗效或疗效不显著时，所采用的镇反或压轴药剂珍宝药的寒、热配方，以及每首配方的配伍组成、功能主治、用法用量、不良反应及其预防措施等内容。

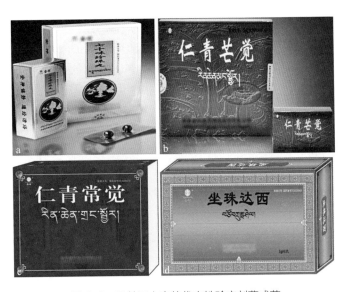

图 6-2　目前已上市的代表性珍宝剂藏成药

a. 七十味珍珠丸　b. 仁青芒觉丸　c. 仁青常觉丸　d. 坐珠达西丸

镇反（ལྡོག་གནོན）一词在藏医药学中称"咯弄"（ལྡོག་གནོན），具有两层含义，有时指在同一类药物和治疗方法中功效最强，具有压倒性优势作用的药物和治疗方法，可称为压轴药和压轴疗法，或最后一道药物和疗法防线；有时指在疾病治疗过程中出现伴发病时所采取的临时治疗措施。珍宝剂（药）作为藏药息剂药物的镇反剂，是指前者，即珍宝药在藏药疗法中具有压轴性作用和最后防线的作用，可见所有藏药方剂中七十味珍珠丸等珍宝药的功效最强、最持久，但不宜常规用药和经常服用，除非其他藏药制剂治疗无效时才宜采用珍宝药进行治疗，而且在治疗过程中要严格遵循服用程序、给药时间及给药间隔。

10．草药剂　草药剂（རྩི་སྦྱོར）顾名思义是以草本药材为材料来源组成的药物配方和制剂。藏药学将草本药材单独列为一章进行讲解，以强调其炮制加工、配伍组方和功效主治的独特性。因此，草药剂章详细讲述藏药草本类药物的产地适宜性（སྐྱེ་བར་སྐྱེས་པ）、采集时间（དུས་སུ་བཏུས་པ）、干燥方法（སྐམ་གཤེད་ལེགས་པ）、保鲜方法（རོ་མ་ཉམས་པ）、去毒方法（དུག་འདོན་པ）、调和规则（འཇམ་བཙོས་པ）、配伍规律（འཕྲོད་པར་སྦྱར་པ）等 7 项基本规则和代表性草药方剂的功能主治等内容。

（三）泄治操作纲

藏医泄治（སྒྱུང་བའི་བཅོས་ཐབས）是指通过泌尿、消化、呼吸等系统，让病邪随大小便等排泄物排出体外来治疗疾病的一种藏医特色疗法。泄治操作纲主要讲述藏医不同泄治疗法的适应证、操作规程、不良反应及其预防措施等内容。泄治操作纲共 7 章内容，分别为油疗（སྣུམ་འཆོས་ཀྱི་བཅོས་ཐབས）、泻疗（བཤལ་འཆོས་ཀྱི་བཅོས་ཐབས）、催吐（སྐྱུགས་ཀྱི་བཅོས་ཐབས）、灌鼻（སྣ་སྦྱུང་གི་བཅོས་ཐབས）、营养灌肠疗法（འཇམ་རྩིའི་བཅོས་ཐབས）、药物灌肠疗法（ནི་རུ་ཧའི་བཅོས་ཐབས）和脉泄疗法（རྩ་སྦྱོང་གི་བཅོས་ཐབས）。

1．油疗　油疗（སྣུམ་འཆོས་ཀྱི་བཅོས་ཐབས）是指通过将植物油、熔炼后的酥油、骨髓、脂肪等油或脂类根据疾病需要涂抹百会、头部等身体特定穴（部）位或全身，或利用以上油或脂类进行灌肠、内服以及滴灌耳、鼻、眼和含于口中来治疗疾病的一种传统疗法，多用于治疗"隆"病。油疗章主要讲述油疗的适应证、治疗方法、功效与不良反应及并发症镇反等内容。

2. 泻疗 泻疗（བཤལ་གྱི་བཅོས་ཐབས།）是指根据不同病情选择不同导泻药物，使患者泻下来治疗疾病的一种传统疗法，多用于治疗"赤巴"病。泻疗章主要讲述泻疗的适应证、制剂及配方、操作规程、功效、不良反应等内容。

3. 催吐 催吐（སྐྱུགས་ཀྱི་བཅོས་ཐབས།）是根据不同病情选择不同催吐药物使患者呕吐来治疗疾病的一种疗法，主要用于治疗"培根"病。催吐章主要讲述催吐的前期准备、适应证、制剂及配方、治疗方法、治疗功效、不良反应、伴发病镇反措施及为巩固治疗效果而采取的断后措施等内容。

4. 灌鼻 灌鼻（སྣ་སྨན་གྱི་བཅོས་ཐབས།）分灌鼻息疗（སྣ་སྨན་ཞི་བའི་བཅོས་ཐབས།）和灌鼻泄疗（སྣ་སྨན་སྦྱང་བའི་བཅོས་ཐབས།）2种。其中，灌鼻息疗是指通过药物滴鼻使鼻腔、耳、眼、牙齿及脑部疾病平息于发病部位的疗法；灌鼻泄疗是指通过药物灌鼻使黄水、脓血及其他病变组织从鼻孔泄出（即排出），以达到治疗感冒鼻塞、鼻窦炎、眼病、麻风病、面部黄水病、头部外伤引起的局部炎症等疾病的一种疗法。灌鼻章主要讲述灌鼻息疗的适应证、功效、疗法，灌鼻泄疗的适应证、功效、所需方剂，以及其配伍组成、操作规程及伴发病镇反措施等内容。

5. 营养灌肠疗法 营养灌肠疗法（འཇམ་རྩིའི་བཅོས་ཐབས།）在藏医药学中称"加木子"（འཇམ་རྩི），是指针对单纯型"隆"病、"隆"和"赤巴"复合性"隆赤"病、"隆"和"培根"复合性"培隆"病，分别以羊肉汤、牦牛奶和酥油配伍组成的组合物，水生动物肉汤、黄牛奶和酥油配伍组成的组合物，旱生动物肉汤、山羊奶和酥油配伍组成的组合物为营养基质，在以上不同营养基质基础上分别配以针对"隆"病、"隆赤"病及"培隆"病的药物，借助灌肠术将营养基质和药物一同经肛肠导入肠中，再通过肠部吸收来分别对应治疗上述3类疾病的一种疗法。营养灌肠疗法章主要讲述营养灌肠疗法的适应证、药物配方、操作规程、功效及不良反应等内容。

6. 药物灌肠疗法 药物灌肠疗法（ཎི་རུ་ཧའི་བཅོས་ཐབས།）在藏医药学中称"努如哈"（ཎི་རུ་ཧ），是指根据不同疾病选择不同药物进行灌肠，以达到治疗目的的一种疗法。药物灌肠疗法章主要讲述药物灌肠疗法的适应证、功效、药物配方、操作方法和规程等内容。

7. 脉泄疗法 脉泄疗法（རྩ་སྦྱོང་གི་བཅོས་ཐབས།）在藏医药学中称"杂炯"（རྩ་སྦྱོང），是指根据疾病性质选择性服用特定药物，使体内病邪随小便或大小便排出体外而达到治疗目的的一种疗法。藏医药学中的脉泄是所有藏医泄疗的镇反疗法即藏医泄治疗法的最后一道防线疗法，其治疗功效在所有藏医泄疗中最强、最彻底，但相应地其临床治疗风险也最高，须严格遵循临床操作规程。脉泄疗法章详细讲述脉泄疗法的临床实施前准备、适应证、导泄、唤病、所需药物及其配方、药引、操作规程、功效、断后措施等内容。

（四）刚柔外治纲

藏医外治疗法（དཔྱད་ཀྱི་བཅོས་ཐབས།）根据手法不同可分为药浴疗法（ལུམས་ཀྱི་བཅོས་ཐབས།）、放血疗法（གཏར་གའི་བཅོས་ཐབས།）、敷疗（དུགས་ཀྱི་བཅོས་ཐབས།）、涂疗（བྱུག་པའི་བཅོས་ཐབས།）、火灸疗法（མེ་བཙའི་བཅོས་ཐབས།）、穿刺疗法（ཐུར་མའི་བཅོས་ཐབས།）等6种基本疗法，但根据藏医外治疗法性质的柔和与刚烈，将以上6种外治法归类为柔和外治疗法（འཇམ་དཔྱད་ཀྱི་བཅོས་ཐབས།）和刚烈外治疗法（རྩུབ་དཔྱད་ཀྱི་བཅོས་ཐབས།）2类，简称刚柔外治疗法（འཇམ་རྩུབ་དཔྱད་ཀྱི་ཐབས།）。刚柔外治纲（འཇམ་རྩུབ་དཔྱད་ཀྱི་མདོ）共6章内容，分别为药浴疗法章、敷疗章、涂疗章、放血疗法章、火灸疗法章和穿刺疗法章。其中，药浴疗法、敷疗和涂疗等3种外治疗法属于柔和外治疗法；而放血疗法、火灸疗法和穿刺疗法等3种外治疗法属于刚烈外治疗法。各章主要讲述相应疗法的适应证、操作规程、不良反应预防等内容。

1. 放血疗法　放血疗法（གཏར་གའི་བཅོས་ཐབས།）是指根据不同疾病在人体的不同血管部位（即放血穴位），采用藏医专用外科器械切开血管，将病变的血液（即病血或坏血）引流出体外而达到治疗疾病目的的一种传统疗法（图6-3）。

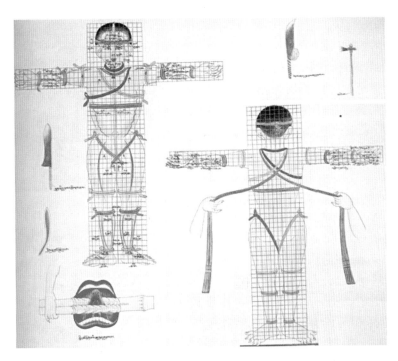

图6-3　藏医"曼唐"中描绘的藏医放血穴位及器械

放血疗法有严格的临床操作规程。在开展藏医放血治疗时，一般要根据病情，需在1周之前服用使疾病成熟、区分鲜血和病血，以及引导病血流向并汇聚于放血部位的汤药后，才能进行放血操作，否则不但放不出病血，反而会损耗体内鲜血，导致营养和精华物质损耗，机体严重亏损，进而引发"隆"病等伴发病的发生。

藏医药学专用的放血器械种类众多，实际选用放血器械时要根据放血穴位即目标血管的粗细、性质和所处部位而选择不同的放血器械，而且在放血过程中也要根据血管的粗细、目标血管所处部位、疾病性质等选择不同的切割手法。实际临床放血时，在究竟需要放出多少血液量为宜方面，无统一标准，医师需结合患者身体状况、疾病性质和血流的颜色变化来控制放血量（图6-4）。

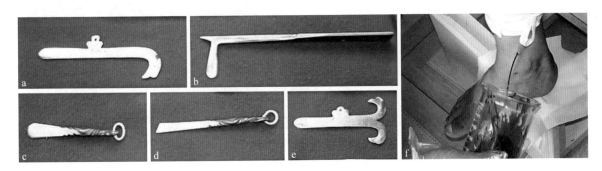

图6-4　现代藏医临床常用传统放血器械及放血治疗示例

a～e. 藏医临床常用放血器械　f. 足部放血治疗

放血疗法章详细讲述放血疗法专业器械的构造及用途，放血疗法的适应证、前期准备、操作规程、功效、不良反应及巩固疗效的断后措施等内容。

2. 火灸疗法 火灸疗法（མེ་བཙའ་བཅོས་ཐབས）是指以火绒草（སྤྲ）（图6-5）为原材料加工制成不同大小的可燃性火绒草锥形物，即火绒锥，并根据疾病性质、病情和患者年龄等选择不同穴位、不同大小及不同数量的火绒锥，在特定的穴位点燃特定大小和数量的火绒锥，借助火绒锥燃烧产生的热能或烧灼病灶组织而达到治疗目的的一种传统外治疗法（图6-6）。

火灸疗法章详细讲述火灸疗法所用原材料火绒草的采集时间，火绒锥的制作工艺，不同部位、不同疾病及不同人群宜用火绒锥的大小标准，火灸疗法的适应证、穴位、操作规程、作用功效，以及巩固疗效所采取的断后措施等内容。

3. 敷疗 敷疗（དུགས་ཀྱི་བཅོས་ཐབས）是指将药膏或其他散热或供热物体敷于患病部位，用于治疗局部疾病的一种传统治疗方法。根据疾病的寒、热性质，藏医药学将敷疗分成热敷疗法（ཚ་དུགས་ཀྱི་བཅོས་ཐབས）和冷敷疗法（གྲང་དུགས་ཀྱི་བཅོས་ཐབས）2种。其中，热敷疗法是指将炒热的大青盐和石子等直接敷于患病部位，或根据疾病的寒性而选择热性药材或热性药物配方，并将其煎煮成药膏后趁热敷于患病部位，以缓解疾病症状或消除疾病的一种疗法；冷敷疗法是指直接在患病部位浇淋凉水或将药水冰袋敷于患病处，或根据疾病的热性选择相应的寒性药材或药物配方，并将其粉碎后与冷酸奶等冰凉黏合剂制成稠膏后敷于患病处，以缓解疾病症状或消除疾病的一种疗法。敷疗章详细讲述敷疗的临床适应证、所用材料和药物及配方组成、临床操作规程和作用功效等内容（图6-7）。

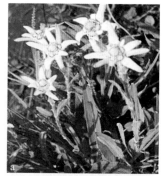
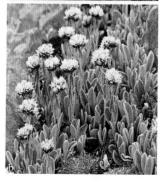

图6-5 藏医火灸常用原料植物

a. 火绒草 b. 铃铃香青

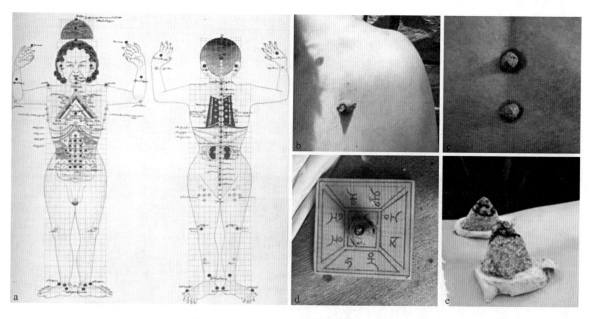

图6-6 藏医火灸穴位及现代临床火灸治疗示例

a. 藏医"曼唐"中描绘的火灸穴位 b～e. 现代藏医临床火灸疗法示例
图b～e由拉萨市城关区吉日街道办事处卫生服务中心吉本才让提供

4. 药浴疗法　药浴疗法（ལུས་ཀྱི་བཙོས་ཐབས།）是指根据病情和实际条件，在天然温泉和人工药水中直接浸浴，或在以上两者药水的蒸气上熏蒸来养生保健和防治疾病，以及根据疾病性质配伍组成特定的药方，并将其粉碎煎煮成药膏后敷于患病部位，以达到治疗目标疾病的一种传统外治疗法。藏医药学根据药浴疗法的治疗介质不同，将药浴疗法分为水浴疗法（ཆུ་ལུས།）和敷浴疗法（འབིང་ལུས་ཀྱི་བཙོས་ཐབས།）2 种。其中，水浴分为天然温泉浴（རང་བྱུང་ཆུ་ཚན་ལུས།）、人工药水浴（བཟོ་བཀོས་སྨན་ཆུ་ལུས།）和蒸汽浴（རླངས་ལུས།）3 类；敷浴分为寒性敷浴（ཚ་མེད་འབིང་ལུས་སམ་གྲང་བའི་འབིང་ལུས།）和热性敷浴（གྲང་མེད་འབིང་ལུས་སམ་ཚ་བའི་འབིང་ལུས།）2 类（图 6-8）。

如图 6-9 所示，药浴疗法是目前藏医临床中应用最成熟和推广最好的一种藏医特色外治疗法，其临床疗效显著，尤其在类风湿关节炎等骨关节疾病和皮肤疾病方面具有独特疗效，发挥出了切实有效的临床服务价值。随着藏药浴在藏医临床中的不断应用和经验总结，其适应证也在不断增加，药浴设施设备也不断改进，临床操作规程也不断完善，潜在临床和健康价值也不断被挖掘和应用，未来在我国"大健康"战略中定会发挥出重要作用。药浴疗法章详细讲述药浴疗法的适应证、药浴分类、人工药浴用药物配方、不同药浴的临床操作规程、各药浴的作用功效等内容。

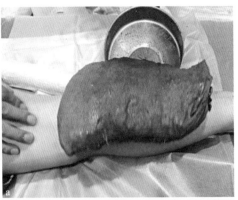
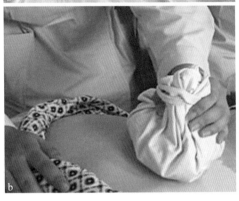

图 6-7　藏医传统敷疗示例

a. 寒性药膏冷敷　b. 盐包热敷
图a由拉萨市城关区吉日街道办事处卫生
服务中心吉本才让提供

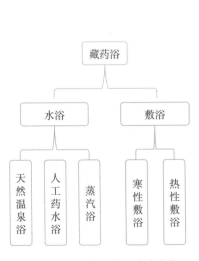

图 6-8　藏医传统药浴疗法分类

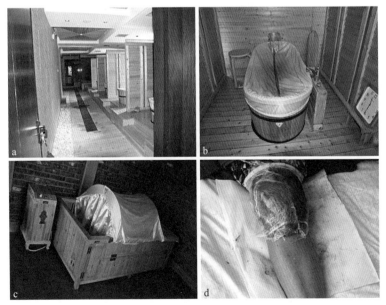

图 6-9　现代藏药浴设施

a. 药浴基本设施　b. 水浴设施　c. 蒸汽浴设施　d. 敷浴
图d由拉萨市城关区吉日街道办事处卫生服务中心吉本才让提供

5. 涂疗　涂疗（ཀྲུག་པའི་བཅོས་ཐབས།）是指在患者囟门（མཚོག་གསང་།）、百会（སྤྱི་གཙུག）和足掌（རྐང་མཐིལ།）等穴位处涂抹酥油等油脂并进行推拿，待油脂被推拿蒸干后涂布青稞炒熟后磨制的面粉即糌粑等面类，将多余油脂吸附干净，或在患病部位涂上药膏来治疗疾病的一种疗法（图6-10）。涂疗章详细讲述涂疗的适应证、用药材料、操作规程及功效等内容。

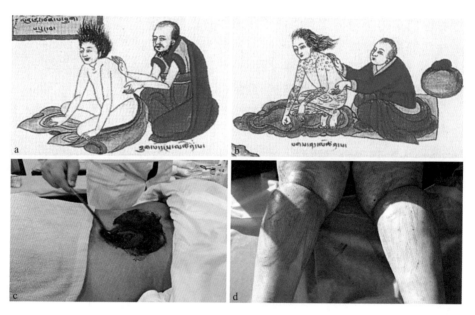

图6-10　藏医涂疗操作示例

a、b. 藏医"曼唐"中描绘的涂疗手法及其适应证皮肤病　c、d. 现代藏医临床涂疗示例
图c、d由拉萨市城关区吉日街道办事处卫生服务中心吉本才让提供

6. 穿刺疗法　穿刺疗法（ཟུར་མའི་བཅོས་ཐབས།）是指采用不同外科器械对身体肿块、心包积液和胸腔积液等进行穿刺引流来治疗疾病的一种外科治疗方法（图6-11）。穿刺疗法是藏医外治疗法的镇反疗法，即其余外治疗法都不能治愈，或起效不显著，或无效时，才采取穿刺疗法进行治疗。穿刺疗法章主要讲述穿刺疗法的适应证、穿刺器械的结构和功能、穿刺穴位、穿刺手法、穿刺功效、穿刺引发的伴发病和后遗症防治措施等内容。

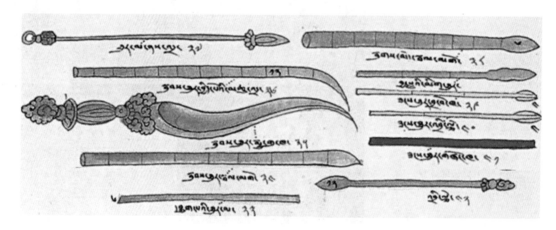

图6-11　藏医"曼唐"中描绘的藏医穿刺用传统器械

《四部医典·后续部》共 4 纲 25 章。其中，脉尿诊断纲含 2 章内容，息剂药物纲含 10 章内容，泄治操作纲含 7 章内容，刚柔外治纲含 6 章内容，共计 4 纲 25 章内容，几乎涵盖藏医传统诊断技术、特色治疗技术、藏药制药工程等所有藏医药学基本技能和工程技术领域内容。

六、藏医药学传统学科与临床专科

《四部医典》是藏医药学权威和集大成著作，象征着藏医药学理论体系的形成，同时也代表着藏医药学学科及藏医临床专科分化完成，奠定了现代藏医药学学科分类和藏医临床专科设置基础。

（一）藏医药学二级学科

藏医药学巨著《四部医典》的根本部、论述部、秘诀部和后续部分别讲述藏医药学概论、藏医药学基础、藏医学临床和藏医药学工程技术内容。以上四部中除概论部外，其余三部分别是现代藏医药基础学科、藏医临床学科和藏药学学科等 3 个藏医药学二级学科，构成了完整的现代藏医药学理论和学科体系。

（二）藏医药学二级学科的课程组成

1．藏医药基础学科课程 《四部医典·概论部》和《四部医典·论述部》所载内容构成了现代藏医药基础学科的课程群。《四部医典·概论部》6 章内容和《四部医典·论述部》概论处 1 章内容，组成了现代"藏医药学概论"课程。《四部医典·论述部》十一处中除第 1 处概论处之外，其余 10 处分别形成了"藏医人体学""藏医病机学""藏医起居学""藏医饮食学""藏医药理学""藏医器械学""藏医养生学""藏医诊断学""藏医治疗学""藏医伦理学"等 10 门藏医药基础学科课程。以上藏医药基础学科课程中，除"藏医器械学""藏医起居学""藏医饮食学"3 门课程尚分化不完全和建设不系统之外，其余课程都已形成较为系统的藏医药基础学科专业课程。当前，藏医药高等教育学科设置中，将《藏医器械学》内容同《四部医典·后续部》中的"刚柔外治纲"内容进行整合，组建成"藏医外治学"课程；将《藏医起居学》《藏医饮食学》《藏医养生学》内容同《四部医典·后续部》中的"衰老病治疗回""生殖病治疗回"内容相整合，组建成"藏医养生学"课程。在现代医学教育创新发展趋势和大健康战略驱动下，"藏医器械学"应通过同现代工学和理学等相关学科融合发展，形成独具特色和潜力巨大的新型独立课程，发挥潜在优势和价值，推动藏医工程学科快速发展，提升藏医临床服务能力。另外，"藏医起居学""藏医饮食学"也应在多学科融合发展模式下形成独立的藏医基础学课程，助力发掘藏医药学治未病优势，有力服务"健康中国"建设和"大健康"战略。

2．藏医临床学科课程 《四部医典·秘诀部》中的十五回内容构成了藏医临床学科的 15 门课程，分别是"藏医三因学""藏医内科学""藏医热病学""藏医五官科学""藏医脏腑病学""藏医前阴病学""藏医杂病学""藏医先天性创伤病学""藏医儿科学""藏医妇产科学""藏医精神病学""藏医外伤学""藏医中毒学""藏医老年病学""藏医生殖学"。这 15 门课程中，"藏医老年病学"和"藏医生殖学"目前尚未形成独立的藏医临床学科课程，均作为藏医养生保健内容被整合到现代"藏医养生保健学"课程。随着藏医药学科的快速发展和藏医临床队伍的不断壮大，"藏医老年病学"和"藏医生殖学"也势必成为 2 门重要的藏医临床学科课程，服务相应的藏医临床专科，助力健康中国建设。

3．藏药学学科课程 藏药学一直以来是藏医药学的重要组成部分，然而传统学科分类中，其内容很多被融合在藏医药基础学科和藏医临床学科内容之中。有鉴于此，现代藏药学学科的分化和形成也相对较晚。目前，藏药学学科的课程主要由《四部医典·论述部》中的"药理处"内容和《四部医典·后续部》中的"息剂药物纲""泄治操作纲""刚柔外治纲"内容重组而成。目前，相对独立而成体系的藏药学学科课程有"藏医药理学""藏药植物学""藏药动物学""藏药矿物学""藏药炮制学""藏药方剂学""藏医泄治学"等，其中"藏药植物学""藏药动物学"和"藏药矿物学"3门课程是从传统"藏医药理学"课程中分化和发展而来，是多学科融合发展的产物。

（三）藏医临床专科的学科支撑

藏医权威典籍《四部医典》根据临床实际需要，将秘诀部即藏医临床学科项下的十五回内容（15个次级学科或专业）化归为八支（8个临床专科）。八支是藏医药学根据临床实际需要，将所有藏医临床学内容划分成体支、儿支、妇支、老支、毒支、精神支、生殖支和外伤支等8个分支，即8个临床专科，分别对应于藏医内科、藏医儿科、藏医妇产科、藏医老年科、藏医中毒科、藏医精神病科、藏医生殖科、藏医外科等8个现代藏医临床专科。

《四部医典·秘诀部》（藏医临床学科）十五回（15个次级学科）91章内容化归入八支（藏医8个临床专科）的具体情况为："三因"治疗回（藏医三因学）、内病治疗回（藏医内科学）、热病治疗回（藏医热病学）、五官病治疗回（藏医五官科学）、脏腑病治疗回（藏医脏腑病学）、前阴病治疗回（藏医前阴病学）、杂病治疗回（藏医杂病学）、先天性创伤病治疗回（藏医先天性创伤病学）等8回（8个次级学科）的69章内容统一划归为藏医内科（体支），小儿病治疗回（藏医儿科学）的3章内容划归为藏医儿科（儿支），妇病治疗回（藏医妇产科学）的3章内容划归为藏医妇产科（妇支），精神病治疗回（藏医精神病学）的5章内容划归为藏医精神病科（精神支），外伤病治疗回（藏医外伤学）的5章内容划归为藏医外科（外伤支），中毒病治疗回（藏医中毒学）的3章内容划归为藏医中毒科（毒支），衰老病治疗回（藏医老年病学）的1章内容划归为藏医老年科（老支），生殖病治疗回（藏医生殖学）的2章内容划归为藏医生殖科（生殖支）。

综上，藏医药学早在8世纪，随着《四部医典》的成书和问世，已形成系统的以三级学科分类为特征的藏医药学理论体系，即藏医药学为一级学科，各部（除根本部外）为二级学科，各处、回、纲为三级学科或专业课程。同时，基于藏医临床学科的各级学科划分，并结合藏医临床实际需要，将藏医临床学科内容归纳成藏医内科、藏医儿科、藏医妇产科、藏医老年科、藏医中毒科、藏医精神病科、藏医生殖科、藏医外科等8个临床专科，并沿用至今。

（尼玛次仁　李啟恩　公保东主　程勇）

◆ 本章小结 ◆

藏医药学是一门理论独立和体系完备的传统医学。藏医药学根据内容的系统性和相对独立性，将内容分类成部、支、纲、处、回、章和节等不同层次单元，各单元的级层关系分别是部＞支＞纲＝处＝回＞章＞节。藏医药学基于四部分类，分别形成了藏医药基础学科、藏医临床学科和藏药学学科体系，以及服务于藏医药基础、藏医临床和藏药学等三大学科的藏医药学概论。藏医药学以十一处、十五回和四纲为主要内容，构成了藏医药基础学科、藏医临床学科和藏药学学科的核心和骨干课程。早在 8 世纪，随着《四部医典》的成书和问世，藏医临床完成了"八支"划分，形成了基于"八支"的藏医临床专科，类同于现代临床医学的内科、儿科、妇产科、老年科、中毒科、精神病科、生殖科和外伤科，表明当时的藏医临床实践已高度专业化和科学化。

练习题

一、名词解释

1. 若杂　　　2. 息剂　　　3. 泄剂　　　4. 镇反　　　5. 浸汤　　　6. 敷浴

7. 油疗　　　8. 脉泄　　　9. 珍宝剂　　 10. 酥药剂　 11. 酒剂　　 12. 尿诊

13. "萨"病　14. "冈班"病　15. "哲"病　16. 白脉　　 17. 黄水　　 18. 隐热

19. 浊热　　 20. 虚热　　 21. 未熟热　　 22. 盛热　　 23. 寒热界　 24. "嘎巴"

二、填空题

1.《四部医典》根据实际内容意译为_____、_____、_____、_____，
　　这四部内容_____，_____，_____。

2.《四部医典·论述部》人体处共 7 章内容，分别讲述藏医药学关于_____、
　　_____、_____、_____、_____和_____的内容。

3.《四部医典·论述部》病机处主要讲述_____、_____、_____
　　与_____等内容。

4. 藏医药学早在 8 世纪就对藏医临床内容完成了基于"八支"的专科划分，且同现代临床医学
　　的划分非常吻合，可见藏医药学在临床专业和学科划分方面具有_____和_____。

5. 藏医养生处主要讲述如何维持组成机体的_____和_____、_____、
　　_____等藏医养生基本理念和内容。

6. 藏医治疗处中的总治则主要讲述_____和_____。

7. 藏医药学"未化病"根据性质可分为_____和_____ 2 类。

8. "炯"病在藏医药学中等同于内科疾病，是由于_____病而引发的一切藏医
　　_____的统称。

9. 藏医药学将热病学中的_____、_____、_____、_____、
　　_____和_____这 6 种疾病称为过程性热病或阶段性热病。

10. 藏医药学中的疫热是指可传染性热病，包括_____、_____、_____、
　　_____和_____等内容。

11. 藏医虫病是指由于饮食、起居、心理等因素使体内"三因"紊乱，刺激_____，
　　使其发生_____和_____而引发的一类疾病。

12. 尿频症在藏医药学中被称为_____，其中_____为尿频之意，表示症状，_____为食物精华或营养成分之意，指疾病性质。

13. "曼布"是藏医药学词汇的音译，在藏医药学中是个多义词，有时指_____，有时指_____。

14. "立漏"是藏医病名的音译，为_____之意，但其不仅限于_____和_____性疾病，而且还包括_____。

15. 藏医"冈班"病易发于长期生活在_____的人群，多发于_____、_____、_____、_____和_____等人体部位。

16. 藏医药学认为，从胎儿出生到16岁之前都为_____期，这一时期人体的_____和相应功能都处于_____过程，很多_____和_____尚未发育完全，故称_____期。

17. 藏医药学中的外伤是指由刀箭等兵器，或在生活实践过程中，生产工具、突发安全事件等对身体造成的_____或_____性_____及其_____。

18. 外伤学几乎占所有藏医临床内容的_____，且创伤处理措施也_____、_____，具有重要的_____、_____和_____价值。

19. 藏医外伤病治疗回共5章内容，分别讲述_____、_____、_____、_____和_____。

20. 藏医衰老病是指随年龄的增长而体内"五源"_____和_____的现象。

21. 藏医脉诊适合诊断任何藏医疾病，尤其在判断和预测重症患者的_____和_____方面具有不可替代的诊断优势。

22. 尿诊是藏医诊断学中最具特色的一项传统诊疗技术，在_____方面具有不可替代性优势。

23. 藏药膏剂是指将完成配伍的藏药方剂中各味药材_____后，根据临床实际需要分别混合在_____或_____煎制的_____等不同溶剂中而熬制成的一种膏状剂型。

24. 酒剂在藏医临床中的应用历史悠久，范围广泛，应用涉及_____和_____等领域。

25. 藏药草药剂章详细讲述藏药草本类药物的_____、_____、_____、_____、_____、_____等7项基本规则和代表性草药方剂的功能主治等相关内容。

26. 藏医敷料是指将_____或_____或_____物体敷于患病部位，用于治疗_____的一种传统治疗方法。

27. 藏医穿刺疗法是指采用不同外科器械对身体_____、_____和_____等进行穿刺引流来治疗疾病的一种_____。

三、单选题

1. "部"是藏医药学内容分类中最大的单元，在藏医药学中称（　　　）。
   A. 严啦　　　　　B. 居　　　　　C. 曼阿　　　　　D. 堆孜

2. 高智商和高悟性的人通过学习（　　　）内容就能精通藏医医理和掌握诊疗技能。
   A. 根本部　　　　B. 论述部　　　　C. 秘诀部　　　　D. 后续部

3. 藏医药学"八支"分类中，因病因和症状较为复杂，无一般规律可循，治疗手段独特且具有浓厚藏族文化色彩而设为一支的是（　　）。
  A．体支   B．儿支   C．毒支   D．精神支

4. 下列选项中属于藏医药基础学科内容的是（　　）。
  A．八支   B．十一处   C．十五回   D．四纲

5. 下列选项中属于藏医临床学科内容的是（　　）。
  A．八支   B．十一处   C．十五回   D．四纲

6. 藏医药学认为，所有内科疾病几乎由（　　）引起。
  A．水肿   B．未化病   C．心理   D．培根

7. 由于糟粕不消化使食物残渣滞留于消化道部位，致使培根增生并将食物残渣卷裹成块，形成肿瘤的疾病，在藏语中称（　　）。
  A．甲拜病   B．占病   C．木曲病   D．炯欠塞协

8. "甲拜""吾""木曲"这3种疾病在性质上均属（　　）疾病。
  A．未化性   B．热性   C．水肿性   D．疫性

9. 疫病侵入喉部而引发的疾病是（　　）。
  A．洛巴   B．嘎洛   C．嘎巴   D．绞痛疫

10. 疫病侵入皮肤的而引发的疾病是（　　）。
  A．洛巴   B．嘎洛   C．嘎巴   D．火焰疫

11. 疫病侵入前臂和小腿部肌肉而引发的疾病是（　　）。
  A．肌翻疫   B．嘎洛   C．嘎巴   D．火焰疫

12. 疫病侵入肩胛部而引发的疾病是（　　）。
  A．肌翻疫   B．嘎洛   C．阵绞疫   D．火焰疫

13. 藏医药学理论中，被认为具有储藏营养和孕育物质功能的器官是（　　）。
  A．钦巴   B．赤巴   C．岗巴   D．三木色

14. 下列选项中根据疼痛性质而命名，寓意牛顶般剧烈疼痛的疾病是（　　）。
  A．郎图   B．赤巴   C．肌翻疫   D．阵绞疫

15. 食物精华随尿液排出体外且表现出尿频症状的藏医疾病为（　　）。
  A．未化病   B．热病   C．京尼萨库   D．木曲病

16. 藏医临床上通常将"京尼萨库"病对应于现代医学的（　　）。
  A．高血压   B．糖尿病   C．慢阻肺   D．低血糖

17. 黄水病是藏医药学特有的一个病种，认为黄水是（　　）的精华。
  A．血液   B．胰液   C．胆汁   D．肌肉

18. 白脉是藏医药学专业术语，对应于现代医学的（　　）。
  A．血管   B．脂肪   C．神经   D．肌肉

19. 藏医药学杂病治疗回含多少章内容（　　）。
  A．八章   B．十一章   C．十五章   D．十九章

20. 下列选项中哪种疾病发病后，体表会出现如火焰灼伤样症状（　　）。
  A．美维   B．索亚   C．真布   D．曼布

21. 下列哪种疾病发病后会表现出圆日形肿块（　　）。
  A．美维   B．索亚   C．真布   D．曼布

22. 由于恐惧、悲伤、焦虑、思虑过度、心理压力大等因素造成意识错乱，导致记忆力和意识削弱而引发的疾病是（　　）。
     A. 虐切　　　　　　　B. 曼布　　　　　　　C. 真布　　　　　　　D. 解切

23. 发病时会出现意识突然丧失、晕厥扑倒、四肢抽搐和口吐白沫等症状的疾病是（　　）。
     A. 虐切　　　　　　　B. 曼布　　　　　　　C. 鲁顿　　　　　　　D. 解切

24. 藏药灰剂多用于治疗以下哪种疾病（　　）。
     A. 热性疾病　　　　　B. 寒性疾病　　　　　C. 混合型疾病　　　　D. 复性疾病

25. 下列制剂中属于药物疗法的压轴性制剂的是（　　）。
     A. 酥油剂　　　　　　B. 酒剂　　　　　　　C. 珍宝剂　　　　　　D. 膏剂

26. 藏医油疗多用于治疗哪种疾病（　　）。
     A. 隆病　　　　　　　B. 赤巴病　　　　　　C. 培根病　　　　　　D. 木布病

27. 藏医泻疗多用于治疗哪种疾病（　　）。
     A. 隆病　　　　　　　B. 赤巴病　　　　　　C. 培根病　　　　　　D. 木布病

28. 藏医催吐疗法多用于治疗哪种疾病（　　）。
     A. 隆病　　　　　　　B. 赤巴病　　　　　　C. 培根病　　　　　　D. 木布病

29. 关于藏医药学内容分类单元，下列叙述正确的是（　　）。
     A. 部＞支＞处＝回＝纲＞章＞节　　　　　B. 章＞支＞处＝回＝纲＞节＞部
     C. 部＞支＞纲＝章＝节＞处＞回　　　　　D. 部＞章＞处＝回＝纲＞支＞节

四、多选题

1. 下列选项中属于《四部医典·论述部》饮食处内容的是（　　）。
     A. 食物性质　　　　　B. 食物搭配　　　　　C. 合理饮食　　　　　D. 食物禁忌

2. 《四部医典·论述部》药理处主要讲述（　　）。
     A. 药味　　　　　　　B. 药性　　　　　　　C. 药物鉴别章　　　　D. 药物配伍原则

3. 下列选项中属于《四部医典·论述部》诊断处内容的是（　　）。
     A. 脉诊　　　　　　　B. 寒热鉴别诊断　　　C. 诊断策略　　　　　D. 四分诊断法

4. 藏医药基础学科内容可归纳为（　　）。
     A. 十一处　　　　　　B. 十五回　　　　　　C. 二十五章　　　　　D. 三十一章

5. 藏医药学单元分类中与"处"同级的单元是（　　）。
     A. 章　　　　　　　　B. 纲　　　　　　　　C. 回　　　　　　　　D. 节

6. 热病治疗回中将广义的热病分为（　　）。
     A. 热病　　　　　　　B. 未化病　　　　　　C. 疫病　　　　　　　D. 炯病

7. 下列选项中属于"彻"病初期典型症状的是（　　）。
     A. 双踇趾疼痛　　　　　　　　　　　　B. 腰髋部疼痛
     C. 双臂肘关节处疼痛　　　　　　　　　D. 肩胛部疼痛

8. 下列选项中属于"冈班"病典型症状的是（　　）。
     A. 肿胀麻痹　　　　　B. 感觉消失　　　　　C. 疼痛不明显　　　　D. 肩胛部疼痛

9. 下列选项中属于小儿病治疗回内容的是（　　）。
     A. 新生儿护理　　　　B. 小儿常规疾病诊治　C. 小儿外邪病诊治　　D. 胎儿发育

10. 藏医药学将妇科病总体分成寒热两类，分别称（　　）。
     A. 查促　　　　　　　B. 查隆　　　　　　　C. 隆促　　　　　　　D. 隆赤

11. 下列选项中属于"萨"病症状的是（　　）。

A．半身不遂　　　　B．眼部血管凸起　　　C．口吃、口歪　　　D．无端哭笑

12．中毒疗法是藏医药学中最古老的疗法之一，内容丰富，特色鲜明，下列选项中属于中毒疗法内容的是（　　）。

A．有毒生物攻击后中毒　　　　　　B．人工合成毒物中毒

C．食物中毒　　　　　　　　　　　D．有毒药物中毒

13．藏医治疗衰老病的目的是（　　）。

A．延长寿命和强健身体　　　　　　B．具有性生活和生育功能

C．保持感官灵敏和声音洪亮　　　　D．维持清醒意识和敏捷思维

14．根据制成汤剂的过程不同，藏医药学将汤剂分为（　　）。

A．凉汤　　　　　　B．复汤　　　　　　C．单汤　　　　　　D．煎汤

15．根据汤剂的配方组成，可将汤剂分成以下几种（　　）。

A．凉汤　　　　　　B．复汤　　　　　　C．单汤　　　　　　D．煎汤

16．根据疾病性质的寒性、热性和寒热相持性，可以将汤药分为以下几种服用方式（　　）。

A．热服　　　　　　B．凉服　　　　　　C．单服　　　　　　D．温服

17．下列选项中适合用藏医灌鼻疗法治疗的疾病是（　　）。

A．感冒鼻塞、鼻窦炎　　　　　　　B．麻风病

C．面部黄水病　　　　　　　　　　D．头部外伤

18．藏医药浴疗法具体分为（　　）。

A．水浴　　　　　　B．敷浴　　　　　　C．蒸汽浴　　　　　D．日光浴

五、判断题

1．藏医药学中的"哲"病与西医所指的"癌症"完全相同。（　　）

2．藏医药学中的"炯布"是指由非人为因素和自然因素作用于身、口、意而改变患者身、口、意正常行为的一种疾病。（　　）

3．将草本类药材制成浸膏后密封保存可使药性保存更久，药效更好，质量更稳定。（　　）

4．脉泄是所有藏医泄疗的镇反疗法即藏医泄治疗法的最后一道防线疗法。（　　）

5．营养灌肠疗法是针对性治疗隆病的一种疗法。（　　）

6．藏药学认为，珍宝药具有其他药材所不能具有的特殊功效，一般作为藏医药物疗法的压轴性药剂。（　　）

7．藏医油疗多用于治疗"赤巴"病。（　　）

六、简答题

1．为何主讲藏医临床学内容的"十五回"中只有热病治疗回而无寒病治疗回？

2．藏医虫病学与现代微生物学有何区别？藏医虫病与疫病有无关联？

3．藏医疫病的本质是什么？疫病与热病间的关系是什么？

4．"八支"与"十五回"内容间的归属关系是什么？

5．藏医外治疗法有哪些？各有哪些特点？

6．藏药传统制剂有哪些？各制剂的工艺特点是什么？

7．藏药药学中息剂和泄剂的区别是什么？举例说明。

8．试述藏医营养灌肠疗法的配伍、操作规程及适应证。

9．试述藏医疫性感冒的病因、性质、分类及症状。

七、论述题

1. 藏医药学认为，"未化症"是一切内科疾病的病因，这一观点的理论依据是什么？对藏医疾病诊断、治疗和预防有哪些指导意义？
2. 论述藏医"八支"对现代藏医学科分化和专科设置的贡献及对未来藏医药临床发展的指导意义。

第七章

藏医生理与病理概论

学习目标

1. **掌握** 藏医生理与病理的前提、概念及性质。"三因"的内部分类、依存部位、运行通道及生理功能。组成人体的基本物质及其生理功能。藏医药学中疾病的病因、诱因、入侵途径、发病部位、运行通道、发病时间、发展过程、并发症及归纳原则。
2. **熟悉** 藏医药学中关于精华和糟粕的定义、分类及具体转化过程。机体终极精华——神的定义、依存部位及其功能。将"隆""查"和"黄水"疾病划分为共性疾病的理论依据。季节时辰变化与疾病蓄、发、息之间的关系。
3. **了解** 藏医药学中关于精液的不同理解。将"隆"分别划分为寒病和共性病的理论依据和意义。藏医药学中 9 种危及生命的重症疾病及其发展过程和临床意义。12 种常见医源性疾病的临床意义。

藏医生理（གནས་ལུགས།）是藏医药学认识生命活动及其规律和病理变化的基础理论。藏医病理（ནད་གཞི།）以藏医生理理论为基础，是藏医药学认识疾病、诊断疾病和治疗疾病的重要理论依据。藏医生理与病理理论具有鲜明的藏医药学理论特色和密切的内在联系。本章主要讲述藏医生理学与病理学的基本概念、基本知识及基本理论。

一、藏医生理概论

藏医药学形象地将生理与病理间的关系比喻为水与冰的关系，这一比喻隐含着两层深刻的藏医药学理论内涵：一方面表明从生理状态到病理状态是一种有条件的过程变化，这种变化在合理的条件干预下是可逆的；另一方面表明生理与病理之间没有绝对的界限，存在着一种介于生理（健康）与病理（疾病）状态的中间状态，即亚健康。当人体内的"三因"、七精华和三糟粕等物质在常规条件下维持各自在体内的标准量，并确保各物质动态平衡和正确运行于各自的特定通道时，具有维持机体正常生命活动的功能，此功能和状态称生理功能和生理状态，即"水"的状态；当人体内"三因"、七精华和三糟粕等物质的量发生增生或减少，并不能正常运行于自己的通道而发生紊乱时，则会对机体产生损害作用，此功能和状态称病理功能和病理状态，即"冰"的状态；当人体内"三因"、七精华和三糟粕等物质的量发生增生或减少，但未超出最高或最低界限，虽然开始影响正常生理功能但尚未对机体产生明显损害作用时，此过程为疾病蓄积过程，相当于现代医学中的亚健康状态，即"冰水混合物"状态（图7-1）。

（一）"三因"的生理前提

"三因"即"隆""赤巴""培根"，也称"三病"，因为"隆""赤巴""培根"3种物质既是人体的重要组成部分，又是引发一切疾病的直接因素，更是损害机体的基本疾病。"三因"究竟是组成机体的重要组成部分还是损害机体的基本疾病，则取决于其是否发生病变（量和质的变化），即以"三因"是否发生病变作为生理和病理的前提。当"隆""赤巴""培根"未发生病变时，它们是人体的重要组成部分，发挥着重要的生理功能，故称"三因"；一旦"隆""赤巴""培根"发生病变，则成为损害机体的基本疾病，具有疾病属性，故称"三病"。

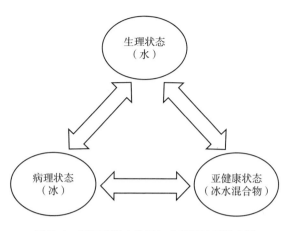

图7-1 藏医药学中生理与病理间关系模式图

（二）"三因"的内部分类

为认识和解释生命、疾病、药物的基本规律和特征，以及生命、疾病和药物之间的内在联系，藏医药学提出了分别代表寒性、热性和平性的"培根""赤巴"和"隆"，即"三因"。为进一步解释机体的生理功能和发病机制，藏医药学根据功能分工，将"隆""赤巴""培根"分别分类成5个子类，具体将"隆"进一步分类成"维命隆""上行隆""遍行隆""如火隆""下行隆"等5种；将"赤巴"进一步分类成"消化赤巴""颜化赤巴""实施赤巴""明视赤巴""明色赤巴"等5种；将"培根"进一步分类成"支撑培根""研磨培根""觉味培根""觉足培根""黏合培根"等5种。"三因"共计15种子类或亚类。

（三）"三因"的依存部位、运行通道及生理功能

虽然"三因"遍布于机体内外，但在生理状态下，"隆""赤巴"和"培根"都有自己的主要依存部位（གནས་）和运行通道（རྒྱུ་ལམ）。"三因"及其15种子类只有在自己的主要依存部位维持标准的量相对不变，并运行于自己的特定通道，才能发挥特定的生理功能，确保正常的生命活动。

1. "隆"的依存部位、运行通道及生理功能 "隆"主要分布于脐以下的人体下部，运行于骨骼、皮肤、毛孔、耳、心和大肠等通道，主要发挥机体的呼吸、运动、排泄排遗、养分吸收和输送、血液循环、精华转化、感觉和意识等功能。此外，"隆"的5个子类也有相应的重点依存部位和特殊生理功能，其中"维命隆"位于百会，行于喉和胸部，主司吞咽、呼吸、吐唾液、打喷嚏、打嗝等行为功能，以及调节和改善意识、感觉、记忆力等功能；"上行隆"位于胸部，行于鼻、舌、咽喉部，主司发音、增强体能、改善气色、激发斗志和增强记忆力等功能；"遍行隆"位于心，行于遍体，主司上抬下放、伸展弯曲、行走、闭合等动作功能；"如火隆"位于胃部，行于肠胃等脏腑，主司消化、吸收、成熟和转化体内营养物质的功能；"下行隆"位于直肠，行于大肠、膀胱、生殖器和大腿等部位，主司储藏和排出精卵和大小便，以及孕育和分娩等功能。

2. "赤巴"的依存部位、运行通道及生理功能　"赤巴"在人体中主要分布于脐和胸骨上切迹之间的人体中部，运行于血液、汗液、眼、肝、胆囊和小肠等通道，主要发挥使机体感受口渴和饥饿，摄取食物和消化代谢，维持和调节体温、维持气色，铸造聪明和勇敢等功能。在以上共有依存部位和功能的基础上，"赤巴"的 5 个子类也有相应的重点依存部位和特殊生理功能，其中"消化赤巴"位于小肠，主司消化、吸收、提供和调节体温等功能，同时辅助其余 4 种子类"赤巴"发挥各自的生理功能；"颜化赤巴"位于肝，主司养分转化和精华成熟的功能；"实施赤巴"位于心，主司铸造公正、骄傲和智慧等意识，以及致力于事业的毅力等功能；"明视赤巴"位于眼，主司视觉，提供增强和维持视力的功能；"明色赤巴"位于皮肤，主司维持、改善和调节肤色的功能。

3. "培根"的依存部位、运行通道及生理功能　"培根"在人体中主要分布于胸骨上切迹以上的人体上部，运行于食物营养素、肌肉、脂肪、骨髓、精液、大便、小便、鼻、舌、肺、肾、脾、胃和膀胱等通道，主要发挥坚固身体、稳定思想和意识、保障睡眠、连接和黏合关节、提高耐受力和忍耐性、提供身体的光滑性和油腻性等重要生理功能。同样，在上述"培根"共有的依存部位和功能基础上，"培根"的 5 个子类也有相应的重点依存部位和特殊生理功能，其中"支撑培根"位于胸部，主要为机体提供水分和为其余 4 种子类"培根"提供支撑作用，辅助其余"培根"发挥各自的正常生理功能；"研磨培根"位于胃部，具有研磨、腐化和分解食物的功能；"觉味培根"位于舌部，主司味觉功能，提供品尝和辨别味道的能力；"觉足培根"位于头部，主司感觉，提供和维持感官感知目标、感受刺激和应答满足的功能；"黏合培根"位于关节，提供黏合和润滑关节，以及伸屈肢体和灵便肢体活动等功能。

（四）组成人体的主要物质及其生理功能

根据藏医药学理论，组成人体的主要物质除"隆""赤巴""培根"等"三因"外，还包括七精华和三糟粕。

1. 七精华的形成与生理功能

（1）七精华的形成：藏医药学中的七精华是指食物营养素、血液、肌肉、脂肪、骨骼、骨髓、精液等 7 种物质。如图 7-2 所示，藏医药学认为，这 7 种精华物质是从低级到高级的营养转化而来，即人日常摄入的饮食在胃肠部通过"研磨培根""消化赤巴""如火隆"等三胃火的消化吸收作用，完成第 1 次精糟分离，精华转化成食物营养素，糟粕被分离成大小便；吸收的第一阶层精华物质即食物营养素经各级血管运输至肝后，在肝内局部火温的进一步消化吸收作用下，进行第 2 次精糟分离，精华转化成血液，糟粕被分离成胃部黏液等"培根"性黏液物质；血液在自身火温的作用下进行第 3 次精糟分离，精华转化成肌肉，糟粕被分离成胆汁；肌肉在自身火温的作用下进行第 4 次精糟分离，精华转化成脂肪，糟粕被分离成耵聍（耳垢）等人体九窍中排出的垢物；脂肪在自身火温的作用下进行第 5 次精糟分离，精华转化成骨骼，糟粕被分离成随汗液及皮肤分泌排出的脂质；骨骼在自身火温的作用下进行第 6 次精糟分离，精华转化成骨髓，糟粕被分离成牙齿、指（趾）甲和毛发；骨髓在自身火温的作用下进行第 7 次精糟分离，精华转化成机体的精液即产能营养素，糟粕被分离成随大便排出的油脂性物质；精液或产能营养素在自身火温的作用下进行最后的精糟分离，精华转化成人体的极品精华即神，糟粕被分离成孕育的种子即白精（精子）和红精（卵子）。

综上可知，食物营养素、血液、肌肉、脂肪、骨骼、骨髓和精液（产能营养素）这 7 种物质中，后者依次是前者的精华，即精液是骨髓的精华、骨髓是骨骼的精华、骨骼是脂肪的精华、脂肪是肌肉的精华、肌肉是血液的精华、血液是食物营养素的精华，故藏医药学将这 7 种物质称七精华（图7-2）。

（2）七精华的生理功能：生理状态下，不论是各级精华物质还是各类糟粕物质，都发挥着重要的生理功能，是维持人体正常生理状态的重要保障。具体为：七精华中的食物营养素具有发生和发展机体的功能，血液具有湿润机体和维持生命的功能，肌肉具有包裹机体的功能，脂肪具有油润机体的功能，骨骼具有支撑机体的功能，骨髓具有维持性功能、生成和转化营养及精液的功能，精液具有生育繁衍的功能。

除以上七精华之外，作为人体精华物质金字塔最顶端的最高级别精华物质——神，具有自己特定的依存部位和重要的生理功能。藏医药学认为，神位于心，行于遍体，作用于遍体，是确保延年益寿、红光满面、容光焕发和神采奕奕的必要物质基础，而悲痛是损伤人体的神的最主要因素。因此，根据藏医药学理论，保持健康的心态是确保健康的第一要务，养颜不过于养神，养神不过于养心。

2．三糟粕及其生理功能

（1）藏医药学中糟粕的定义及分类：藏医药学中精华和糟粕的概念不是绝对的，而是相对的和有条件约束的。体内精华物质通过进一步分离和转化，可形成更高级别的精华和糟粕，糟粕物质也可通过进一步分离和转化形成新的精华和糟粕物质。比如：血液可进一步分离和转化形成更高级别的精华肌肉和糟粕胆汁，而糟粕物质胆汁又可进一步分离和转化形成新的精华物质黄水和新的更次一级的糟粕物质大小便中的黄色成分及小便中的悬浮物（图7-2）。

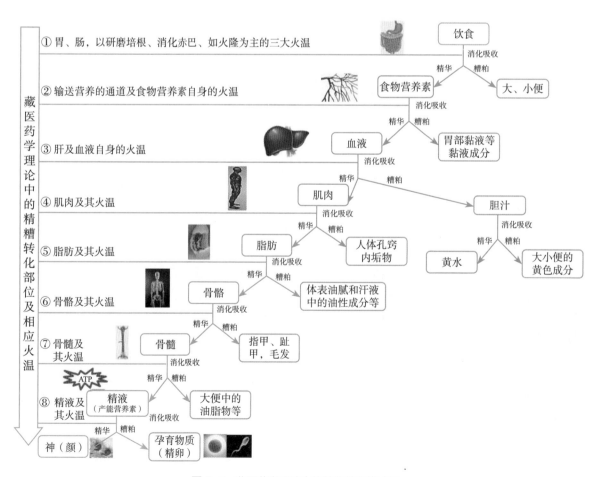

图7-2 藏医药学理论中的精华转化模式图

藏医药学中的三糟粕是指人体的所有糟粕中量相对多的大便、小便和汗液 3 种物质。此外，通过不同阶层精华物质的转化即精糟分离形成的胃部黏液等具有"培根"属性的黏液物质、胆汁、九窍垢物、通过毛孔分泌的肤表油脂、牙齿、指/趾甲、毛发、随大便排出的油脂物等，在不同条件下也属于糟粕物质。

（2）三糟粕的生理功能：相同于体内精华物质，以大便、小便和汗液为代表的体内各级各类糟粕物质在生理状态下也同样发挥着重要的生理功能，是人体正常生命活动的重要组成部分。其中，大便具有充盈消化道、分解食物、维持胃排空时间和排出糟粕物质的功能；小便具有充盈泌尿通道、腐化分解尿液中大分子物质，排出无用或有害糟粕物质等功能；汗液具有使皮肤湿润和滋养皮肤，巩固汗毛和确保毛孔通畅等功能。

藏医药学中关于组成人体并维持正常生理功能的物质主要有 25 种，分别是 15 种"三因"子类、七精华和三糟粕。当以上 25 种物质在人体内维持各自的标准量相对恒定，并运行于各自的运行通道时，则发挥各自的生理功能，在维持机体正常生命活动的同时，还具有强体养神和延年益寿的重要作用。相反，由于饮食起居过度、过小或相反，使以上 25 种人体组成物质发生增加、减少和紊乱，则会对机体和生命造成直接损害。虽然"七精华""三糟粕"和"三因"都是构成人体的重要物质，但从性质来看，"七精华"和"三糟粕"属于结构性物质，而"三因"及其子类属于功能性物质，需要依赖"七精华"和"三糟粕"发挥功能。因此，当七精华等以上 25 种组成机体的结构性和功能性物质发生增多、减少和功能紊乱等病变后，会进一步加重"三因"及其子类病变，而进一步病变后的"三因"及其子类反过来会对组成人体的"七精华"和"三糟粕"等结构性物质产生直接损害作用。鉴于病变后 25 种组成人体的基本物质间的互克互害关系，藏医药学又将七精华和三糟粕统称"十被害"（ གནོད་བྱ་བཅུ། ），而将病变后的 15 种"三因"子类称为"十五害"（ གནོད་བྱེད་བཅོ་ལྔ། ）或"十五病"（ ནད་བཅོ་ལྔ། ）。

二、藏医病理概论

（一）疾病的概念

藏医药学中的疾病是指机体的"三因"发生增加（ འཕེལ ）、减少（ ཟད ）和紊乱（ འཁྲུགས་པ ）变化而不能维持正常生理功能，或直接损害机体，使机体的全部或部分生理功能障碍的状态。藏医药学认为，"三因"即"隆""赤巴""培根"是引发一切疾病的直接因素，当"三因"及其 15 种子类病变后，不但具有疾病的属性，而且会直接损害机体。因此，藏医药学中，"三因"及其 15 种子类也分别称"三病"和"十五病"，或"三害"和"十五害"。

（二）病因

藏医药学中疾病的病因是指引发疾病不可或缺的因素，分远因和近因 2 类。疾病的远因是指"三毒"即贪、嗔、痴，疾病的近因是指"三因"即"隆""赤巴""培根"。由于远因的贪婪以及贪婪引起的系列心理精神活动及相应的浮躁起居行为使"隆"增生，愤怒以及愤怒引起的嫉恨等心理精神活动和相应的过激起居行为使"赤巴"增生，愚昧以及由于愚昧而引起的浑浑噩噩等心理精神状态导致的相应慵懒起居行为使"培根"增生，最终生成"隆"病、"赤巴"病、"培根"病三病，成为藏医药学中各类疾病的近因，即引发各类疾病的直接因素。

（三）诱因

藏医药学中疾病的诱因是指作用于病因或机体部位达到一定程度和时间后，能促进疾病发生或加重病情的因素或条件，也称病缘。藏医药学中的病缘或诱因包括饮食、起居、时辰和心理等4种条件，简称"四诱因"（ནད་ཀྱི་རྐྱེན་བཞི།）或"四病缘"（ནད་ཀྱི་རྐྱེན་བཞི།）。由于"四诱因"的少（དམན།）、多（ལྷག）、反（ལོག）等具体变化，诱导机体的七精华、三糟粕和"三因"发生质和量的变化和功能改变，进而使"三因"及其15种子类发生病变，以损害七精华和三糟粕为代表的机体。例如：摄入的饮食过少而诱发营养不良性疾病和"隆"病；摄入过多的饮食而诱发消化不良性疾病和"培根"病；摄入与自身体质和潜在疾病性质相同的饮食，如"赤巴"性体质者或处于"赤巴"病蓄积期的患者食用绵羊肉、陈年酥油等性热的食物而诱发血热性疾病和"赤巴"病等。以此类推，起居、时辰和心理因素也有类似的少、多、反变化，这种变化会促进和诱导"三因"发生增生、减少和紊乱等病理变化，且这些变化达到一定程度后就会诱发疾病。故藏医药学将饮食、起居、时辰和心理等4种因素称为疾病的"四诱因"。

（四）疾病侵入门户

藏医药学认为，在病因和诱因的共同作用下引发的疾病，一般会通过散于皮肤（པགས་ལ་གྲམས་པ།）、生于肌肉（ཤ་ལ་རྒྱས་པ།）、进入脉道（རྩ་ལ་ཞུགས་པ།）、侵入骨骼（རུས་ལ་ཞེན་པ།）、沉入五脏（དོན་ལ་འབབ་པ།）、降入六腑（སྙིང་དུ་ཟུགས་པ།）的方式侵入机体。因此，藏医药学将皮肤、肌肉、脉道、骨骼、五脏和六腑称为疾病入侵的"六门户"（འཇུག་སྒོ་དྲུག）。疾病入侵"六门户"理论表明，传统藏医药学根据疾病的发病部位，将疾病主要归纳成皮肤类疾病、肌肉类疾病、脉系类疾病、骨骼类疾病、五脏类疾病和六腑类疾病等6类。其中，疾病沉入五脏和降入六腑而引发的五脏类疾病和六腑类疾病属于内部疾病，进入脉道和侵入骨骼而引发的脉系类疾病和骨骼类疾病属于中部疾病，散于皮肤和生于肌肉而引发的皮肤类疾病和肌肉类疾病属于外部疾病。实际临床中，有些疾病会依次或同时通过不同的侵入门户侵入机体，而有些疾病只通过一个门户侵入一个器官或组织。例如：一些严重的外源性感染性疾病会依次或同时通过皮肤、肌肉、脉道、骨骼、五脏和六腑等门户侵入体内，但一些疾病，如不消化引起的水肿和外伤引起的骨折等疾病，其入侵门户则相对单一，具有明显的部位特征。

（五）发病部位

藏医药学认为，不论生理还是病理状态，"隆""赤巴""培根"都遍布于人体内外和上、中、下等各部位，但由于生理状态下"隆""赤巴""培根"在体内的分布具有侧重性，故病变后的"隆""赤巴"和"培根"即"隆"病、"赤巴"病和"培根"病在体内的分布也具有侧重性。通常根据"三病"在体内各部位的分布多寡，可大致将人体的上、中、下部位分别划分为"培根"病、"赤巴"病和"隆"病的发病部位。"培根"主要依附于大脑，相应地"培根"病主要分布在以大脑为主的人体上部，即膻中以上的人体部分，表现出头晕、有明显的沉重感、反应迟钝、情绪低落等脑部疾病的共性症状；"赤巴"主要依附于肝胆，相应地"赤巴"病主要分布于以肝胆为中心的人体中部，即膻中以下和脐以上的人体部分，表现出肝胆区疼痛明显、发热等肝胆病共性症状；"隆"主要依附于腰髋部，相应地"隆"病也主要分布于以腰和髋为主的人体下部，即脐以下的人体部分，表现出腰椎、髋骨和膝关节疼痛等骨病典型症状。

（六）疾病运行通道

通常来说，"隆""赤巴""培根"病变后形成的"三病"在人体的精华、糟粕、感官、五脏、六腑中都有各自的运行通道，且在各自的运行通道上表现出相应的典型症状。

1."隆"病的运行通道 "隆"病主要运行于人体七精华中的骨骼，三糟粕中的皮肤和毛孔（汗液），感官中的耳，五脏中的心，六腑中的大肠。相应地，"隆"病患者常会表现出全身骨骼和关节刺痛或游走性疼痛、皮肤粗糙、耳鸣、心慌和肠鸣等"隆"病典型症状。因此，藏医药学认为，骨骼、皮肤、毛孔、耳、心和大肠是"隆"病的运行通道（表7-1）。

2."赤巴"病的运行通道 "赤巴"病主要运行于人体七精华中的血液，三糟粕中的汗液、感官中的眼，五脏中的肝，六腑中的胆和小肠。相应地，"赤巴"病患者常会表现出血热、发汗、眼干、肝胆区疼痛、肠炎性腹泻等症状。因此，藏医药学认为，血液、汗液、眼、肝、胆和小肠是"赤巴"病的运行通道（表7-1）。

3."培根"病的运行通道 "培根"病主要运行于人体七精华中的食物营养素、肌肉、脂肪、骨髓和精液，三糟粕中的大便和小便，感官中的鼻和舌，五脏中的肺、肾和脾，六腑中的胃和膀胱。相应地，"培根"病患者也常会表现出肥胖、遗精、消化不良性腹泻、尿频、鼻涕增多、舌苔增厚、味觉减退或消失、痰阻、肾区冷凉、脾区隐痛、腹胀、膀胱有下坠感等"培根"病典型症状。因此，藏医药学认为，食物营养素、肌肉、脂肪、骨髓、精液、大便、小便、鼻、舌、肺、肾、脾、胃和膀胱是"培根"的运行通道（表7-1）。

综上，藏医药学将"隆"病、"赤巴"病和"培根"病分别运行于机体精华、糟粕、感官、五脏、六腑的15种通道，统称疾病运行的十五通道。

表 7-1 "三病"的运行通道

三因	运行通道				
	精华	糟粕	感官	五脏	六腑
隆	骨骼	皮肤、毛孔（汗液）	耳	心	大肠
赤巴	血液	汗液	眼	肝	胆、小肠
培根	食物营养素、肌肉、脂肪、骨髓、精液	大便、小便	鼻、舌	肺、肾、脾	胃、膀胱

（七）发病时间

藏医药学认为，不同疾病的发生都有相应的时间特征，一旦发病后不采取合理和及时的治疗，可能会发展成难以治愈的重症疾病，引发各种伴发病。因此，认识不同疾病的发病时间、潜在预后和可能的伴发病，在实际临床中具有重要的意义。藏医药学认为，常规疾病都有蓄积、发病和平息3个阶段性过程，简称疾病的蓄、发、息过程。疾病的蓄（གསོག）、发（ལྡང་）、息（ཞི）这一过程同患者的年龄、所处环境和当时的时辰季节等密切相关。

1.年龄与疾病 藏医药学认为，机体由"五源"构成，且构成机体的"五源"比例随年龄的变化而变化，进而会影响疾病的发生和发展。老年人随年龄的增高，其体内的"土源"与"水源"会逐渐减少，而"风源"会逐渐增加，从而主要显现出"隆"的属性，因此老年人易发"隆"病；青壮年人由于身体发育完全、身体健硕，体内"火源"偏盛，体质偏向于"赤巴"的属性，因此青壮年人易发"赤巴"病；小儿由于主食母乳且嗜睡，日睡眠时间较长，体内"土源"和"水源"偏盛，体质偏向于"培根"的属性，因此小儿易发"培根"病。

2．环境与疾病　藏医药学认为，外环境（自然界）和内环境（机体）均由"五源"构成，二者不但在结构组成上具有本质一致性联系，而且在功能和运行方面也存在密切的联系。因此，自然界外环境的变化势必影响人体内环境的变化，其中包括疾病的发生和发展。比如：凉风习习和寒冷之地为"隆"病的发病环境，干旱炎热之地为"赤巴"病的发病环境，潮湿油腻之地为"培根"病的发病环境。

3．季节时辰与疾病　季节时辰在广义层面也属于外环境范畴，其变化也依然会影响机体及依赖于机体的疾病。通常来说，藏医药学认为，四季中的夏季和一日中的黎明与傍晚是"隆"病的发病时间，四季中的秋季和一日中的正午与午夜是"赤巴"病的发病时间，四季中的春季和一日中的清晨与黄昏是"培根"病的发病时间。此外，随着一年季节的变换和更替，"三病"在体内也进行着蓄积、发病和平息的变化过程。

（1）季节变化与"隆"病的蓄、发、息：农（藏）历四至五月间，天气逐渐变热，外部环境表现出轻、糙而热的特征；由于天气和外部环境的轻和糙性，会使体内的"隆"在自己的依附部位逐渐增生，但又由于此时的天气同时还具有热性，故中和并压制了"隆"的寒性，使得此时的"隆"虽然在体内有蓄积和病变，但尚达不到正式发病的程度，故这一时期被称为"隆"病的蓄积期（གསོག་པའི་དུས）。六至七月间，天气多风雨，且湿寒，使得体内蓄积的"隆"在遇到湿寒后其寒性持续蓄积并达到发病程度，导致"隆"在体内相应部位正式发病，表现出明显的"隆"病症状，故这一时期被称为"隆"病的发病期（ལྡང་བའི་དུས）。八至九月间，天气腻而热，在持续腻而热的天气作用下，体内"隆"的寒和糙等性质被削弱和平息，使其恢复正常的量和功能，故这一时期被称为"隆"病的平息期（ཞི་བའི་དུས）。因此，农（藏）历四至五月、六至七月和八至九月分别是"隆"病的蓄积季、发病季和平息季。

（2）季节变化与"赤巴"病的蓄、发、息：农（藏）历六至七月，天气及外环境表现出腻和凉的特性；由于天气的腻性使体内"赤巴"的"腻"等属性逐渐增生并在自己的依附部位持续蓄积，但由于此时的天气同时还具有凉性，从而压制了"赤巴"的热性，使得体内"赤巴"虽有增生但尚不能达到正式发病的程度，故这一时期被称为"赤巴"病的蓄积期。八至九月间，天气及环境以腻和热为典型特征，从而会使体内"赤巴"的腻和热等属性持续增生并达到正式发病的程度，表现出"赤巴"病典型症状，故这一时期被称为"赤巴"病的发病期。十至十一月间，天气以寒为典型特征，会使体内"赤巴"病的热、锐等属性逐步被中和，使病变的"赤巴"病平息于自己的发病部位，故这一时期被称为"赤巴"病的平息期。因此，农（藏）历六至七月、八至九月和十至十一月分别是"赤巴"病的蓄积季、发病季和平息季。

（3）季节变化与"培根"病的蓄、发、息：农（藏）历十二至一月间，天气以凉、腻、沉为特征，因这些属性同体内"培根"的属性相一致，导致体内"培根"在自己的依附部位逐渐增生和蓄积，但由于这一季节是一年中最冷的季节，致使体内蓄积的"培根"被冷凝而不能正式发病，故这一时期被称为"培根"病的蓄积期。二至三月间，天气以温热为特征，在温热天气的作用下致使体内蓄积冷凝的"培根"被解凝并正式发病，故这一时期被称为"培根"病的发病期。四至五月间，天气以轻、糙、热为典型特征，这些属性同体内"培根"的属性刚好相反，因而此时在外环境的持续作用下，体内"培根"的腻、凉、沉等属性被中和与平息，遂使体内的"培根"病也逐渐平息在各自依附部位，故这一时期被称为"培根"病的平息期。因此，农（藏）历十二至一月、二至三月和四至五月分别是"培根"病的蓄积季、发病季和平息季。

（八）疾病发展结果

常规疾病一般在体内都有蓄积、发病和平息的先后过程，但对于一些疾病，由于未能及时治疗、治疗过失和患者基础条件差等，最终会发展成危及生命的 9 种疾病，分别为三命损耗病（འཚོ་བ་གསུམ་ཟད་ཀྱི་ནད།）、三因互克病（འདུ་བ་གཤེད་དུ་བབས་པའི་ནད།）、药病同性病（སྨན་པ་མཚུངས་པའི་ནད།）、伤及要害病（གནད་དུ་བབས་པའི་ནད།）、医迟断命病（སྨན་ནད་དུས་འདའས་ནས་སྲོག་ཉེ་ཚད་ཀྱད་པའི་ནད།）、热病越界病（ཚ་ལ་འདས་ཀྱི་ནད།）、寒病沉底病（གྲང་བ་གཏིང་འཁེལ་བའི་ནད།）、身体不支病（ཟུངས་ཀྱིས་མི་ཕྱོད་པའི་ནད།）和突发损伤病（རྣམ་པར་འཚོ་བའི་ནད།）。

1. 三命损耗病　三命损耗病（འཚོ་བ་གསུམ་ཟད་ཀྱི་ནད།）是指患者日渐消瘦和肌肉萎缩、不能进食、脉搏微弱或消失的疾病。藏医药学认为，外部肌肉、内部饮食、与命相依共存的脉搏是维持生命的 3 种基本条件，以上三者一旦消失，即患者肌肉严重消耗和萎缩、饮食不进、脉搏消失时则意味着生命的终结，因此被称为三命损耗病。

2. 三因互克病　三因互克病（འདུ་བ་གཤེད་དུ་བབས་པའི་ནད།）是指"隆""赤巴""培根"这"三因"发生病变后，通过相互攻击和彼此摧毁来损害机体及危害生命的疾病。藏医药学认为，"三因"之间存在着密切的内在联系，在生理状态下"三因"如同手足，相互依存、协同共生，但病变后不及时治疗或治疗不当，就会促使"三因"功能进一步紊乱，病变进一步加剧，最终会将"三因"间的协同共生关系转变成互克互杀关系，并随"三因"相互摧毁过程，机体和生命也被摧毁。

3. 药病同性病　药病同性病（སྨན་པ་མཚུངས་པའི་ནད།）是指违反藏医治疗原则中关于"寒病热治"等平衡治疗原则，采用与目标疾病的性质相同的药物和疗法进行干预治疗（如用寒性药物治疗寒性疾病），所致病情进一步加重或诱发的新的更为严重而无法挽救的疾病。藏医药学认为，所有疾病都由"隆""赤巴""培根"3 种基本因素的增加、减小和功能紊乱而引发，因此，治疗疾病的原则也不外乎削减被增加的"三因"，增补被减少的"三因"和理顺已紊乱的"三因"功能，归纳起来则是"中和平衡"和"拨乱反正"。比如：体内的"赤巴"增加而发生病变时会表现出以腻、锐、热和轻等"赤巴"属性彰显和功能亢进为特征的典型热证，治疗时需采用以糙、钝、寒和沉为典型特征的寒性药物或疗法进行治疗，以中和体内增生的"赤巴"及其属性和功能，使其恢复至正常范围，并维持动态平衡；当体内的"赤巴"减少而发生病变时会表现出腻、锐、热和轻等"赤巴"属性消沉和功能减退，甚至会表现出寒性症状，治疗时需结合病情采用具有腻、热和锐等性质的热性药物或疗法，使过少的"赤巴"及其属性被增补，恢复动态平衡状态；当体内的"赤巴"紊乱而发生病变时会在"隆"和"培根"的运行通道中表现出"赤巴"病症状，如黄疸（"赤巴"侵入皮肤和毛孔等"隆"的部位），此时则需要结合疾病症状和性质，采取安抚"隆"、通脉窍、泄病邪、消病势和补亏损的"拨乱反正"治疗，以确保"三因"各行其道。

4. 伤及要害病　伤及要害病（གནད་དུ་བབས་པའི་ནད།）是指心脏等人体要害处受到刀具和其他器械及物体的伤害而发生的危及生命的重症疾病；或者对发病迅速且病情严重的热性疾病未能及时采取有效治疗，使病情进一步发展并侵入重要的脏腑和脉络等要害部位，最终危及生命的疾病。

5. 医迟断命病　医迟断命病（སྨན་ནད་དུས་འདའས་ནས་སྲོག་ཉེ་ཚད་ཀྱད་པའི་ནད།）是指对"隆"病患者未能及时采取合理的医治措施而失去最佳治疗时间，导致身体严重消耗和虚弱，病情持续恶化，最终危及生命的疾病。

6. 热病越界病　热病越界病（ཚ་ལ་འདས་ཀྱི་ནད།）是指热病未及时合理治疗而超过最高限度和热界，致使不能治愈和危及生命的疾病。藏医药学认为，人体内的寒热都有个临界，不论寒热，一旦超越这一界限，就很难被治愈，即很难恢复至原来的正常范围和功能。

7．寒病沉底病 寒病沉底病（གྲང་བ་གཏིང་འཁར་བའི་ནད།）是指寒病未能及时、合理和有效治疗而错过最佳治疗期，使疾病进一步发展和加剧，导致寒性超过人体能承受的临界，成为不可治愈且危及生命的疾病。

8．身体不支病 身体不支病（ཟུངས་ཀྱིས་མི་ཐུབ་པའི་ནད།）是指患者的基础条件很差，身体极度虚弱，不能承受相应药物和外治疗法的治疗，从而无法治愈目标疾病，最终危及生命的疾病。

9．突发损伤病 突发损伤病（རྣམ་པར་འཚོ་བའི་ནད།）是指不明病因导致的突发性急性重症疾病。此类疾病一般表现出病因不明确，病情急，常规治疗措施无效或起效不明显，无法扭转和制止疾病进程等特点；属于主要以精神心理和超常规因素引发的藏医"顿"病范畴。

（九）医源性疾病

藏医药学中的医源性疾病（སྨན་རྒྱུའི་ནད།）是指在治疗目标疾病的过程中，由于采取的起居、饮食、药物和外治疗法过度、过小和过失而引发的新的疾病。根据对"三病"的治疗过程和结果，藏医药学将常见的医源性疾病归纳为12种（图7-3）。

1．"隆"病的医源性疾病 实际临床过程中对"隆"病采取治疗时，由于采用的药物和外治疗法过小（དག་ས།）、过度（ལྷག）和过失（ལོག）会发生相应的4种伴发病。比如：在治疗"隆"病时，一旦所采用的药物剂量和疗法程度过大或过度，则会导致虽然"隆"病被治愈和平息，但同时引发"赤巴"病或"培根"病；假如治疗过小（采用的药物剂量和疗法程度过小）或过失（采取的治疗原则错误和/或方法不合理），不但"隆"病不会被平息，反而又引发"赤巴"病或"培根"病，即"隆赤"病或"培隆"病。因此，"隆"病被治愈但引发的"隆"病和"赤巴"病，以及"隆"病未被治愈反而引发的"隆赤"病和"培隆"病是"隆"病的4种常见医源性疾病。

2．"赤巴"病的医源性疾病 治疗"赤巴"病时，假如采取的治疗原则和方法正确，但由于实际治疗过程中采用的药物剂量和外治疗法程度过大或过度等，会导致虽然"赤巴"病被治

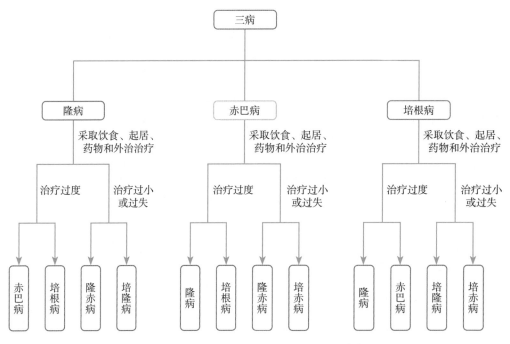

图 7-3　藏医药学中的 12 种典型医源性疾病

愈，但同时又引发"隆"病或"培根"病等；相反，在治疗"赤巴"病的过程中，由于采用的药物剂量和外治疗法程度过小，或所采取的治疗原则和方法错误等，会导致"赤巴"病不但不能被治愈，反而又引发"隆"病或"培根"病，即引发"隆赤"病或"培赤"病。因此，"赤巴"病被治愈但引发的"隆"病和"培根"病，以及"赤巴"病未被治愈反而引发的"隆赤"病和"培赤"病是"赤巴"病的4种常见医源性疾病。

3."培根"病的医源性疾病　在治疗"培根"病的过程中，由于治疗过小、过度和过失，同样会引发不同的伴发病。比如：在治疗"培根"病时，虽然采取的治疗原则和方法正确，但由于采用的药物剂量和外治疗法程度过大或过度，会导致"培根"病被治愈，但同时会引发"隆"病或"赤巴"病；相反，在治疗"培根"病的过程中，由于采用的药物剂量和外治疗法程度过小，或所采取的治疗原则和方法过失，以致"培根"病不但不能被治愈，反而又引发"隆"病或"赤巴"病，即"培隆"病或"培赤"病。因此，"培根"病被治愈但引发的"隆"病和"赤巴"病，以及"培根"病未被治愈反而引发的"培隆"病和"培赤"病是"培根"病的4种常见医源性疾病。

上述12种医源性疾病是基于藏医"三病"治疗过程的列举，只是一种藏医临床思维和理念，基本观点是医源性疾病的发生不外乎两种情况，要么由于治疗过度，虽然原发疾病被治愈，但又引发新的疾病，要么由于治疗过小和过失，不但原发疾病未被治愈，反而又引发新的疾病。临床实践中的医源性疾病错综复杂，性质多样，需在以上藏医思维指导下触类旁通，灵活应用。

（十）疾病的归纳与归类

藏医药学根据疾病性质，将疾病归纳成寒病、热病2类，或寒性疾病、热性疾病、共性疾病等3类。通常来说，由于"隆"和"培根"的属性为寒性，将"隆"病和"培根"病归为寒病，且寒病在"五源"中显"水源"的属性；由于"查"和"赤巴"的属性为热性，将"查"病和"赤巴"病归为热病，且热病在"五源"中显"火源"的属性；由于虫和黄水本身不具有明显的寒热倾向性，但二者变病后形成的虫病和黄水病具有寒热之分，此时二者的寒热性取决于主要病因和伴发病的寒热性，如"赤巴"引发的虫病和黄水病为热病，"培根"引发的虫病和黄水病为寒病，因此藏医药学将虫病和黄水病归为共性疾病。

藏医药学中的"隆"病有时会归为寒病，有时也会归为共性疾病。如在《四部医典·根本部》中将"隆"病归为寒病，而在《四部医典·论述部》中又将"隆"病归为共性疾病。这是因为"隆"在《根本部》和《论述部》中的归类依据不同。《根本部》中将"隆"病归类为寒病时依据的是其属性，因为就其属性而言，"隆"具有糙、轻、寒、细、硬、晃这6项具体属性，其中寒和糙是其最典型的属性，依此，藏医临床中治疗"隆"病时会优先采用性热而富有营养的食物或药物来治疗，所以将"隆"病归为寒病。《论述部》中将"隆"病归为共性疾病依据的是其功能，由于"隆"的轻、细、晃等属性，其有无孔不入和遍布机体的功能，同样也具有诱发和遍布所有寒热疾病的功能，因此"隆"病的寒热性取决于其伴发病，若伴发病为"培根"病等寒病则显寒性，伴发病为"赤巴"病等热病则显热性，具有遇寒则更寒、遇热则更热的功能，故将"隆"病归为共性疾病。

藏医药学中"查"（ཁྲག）的字面意义为血，为人体七精华之一。血本身不是疾病，但有时藏医药学将血视为病因或疾病，这是因为根据藏医理论，血是"三因"中"赤巴"的前体和来源基础，一旦发生紊乱就会发生热证，甚至会引起"赤巴"病，故藏医药学有时将血病变后引发的疾病归为热病，称"查"病。

虫病（སྲིན་ནད）是藏医药学中的一大类疾病。藏医药学认为，整个人体都是由很多寄生于人体的微虫组成，包括体外寄生虫和体内寄生虫 2 类。体外寄生虫常指虱子（ཤིག）和虮子（སྲོ་མ）；体内寄生虫分"隆"虫（རླུང་སྲིན）、"赤巴"虫（མཁྲིས་སྲིན）、"培根"虫（བད་སྲིན）和血虫（ཁྲག་སྲིན）等 4 类。其中，"隆"虫主要位于大肠部；"培根"虫主要位于胃部；"赤巴"虫主要位于牙齿、眼、皮肤、直肠及生殖器等部位；血虫主要位于血液，并随血液循环遍布全身，是炎症和疫病的主要病因。因此，虫病的寒热性取决于所致病的虫种，若致病虫是"隆"虫和"培根"虫，那么此类虫病则为寒病，若致病虫是"赤巴"虫和血虫，则该类虫病为热病。因此，此处将虫病作为共性疾病归类。

黄水（ཆུ་སེར）是藏医药学专业术语。藏医药学认为，黄水源自胆汁，是胆汁的精华。由于饮食、起居等因素，致使黄水发生量变和质变，就会发生各种黄水病。黄水本身不显寒热性，其寒热性依然取决于诱因和伴发病。根据性质，黄水可分为白黄水和黑黄水。白黄水伴有"培根"和"隆"的寒性，故由白黄水引发的疾病为寒病；黑黄水伴有"查"和"赤巴"的热性，故由黑黄水引发的疾病为热病。因此，此处将黄水病作为共性疾病归类。

综上，藏医药学以水与冰的关系为例，形象地阐述了生理与病理之间的关系。本章通过 25 项生理内容和 63 项病理内容共计 88 项内容全面概括了藏医药学的生理与病理理论。在生理概论中，通过对"隆""赤巴""培根"这"三病"内部的 15 种子类、七精华、三糟粕等 25 种组成机体的重要物质的生理功能介绍，概述了藏医生理学理论；在病理概论中，通过对 3 种病因、4 种诱因、6 个疾病入侵途径、3 个疾病依附部位、15 种疾病运行通道、9 个发病时间、9 种疾病发展结果、12 种医源性疾病和 2 种疾病归纳原则等 63 项病理内容的具体阐释，概述了藏医病理学理论。

（李启恩　鲍艳举　尕藏扎西　卓玛东智）

◆ 本章小结 ◆

　　藏医生理是藏医药学认识生命活动及其规律和病理变化的基础理论。藏医病理以藏医生理理论为基础，是藏医药学认识疾病、诊断疾病和治疗疾病的根本理论。"隆""赤巴""培根" 3 种物质既是人体的重要组成部分，又是引发一切疾病的直接因素，更是损害机体的基本疾病。"三因"究竟是组成机体的重要组成部分还是损害机体的基本疾病，取决于其是否发生病变。当"隆""赤巴""培根"未发生病变时，三者是人体的重要组成部分，发挥着重要的生理功能，故称"三因"；一旦发生病变则成为损害机体的基本疾病，具有疾病属性，故称"三病"。15 种三因子类、七精华和三糟粕被认为是组成机体的 25 种基本物质，它们在生理前提下彼此间相互依存、协同共生，一旦病变后 15 种三因子类又会直接损害构成机体的主要结构性物质基础七精华和三糟粕，故将 15 种三因子类称为"十五害"，将七精华和三糟粕称为"十被害"。藏医药学认为，疾病的诱因是指作用于"三因"等病因或机体部位，并达到一定程度和时间后，能促进疾病发生或加重疾病病情的因素或条件，包括饮食、起居、时辰和心理等 4 种条件，被称为"四诱因"或"四病缘"。不论在生理还是病理状态下，"隆""赤巴""培根"都遍布于人体内外和上、中、下等各个部位，但由于生理状态下"隆""赤巴""培根"在体内的分布具有侧重性，故病变后的"隆"病、"赤巴"病和"培根"病在体内的分布也有侧重性。藏医药学认为，骨骼、皮肤、毛孔、耳、心和大肠是"隆"病的运行通道；血液、汗液、眼、肝、胆和小肠是"赤巴"病的运行通道；食物营养素、肌肉、脂肪、骨髓、精液、大便、小便、鼻、舌、肺、肾、脾、胃和膀胱是"培根"病的运行通道。老年人、青壮年人、小儿分别是

"隆"病、"赤巴"病和"培根"病易发人群；凉风习习和寒冷之地、干旱炎热之地、潮湿油腻之地分别是"隆"病、"赤巴"病和"培根"病易发环境；四季中的夏季和一日中的黎明与傍晚、四季中的秋季和一日中的正午与午夜、四季中的春季和一日中的清晨与黄昏分别是"隆"病、"赤巴"病和"培根"病易发季节与时令。"隆"病被治愈但引发的"隆"病和"赤巴"病，以及"隆"病未被治愈反而引发的"隆赤"病和"培隆"病；"赤巴"病被治愈但引发的"隆"病和"培根"病，以及"赤巴"病未被治愈反而引发的"隆赤"病和"培赤"病；"培根"病被治愈但引发的"隆"病和"赤巴"病，以及"培根"病未被治愈反而引发的"培隆"病和"培赤"病等 12 种疾病，在藏医药学中被称为 12 种医源性疾病。通常来说，藏医药学将"隆"病和"培根"病归为寒病，"查"病和"赤巴"病归为热病，虫病和黄水病归为共性疾病。

练习题

一、名词解释

1. 精液　　2. 神　　3. 颜化赤巴　　4. 三因互克病　　5. 药病同性病　　6. 三害

二、填空题

1. 藏医生理是藏医药学认识_____和_____的基础理论。

2. "隆"主要发挥_____、_____、_____、_____、_____、_____和_____等生理功能。

3. "培根"在人体中主要运行于_____、_____、_____、_____、_____、_____、_____和_____。

4. "七精华"是人摄入的食物在_____、_____、_____等三胃火的消化吸收作用下进行精粗分离和转化而来。

5. 生理状态下，不论是_____物质还是_____物质，都发挥着重要的生理功能，是维持人体正常生理状态的重要保障。

6. 藏医药学认为，作为极品精华的"神"位于_____，行于_____，作用于_____，是确保_____、_____、_____和_____的必要物质基础。

7. 根据藏医药学理论，保持健康的心态是确保健康的第一要务，养颜不过_____，养神不过_____。

8. 从性质来看，"七精华"和"三糟粕"属于_____性物质，而"三因"及其子类属于_____性物质，因此"三因"需要依赖"七精华"和"三糟粕"发挥相应功能。

9. 根据藏医病理理论，在病因和诱因的共同作用下引发的疾病一般会通过_____、_____、_____、_____、_____的方式侵入机体。

10. "隆"病患者常会表现出全身_____疼痛或_____性疼痛、_____和_____等典型症状。

11. 藏医药学认为，常规疾病都有_____、_____和_____ 3 个阶段性过程，这一过程与患者的_____、_____和_____等密切相关。

12. 藏医药学根据疾病性质，将疾病归纳成_____和_____2类，或_____、_____、_____等3类。

13. 藏医"虫病"中的"血虫"主要位于_____，并随_____遍布全身，是_____和_____的主要病因之一。

三、单选题

1. "隆"在人体中的主要依存部位是（　　）。
   A. 脐以下的下体部位　　　　　　　　B. 脐与咽喉之间
   C. 脐和胸骨上切迹之间　　　　　　　D. 胸骨上切迹以上

2. 下列选项中属于"遍行隆"运行通道的是（　　）。
   A. 百会　　　　　B. 小肠　　　　　C. 心　　　　　D. 肠胃

3. "赤巴"在人体中的主要依存部位是（　　）。
   A. 脐以下的下体部位　　　　　　　　B. 脐与咽喉之间
   C. 脐和胸骨上切迹之间　　　　　　　D. 胸骨上切迹以上

4. 下列选项中属于"消化赤巴"运行通道的是（　　）。
   A. 胆　　　　　B. 小肠　　　　　C. 肝　　　　　D. 肠胃

5. "实施赤巴"主要运行于（　　）。
   A. 肝　　　　　B. 心　　　　　C. 百会　　　　　D. 大肠

6. "研磨培根"主要运行于（　　）。
   A. 头部　　　　　B. 心　　　　　C. 胸部　　　　　D. 胃部

7. 根据藏医药学理论，"七精华"中的血液具有（　　）。
   A. 油润机体的功能
   B. 湿润机体和维持生命的功能
   C. 维持性功能、生成和转化营养及精液的功能
   D. 支撑机体的功能

8. 根据藏医药学理论，人体中精华物质的最高级别精华物质是（　　）。
   A. 精液　　　　　B. 神　　　　　C. 寿　　　　　D. 红精

9. 损害人体的"神"的主要因素是（　　）。
   A. 熬夜　　　　　B. 嗜酒　　　　　C. 疲劳　　　　　D. 悲痛

10. 愤怒以及愤怒引起的嫉妒等心理精神活动和相应的过激起居行为会引发（　　）。
    A. 隆病　　　　　B. 赤巴病　　　　　C. 木布病　　　　　D. 培根病

11. 易发"赤巴"病的年龄阶段为（　　）。
    A. 小儿　　　　　B. 中老年　　　　　C. 青壮年　　　　　D. 老年

12. 长期生活在潮湿油腻之地会引发的疾病是（　　）。
    A. 隆病　　　　　B. 赤巴病　　　　　C. 培根病　　　　　D. 查病

13. 在夏季、黎明、傍晚等时期易发的疾病是（　　）。
    A. 隆病　　　　　B. 赤巴病　　　　　C. 培根病　　　　　D. 查病

14. 具有遇热则更热和遇寒则更寒特性的疾病是（　　）。
    A. 木布病　　　　　B. 虫病　　　　　C. 隆病　　　　　D. 查病

15. 藏医药学虫病中的"隆"虫主要位于人体的（　　）。
    A. 胃　　　　　B. 肝　　　　　C. 大肠　　　　　D. 血液

16. 藏医药学虫病中的"培根"虫主要位于人体的（　　　）。
    A. 胃　　　　　　　　B. 小肠　　　　　　　　C. 大肠　　　　　　　　D. 血液
17. 下列选项中属于"隆"的运行通道的是（　　　）。
    A. 骨骼、皮肤　　　　B. 肝、胆　　　　　　　C. 心、大肠　　　　　　D. 血液、汗液

四、多选题

1. 下列选项中属于"消化赤巴"生理功能的是（　　　）。
    A. 消化　　　　　　　B. 吸收
    C. 提供和调节体温　　D. 辅助其余 4 种"赤巴"发挥各自的生理功能
2. 在藏医药学理论中，组成人体的主要物质是（　　　）。
    A. 三因　　　　　　　B. 七精华　　　　　　　C. 三糟粕　　　　　　　D. 查赤
3. 下列选项中属于藏医药学"三糟粕"的是（　　　）。
    A. 精液　　　　　　　B. 大便　　　　　　　　C. 汗液　　　　　　　　D. 小便
4. 藏医药学认为，糟粕物质也具有相应的生理功能，下列选项中属于"汗液"生理功能的是（　　　）。
    A. 湿润皮肤　　　　　B. 滋养皮肤　　　　　　C. 巩固汗毛　　　　　　D. 确保毛孔通畅
5. 藏医药学将疾病的病因分为远因和近因，下列选项中属于疾病远因的是（　　　）。
    A. 贪　　　　　　　　B. 嗔　　　　　　　　　C. 痴　　　　　　　　　D. 懒
6. 藏医药学根据疾病的分布位置将疾病分为内部、外部和中部疾病，下列选项中属于"内部疾病"的是（　　　）。
    A. 五脏类疾病　　　　B. 骨骼类疾病　　　　　C. 六腑类疾病　　　　　D. 脉系类疾病
7. "培根"主要依附于大脑，相应地"培根"病主要分布在以大脑为主的人体上部，下列选项中属于"培根"病症状的是（　　　）。
    A. 心身有明显的沉重感　　　　　　　　B. 反应迟钝
    C. 头晕　　　　　　　　　　　　　　　D. 情绪低落
8. 通常"三病"在人体精华、糟粕、感官、五脏、六腑中都有各自的易患部位即运行通道，并在相应的运行通道上表现出典型的症状。下列选项中属于"赤巴"病运行通道的是（　　　）。
    A. 汗液、眼　　　　　B. 小肠、胆　　　　　　C. 血液、肝　　　　　　D. 心、骨骼
9. 选项中属于"赤巴"虫主要依附部位的是（　　　）。
    A. 牙齿　　　　　　　B. 眼　　　　　　　　　C. 皮肤　　　　　　　　D. 直肠及生殖器
10. 根据藏医药学理论，下列选项中属于疾病的病缘或诱因的是（　　　）。
    A. 饮食　　　　　　　B. 起居　　　　　　　　C. 时辰　　　　　　　　D. 心理

五、判断题

1. 从生理状态到病理状态是一种有条件的过程变化，这种变化在合理的条件下是可逆的。（　　　）
2. 藏医药学将人体的生理状态比喻为"冰"的状态。（　　　）
3. "三因"究竟是组成机体的重要组成部分还是损害机体的基本疾病，取决于其是否发生病变。（　　　）
4. 维命隆位于百会，行于鼻、舌、咽喉部。（　　　）
5. 藏（农）历六至七月、八至九月、十至十一月等 3 个不同时间段分别是"隆"病的蓄积季、发病季、平息季。（　　　）
6. 藏医药学有时将"血"视为疾病或病因。（　　　）

六、简答题

1. 藏医药学理论中常指的医源性疾病有哪些？有何临床指导意义？

2. 藏医药学将生理与病理比喻为水和冰的理论和现实意义有哪些？

3. 将"查"和"黄水"划分为共性疾病的理论依据是什么？

4. 藏医药学中的精华和糟粕的定义及相互转化过程是什么？

5. 试述藏医药学中"三因"与"三病"的关系。

6. 试述"三病"的运行通道及其疾病诊治意义。

7. 藏医药学认为，组成人体的物质基础有哪些？各物质的主要生理功能是什么？

8. 藏医药学中关于疾病的病因和诱因有哪些？二者间的关系是什么？

9. 试述藏医药学中的疾病入侵门户及其现实意义。

10. 试述"三病"的发病部位及其在疾病诊治方面的现实意义。

11. 藏医药学对疾病的归纳结果有哪些？不同归纳结果的理论依据是什么？

七、论述题

1. 藏医药学中关于疾病的发病时间有哪些？其在疾病预防、诊断和治疗方面有哪些重要意义？请结合"三病"详细说明。

2. 请结合藏医药学中的 9 种疾病发展结果，论述合理治疗的重要性。

第八章
藏医诊断概论

藏医药学将疾病与症状之间的关系形象比喻成火与烟的关系，表明藏医诊断是根据如烟的眼所能看到的、手能触及的和口能问得的所有客观症状和患者主观感受信息，来判断如火一般的抽象疾病的过程。藏医药学传统诊断内容丰富，方法多样，但概括起来主要包括望诊（ཟུག་བལྟ་བརྟག་པ་）、触诊（རེག་པའི་བརྟག་པ་）和问诊（དྲི་བའི་བརྟག་པ་）3 种。

一、望诊

藏医望诊是指通过观察患者的体型、症状、神色、痰液、泻下物、呕吐物等一切能被肉眼看到的事物和现象，尤其是通过详细观察患者的舌部特征和尿液性状，来判断疾病的一种传统诊断方法。

（一）舌诊

舌诊（ལྕེ་ལ་བརྟག་པ་）是藏医望诊的重要内容，其主要通过观察患者舌苔的颜色、厚度，舌面的粗糙和光滑度、干湿度及有无裂缝等舌象来判断疾病。藏医舌诊以正常或健康人的舌部特征为依据，认为健康人的舌象为色红、柔滑而湿润。患病后根据疾病的性质，舌象也会发生相应改变，表现出特有性状，这一变化便是藏医舌诊用于诊断疾病的主要依据。比如："隆"病患者的舌象为色红、干燥且表面粗糙；"赤巴"病患者的舌象为舌面上布有厚而灰黄色的舌苔；"培根"病患者的舌象为舌苔灰白色且无光泽、舌面光滑而湿润。实际临床中，有些患者由于患有"培赤"病、"培隆"病和"隆赤"病等复合性疾病和"木布"病等综合性疾病，其舌象也会相应表现出基于"三病"舌象的综合特征，需结合疾病性质和患者体质等多方因素进行鉴别诊断（图8-1）。

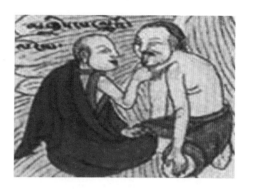

图8-1　藏医传统舌诊示例图

（二）尿诊

尿诊（ཆུ་ལ་བརྟག་པ།）是藏医传统诊断学中最具特色的一种诊断方法。尿诊在疾病诊断，尤其在寒性和热性疾病的鉴别诊断和六腑病的诊断方面具有不可替代的诊断优势，因此藏医传统诊断学中素有"寒热鉴别靠尿诊"（ཚ་གྲང་ལ་གཉན་ཆུ་ལ་མཐོང་བས་གསལ།）和"脉主显脏病而尿主显腑病"（རྩ་ནི་དོན་ནད་ཆུ་གསང་སྟོད་ནད་ན།）的共识。

尿诊虽然在藏医传统诊断学中归属于望诊范畴，但在实际尿诊中，除尿液的颜色等观察指标外，还有许多耳闻和鼻嗅的指标，比如闻尿液的气味，听尿液被小棍搅动时发出的声音和产生的泡沫破裂时的声响等（图8-2）。

1. 藏医尿诊前准备

（1）饮食和行为禁忌：为保证尿诊结果的准确性，藏医药学强调在开展尿诊前，患者要做好必要的前期准备。通常要求在尿诊前夕，患者不宜饮茶、酒和酪汁等能改变尿液颜色的饮料，也不宜食用可能会改变尿液颜色的食物或药物。在起居方面，不能口渴不饮（要正常饮水），不宜行房事，不宜缺眠，不宜劳作或运动疲惫，也不宜思虑过度等导致心理疲惫。以上饮食、起居都有可能改变尿液性状，干扰诊断结果。

（2）诊尿时间：藏医尿诊中需观察尿液的性状指标较多，包括尿液的颜色、蒸气、悬浮物等9项指标。因此，为得到清晰的观察结果，藏医传统尿诊要求在清晨阳光照射盛装尿液的容器时进行，此时观察到的效果最佳，结果也最可靠。但现实临床中，由于患者就医的随机性，将诊尿时间固定到清晨已不太现实，因此可结合实际在明亮且没有彩色光源干扰的环境下进行观察和诊断。

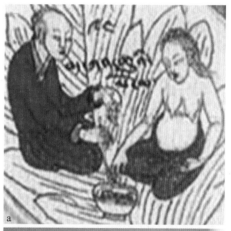

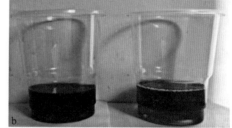

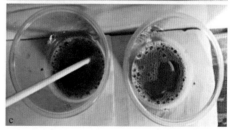

图8-2　藏医传统尿诊示例图

a. 藏医"曼唐"中描绘的尿诊
b、c. 现代藏医临床尿诊示例

（3）诊尿容器：藏医药学对诊尿时所采用的容器有严格的标准要求。为防止容器颜色干扰尿液的颜色，传统藏医临床中一般采用白色的瓷器、青铜器和铁器进行盛尿观察。不宜采用陶器、铜器、黄铜器具等有明显颜色的器具进行盛尿诊断。然而，现代临床中，为了简廉便，一般都采用白色纸杯、塑料杯和特制的验尿器具进行尿诊。

2. 藏医尿诊内容　藏医尿诊内容虽然众多，但概括起来无非是"三时九征"尿诊法（བདུན་པའི་དུས་གསུམ་བརྟག་ཚུལ་ལ།），简称"三时九征"法。"三时九征"法是指在实际临床中进行尿诊时，医师需观察患者尿液特征的3个不同时期和9个客观指标。"三时九征"法中的"三时"（བདུག་པའི་དུས

ग्युས）是指尿液的热期（ཚན་རེའི་དུས）、温期（དྲོད་ཡལ་དུས）和凉期（གྲང་བའི་དུས）等 3 个观察尿液的时间段。其中，热期（ཚན་རེའི་དུས）是指从尿液刚排到诊断容器那刻起，到热气未消失的这段时间；温期（དྲོད་ཡལ་དུས）是指尿液在诊断容器中无明显热气产生但还有余温的这段时间；凉期（གྲང་བའི་དུས）是指尿液逐渐变凉直至性质发生变化的这段时间。"九征"（བརྟག་ཆ་དགུ）是指藏医进行尿诊时需要遵循的 9 个辨证依据和诊断指标，分别是热期需要观察尿液的蒸气（རྣམ་ས）大小，尿液的颜色（མདོག），尿液的气味（དྲི），尿液被搅动后产生的气泡（ལེ་ཏོག）大小、形状和颜色等 4 个指标；温期需观察尿液中的悬浮物（ཀུལ）和尿液液面上的脂质（སྤྲིས་མ）特点等 2 个指标；凉期需观察尿液逐渐变凉过程中其颜色变化的时间节点（འགྱུར་དུས）、变化过程（འགྱུར་ཚུལ）、变化后的颜色和性质（ཡོངས་རྫོགས）特点等 3 个指标。三期共 9 个诊断指标，故称藏医尿诊的"三时九征"法。藏医临床中一项高质量的尿诊结果必须基于以上完整的"三时九征"诊断过程（图 8-3）。

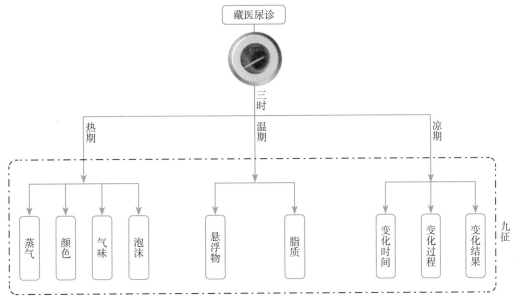

图 8-3　藏医"三时九征"尿诊法

3．生理尿象　藏医药学认为，健康人分泌排出的尿液都具有共性特征，这一共性特征被称为正常尿象（ཐ་མལ་ནད་མེད་གནས་པའི་རྩ་དཔགས）或生理尿象，一般表现为尿液的颜色浅黄，有典型的尿骚味，刚排出时尿液的蒸气大小及蒸气逐渐消失所需时长适中，尿液收集入诊断容器中被搅动后所产生的泡沫大小均匀，尿液中的悬浮物分布均匀，冷却后液面上漂浮的油脂物薄而无明显色泽，随着尿液蒸气消失和逐渐变凉，容器中的尿液性状也开始从容器周边到中心依次发生变化，直至冷却后尿液变为清澈而白黄色的凉尿。但由于个人体质差异，不同个体的生理尿象也会有相应的个体差异。

4．病理尿象　由于饮食、起居、时辰和心理等诱因的影响，使人体中"七精华""三糟粕"和"三因"等基本物质的动态平衡破坏和生理功能紊乱，则会诱发相应的疾病，反作用于人体的"七精华"和"三糟粕"，使得作为"三糟粕"之一的尿液的性状特征也会发生变化，表现出相应的病理特征，即病理尿象。

（1）"隆"病的尿象：尿液泛青色，刚排出时蒸气较小且维持时间短，无明显气味；特别是当所诊尿液被收集入诊断容器并用小木棍快速搅动时，容器内尿液生成的泡沫个大且泛青蓝色；尿液中的悬浮物如撒入的山羊毛（图 8-4），细长而不成簇；尿液变凉后相较于热期较清、色泛青、液面上漂浮的油脂物微少。

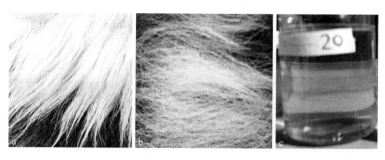

图 8-4 山羊毛及尿液中山羊毛状的悬浮物

a. 未清洗的山羊毛 b. 清洗后的山羊毛 c. 实际临床尿液中的山羊毛状悬浮物

（2）"赤巴"病的尿象：尿液黄而泛红，刚排出时尿液的蒸气较大，气味浓而刺鼻；尿液被搅动时产生的泡沫小而泛黄，且瞬间会破灭；尿液中的悬浮物如丢入的绵羊毛（图 8-5），絮状而凝集在容器中间，且不透明，以至于从尿液正上方向下直视时不能透过悬浮物看清容器底部；尿液变凉后相较于热期较稠，颜色泛黄红，且液面上漂浮的油脂物多而厚。

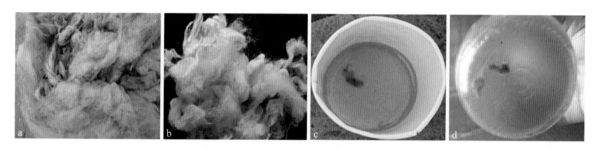

图 8-5 绵羊毛及尿液中绵羊毛状悬浮物

a. 未清洗加工的绵羊毛 b. 清洗加工后的绵羊毛 c、d. 患者尿液中的绵羊毛状悬浮物

（3）"培根"病的尿象：尿液色白，刚排出时蒸气微小且持续时间较短，气味轻微；尿液被搅动时产生的泡沫形似唾液，量多、个小、色白，且能在尿液液面上保持较长时间而不破灭；尿液中的悬浮物如剪碎后撒入的白马毛的毛尖（图 8-6），色白、量多且极其微小；尿液变

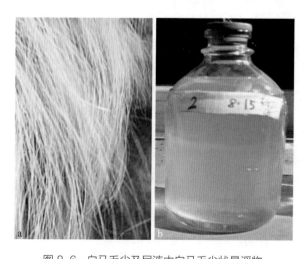

图 8-6 白马毛尖及尿液中白马毛尖状悬浮物

a. 白马毛及毛尖 b. 实际临床尿液中的白马毛尖状悬浮物

凉后相较于热期较清，色泛白，且液面上漂浮的油脂物少而薄。

以上舌诊和尿诊内容是基于人体正常生理状态下和"三因"病变后形成的"三病"的舌象与尿象概述，在实际临床应用中，要以正常舌象和尿象为参照，结合"三病"的基本舌象和尿象特征，进行具体推理和演绎来诊断不同疾病。

二、触诊

藏医触诊是通过感触患者身体的柔糙、软硬、寒热等所有能被感触的事物和现象，尤其是通过感触患者腕部的脉搏信息，来认识和鉴别疾病的一种传统诊断方法。

（一）藏医触诊前准备

1．饮食与行为禁忌 为防止临时的饮食和起居行为影响生理和病理脉象，诊脉前夕不宜饮用和食用剧热、高营养和剧寒的饮食，如饮酒、过多食入肉类和难以消化的坚硬或变质食物等，也不宜饥饿、暴饮暴食、行房事、多言、多虑、多行和久坐。遇到急诊患者和临时患者而无条件顾及脉诊前饮食与行为禁忌时，需让患者稍作休息和调整，使身心恢复平静，排除明显影响脉搏的干扰因素后，方可诊脉。

2．诊脉时间 藏医药学对医师诊脉的时间也有严格要求，认为当太阳刚刚升起，天空中虽有阳光照射但尚未射及地面，患者体内的热气未呼出，体外环境的冷气未吸入，且保持在自己的先前位置而未运动，确保阴阳气（呼吸）平衡而未影响正常脉搏时，为脉诊最佳时间。

3．诊脉部位 藏医药学对脉诊部位也有严格的标准要求。准确选择脉诊部位是确保临床诊断结果的根本和前提。藏医的脉诊部位：从腕部第一皱印（ མཐིལ་ཆེན་གཤེར་མ་དང་པོ། ）处向下开1寸（等身寸2指宽），通常刚好至桡骨茎突下缘，此处为藏医脉诊部位的上缘；从患者桡侧的此处起，将医师诊脉所用手的示指（མཛུབ།）、中指（གུང་།）、环指（སྲིན།）自然依次向下（向肘关节）排开，并轻压血管来感触脉搏和诊断疾病（图8-7）。

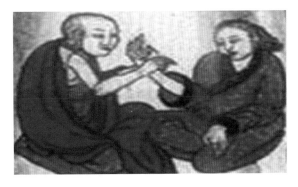

图8-7 藏医传统脉诊示例图

4．诊脉手法

（1）按压力度：由于藏医脉诊部位自上（示指诊脉处）而下（环指诊脉处）肌肉逐渐增厚，血管的解剖位置也逐渐变深，因此，脉诊时示指、中指和环指按压血管的力度也有所差异，且按压力度要依次增大，具体为：示指轻按至患者皮肤即可、中指要稍加力按至皮下肌肉层、环指需再施力按压至肌肉下骨骼层。

（2）诊断顺序：根据藏医药学传统理论，由于患者的性别差异，藏医诊脉时在选择先诊左手脉还是右手脉方面存在不同。当患者为男性时，首先要诊其左手脉，此时医师要用右手来诊脉；相反，当患者为女性时，首先要诊其右手脉，此时医师要用左手来诊脉。另外，临床诊脉时不论诊断患者的哪侧脉，医师的手始终要保持温暖、柔软、灵活。

（3）指示意义：根据藏医药学理论，患者左右侧腕部触脉处的不同位点分布有不同脏腑的脉位，这些脉位的脉搏信息是藏医脉诊用来诊断疾病的主要依据。因此，在进行藏医脉诊时，选择正确的部位和手法至关重要。以男性患者为例，从患者左侧腕部第一皱印向下开1寸处（即桡骨茎突下缘）起，将医师右手的示指、中指、环指依次向下自然排开后，医师示指上缘（ཡར་རྩེ）和下缘（མར་རྩེ）分别是心脉（སྙིང་གི་རྩ）和小肠脉（རྒྱུ་མའི་རྩ），中指上缘和下缘分别是脾脉（མཆེར་པའི་རྩ）和胃脉（ཕོ་བའི་རྩ），环指上缘和下缘分别是左肾脉（གཡོན་མ་གཡོན་པའི་རྩ）和"三木色"脉（བསམ་སེའི་རྩ）；当医师用左手诊断患者右侧手腕的脉象时，医师左手示指上缘和下缘分别是肺脉（གློ་བའི་རྩ）和大肠脉（ལོང་གི་རྩ），中指上缘和下缘分别是肝脉（མཆིན་པའི་རྩ）和胆脉（མཁྲིས་པའི་རྩ），环指上缘和下缘分别是右肾脉（གཡས་མ་གཡས་པའི་རྩ）和膀胱脉（ལྒང་པའི་རྩ）。对女性患者诊脉时，医师左右示指上、下缘下面的脏腑脉刚好与男性患者的相反，其余脉位与男性患者完全一致（表8-1）。

各脏腑脉的频率、振幅、沉浮等变化信息，代表相应脏腑的生理和病理变化，是藏医脉诊的参考指标。

表 8-1　患者左右侧腕部处分布的脏腑脉

| 手指 | 诊脉手（医师的手） | | 被诊手（患者的手） | |
	具体部位		左手	右手
示指	男性患者	上缘	心脉	肺脉
		下缘	小肠脉	大肠脉
	女性患者	上缘	肺脉	心脉
		下缘	大肠脉	小肠脉
中指	无性别差异	上缘	脾脉	肝脉
		下缘	胃脉	胆脉
环指	无性别差异	上缘	左肾脉	右肾脉
		下缘	三木色脉	膀胱脉

（二）生理脉象

组成人体的"七精华""三糟粕""三因"等维持动态平衡而未发生病理变化状态下的脉象为生理脉象（ནད་མེད་ཐ་མལ་གྱི་ཚ་ཏགས་ནས་རྒྱས་ཚེའི་ཏགས），是藏医脉诊判断机体是否发生病变的基本参考依据。生理脉象表现为，当一个健康的人（诊断时以医师的呼吸为准）在完成一个正常呼吸过程中，人体腕部的脉搏刚好能完成5次搏动，在持续完成20个正常的呼吸和100个脉搏的整个过程中，脉搏不会发生明显的时大时小、时细时粗、时强时弱、时沉时浮、时停时搏、时紧时松等不规律和不均匀变化。相反，则视为病理脉象（ནད་གྱུར་གྱི་ཏགས）。

（三）病理脉象

1. "隆"病脉象　"隆"病的脉象为浮（རྒྱས）、虚（སྟོང），且时而有停顿感（སྐབས་སུ་ཆད）。具体为：手指触摸脉表面时脉搏有上浮感，但手指向下轻压血管时感觉血管内部均为空气，无明显的反作用力，且脉搏不均匀，时而有停顿感。

2. "赤巴"病脉象　"赤巴"病的脉象为快（མགྱོགས）、升（རྒྱས）、紧（གྲིམས་པ）。具体为：脉搏频次高，触摸血管的手指表面有明显的血液随脉搏上升感，且手指向下施压时感觉血管很紧、不空，有明显的反作用力。

3.＂培根＂病脉象　＂培根＂病的脉象为沉（ཇིངས）、弱（ཆུང）、慢（དལ）。具体为：用手指触摸脉表面时几乎感觉不到脉搏现象，脉搏宛如下沉于血管深处，非常微弱，而且脉搏频率小，单位时间的脉搏次数明显减少。

三、问诊

问诊（རྨ་བའི་བཏགས་པ）是藏医3种基本诊断方法中最重要的诊断方法，是通过向患者及其家属询问发病原因、病程、症状、饮食和日常习惯对疾病的影响等详细病史内容，来诊断疾病的一种传统诊断方法；被认为是藏医三大传统诊断方法中最为重要的一种诊断方法。

（一）＂隆＂病的问诊

＂隆＂病的问诊要围绕藏医药学公认的＂隆＂病诱因、症状和日常饮食起居习惯对所诊治疾病的影响等内容进行开展。＂隆＂病多因性轻和糙的饮食起居而诱发。因此，在病因方面，问诊时要重点关注是否过量或长期食用山羊肉和饮用茶等性轻而糙的饮食，是否长期处于饥饿状态或生活在凉风习习的阴凉环境，有无思虑过度等。在症状方面，问诊时要重点关注有无时常打哈欠并伴有颤抖、伸懒腰、寒战、腰髋部骨头疼痛明显、游走性疼痛、干呕、感觉不灵敏、意识不稳定和饥饿时病情加重等典型症状。在饮食习惯对疾病的影响方面，问诊时要重点关注是否当食用绵羊肉等有营养且性腻而热的食物时感觉病情明显好转，而当食用山羊肉等性凉的食物时病情会明显加剧等。如以上全部或部分情况与患者或其家属口述相符，可考虑为＂隆＂病。

（二）＂赤巴＂病的问诊

＂赤巴＂病的问诊要围绕＂赤巴＂病的典型诱因、症状和日常饮食起居习惯对所诊治疾病的影响等内容进行开展。＂赤巴＂病多因性锐和热的饮食起居而诱发。因此，在病因方面，问诊时要重点关注是否过度食用牦牛酥油和饮用浓酒等性锐而热的饮食，是否长时间晒太阳、烤火或长期处于干燥炎热的环境等。在症状方面，问诊时要重点关注有无口苦，头痛，体温升高，肩胛后背区疼痛尤为明显，食物消化吸收后疼痛加重等典型症状。在饮食习惯对疾病的影响方面，问诊时要重点关注是否当食用新鲜的黄牛奶酥油和饮用凉水等凉性饮食时病情明显缓解。如以上全部或部分情况与患者或其家属口述相符，可考虑为＂赤巴＂病。

（三）＂培根＂病的问诊

＂培根＂病的问诊要围绕＂培根＂病的典型诱因、症状和日常饮食起居习惯对所诊治疾病的影响等内容进行开展。＂培根＂病多因性沉而腻的饮食起居而引发。因此，在病因方面，问诊时要重点关注是否过度食用旱獭肉和蔓菁蔬菜等性沉而腻的食物，是否长期处于潮湿环境，每日的睡眠时间是否过长，是否缺乏运动等。在症状方面，问诊时要重点关注有无胃口不开，消化不良，频频呕吐，味觉弱化，胃胀，打嗝，身心沉重疲惫，身体内外冰凉，进食后感觉病情加重等典型症状。在饮食习惯对疾病的影响方面，问诊时要重点关注是否当食入鱼肉等性热而轻的食物或采取烤火等热性起居时病情明显缓解。如以上全部或部分情况与患者或其家属口述相符，可考虑为＂培根＂病。

综上，根据藏医《四部医典·概论部》内容，藏医传统诊断学可高度概括成38项内容，分别是"隆"病舌象、"赤巴"病舌象、"培根"病舌象等3项舌诊内容;"隆"病尿象、"赤巴"病尿象、"培根"病尿象等3项尿诊内容;"隆"病脉象、"赤巴"病脉象、"培根"病脉象等3项脉诊内容;"隆"病的病因、症状及日常饮食起居对所诊疾病的影响等11项问诊内容,"赤巴"病的病因、症状及日常饮食起居对所诊疾病的影响等7项问诊内容,"培根"病的病因、症状及日常饮食起居对所诊疾病的影响等11项问诊内容。

通过对以上38项藏医传统诊断方法的深入学习和灵活应用,以及基于这38项诊断方法的触类旁通和举一反三,可满足常规藏医临床疾病诊断。

（郭肖　旦增曲培　黄先菊　任小巧）

◆ 本章小结 ◆

藏医诊断是根据眼所能看到的、手能触及的和口能问得的所有客观症状和患者主观感受信息,来判断抽象疾病的过程。藏医药学传统诊断内容主要包括望诊、触诊和问诊3类。藏医望诊是指通过详细观察以患者的舌和尿液性状为主的一切能被肉眼看到的事物和现象,来判别疾病的一种传统诊断方法。正常和健康人的舌象为色红、柔滑而湿润;"隆"病患者的舌象为色红、干燥且表面粗糙;"赤巴"病患者的舌象为舌面上布有厚而灰黄色的舌苔;"培根"病患者的舌象为舌苔灰白色且无光泽、舌面光滑而湿润。藏医尿诊内容主要是"三时九征"法。藏医尿诊时以生理尿象为参照。"隆"病尿象为尿液泛青色,蒸气较小,无明显气味,泡沫大且泛青蓝色,悬浮物如撒入的山羊毛,变凉后较清而色泛青且油脂物微少;"赤巴"病尿象为尿液黄而泛红,蒸气较大,气味浓而刺鼻,泡沫小、泛黄且易破灭,悬浮物如丢入的绵羊毛,变凉后较稠而泛黄红色且油脂物多而厚;"培根"病尿象为尿液色白,气味轻微,泡沫量多、个小、色白,悬浮物色白、量多且极微小,变凉后较清而色白且油脂物较少而薄。生理脉象表现为,在一个健康的呼吸过程中有5次搏动,且20个正常的呼吸过程中脉搏不会发生明显的大小、强弱、沉浮等不规律变化。"隆"病的脉象为浮、虚,且有停顿感;"赤巴"病的脉象为快、升、紧;"培根"病的脉象为沉、弱、慢。问诊时要向患者及其家属详细询问发病原因、症状、饮食和日常习惯对疾病的影响。问诊信息最为直接,故被藏医药学视为三大传统诊断法中最为重要的一种。

练习题

一、名词解释
1. 望诊　2. 舌诊　3. 尿诊　4. 三时九征　5. 触诊　6. 问诊

二、填空题
1. 藏医药学传统诊断内容丰富,方法多样,但概括起来主要包括_____、_____、_____等3种。

2. 藏医望诊是指通过观察患者的_____、_____、_____、_____、_____、_____等一切能被肉眼看到的事物和现象来诊断疾病。

3. 藏医舌诊是指通过观察患者舌苔的_____、_____，舌面的_____、_____、_____及有无裂缝等舌象来判断疾病。

4. 尿诊是藏医传统诊断学中最具特色的一种诊断方法，其在_____方面具有不可替代的优势。

5. "三时九征"发中的"三时"指的是尿液的_____、_____、_____等3个观察尿液的时间段。

6. 藏医触诊是通过感触患者身体的_____、_____、_____等所有能被感触的事物和现象，尤其是通过感触患者腕部的_____，来认识和鉴别疾病的一种传统诊断方法。

7. 藏医脉诊时，若患者为男性，则首先要诊其_____，此时医师要用_____来诊脉；相反，当患者为女性时，则先要诊其_____，此时医师要用_____来诊脉。

8. 问诊是藏医3种基本诊断方法中最为重要的诊断方法，是通过向患者及其家属询问_____、_____、_____和_____对疾病的影响等详细内容来诊断疾病的一种诊断方法。

三、单选题

1. 藏医药学将疾病与症状之间的关系形象地比喻为（　　　）的关系。
   A. 火与烟　　　　　　B. 水与冰　　　　　　C. 霜与阳光　　　　　　D. 水与火

2. 下列选中为"培根"病舌象的是（　　　）。
   A. 舌苔色红、干燥、表面粗糙　　　　　　B. 舌苔厚而灰黄色
   C. 舌苔灰白色且无光泽，舌面光滑而湿润　　D. 舌苔灰白色、表面粗糙

3. 下列选项中属于尿液温期观察指标的是（　　　）。
   A. 尿液颜色、尿液蒸气　　　　　　B. 尿液悬浮物、脂质
   C. 尿液颜色变化、气味　　　　　　D. 尿液悬浮物、尿液颜色

4. 尿液中悬浮物如山羊毛的疾病是（　　　）。
   A. "隆"病　　　　　　B. "赤巴"病　　　　　　C. 寒病　　　　　　D. 热病

5. 下列选项中符合"培根"病脉象的是（　　　）。
   A. 快、升、紧　　　　　　B. 浮、虚、有停顿感
   C. 沉、弱、慢　　　　　　D. 浮、弱、有停顿感

四、多选题

1. 下列选项中，符合正常人舌象特征的是（　　　）。
   A. 色红　　　　　　B. 柔滑　　　　　　C. 泛白　　　　　　D. 湿润

2. 藏医传统尿诊内容丰富，指标较多，下列属于藏医传统尿诊指标的是（　　　）。
   A. 尿液成分指标　　B. 颜色　　　　　　C. 蒸气　　　　　　D. 悬浮物

3. 下列选项中属于尿液热期观察的尿诊指标是（　　　）。
   A. 尿液的蒸气　　　　　　B. 尿液的颜色
   C. 尿液的气味　　　　　　D. 搅动尿液时产生的气泡

4. 下列选项中符合"隆"病尿象的是（　　　）。
   A. 蒸气小　　　　B. 尿液泛青色　　　C. 蒸气持续时间短　　D. 无明显气味

5. 下列选项中符合"赤巴"病患者尿象的是（   ）。

    A. 泛黄而红   B. 蒸气较大   C. 气味刺鼻   D. 泡沫小而泛黄

6. 藏医脉诊时需要用医师的哪几根手指来进行切脉（   ）。

    A. 拇指   B. 示指   C. 中指   D. 环指

7. 下列选项中符合"赤巴"病症状的是（   ）。

    A. 口苦、头疼   B. 体温升高、肩胛后背疼痛

    C. 食物消化后疼痛明显   D. 身心沉重疲惫

五、判断题

1. "赤巴"病的舌象为舌苔色红、干燥、表面粗糙。   （   ）

2. 藏医传统尿诊要求在清晨太阳照射盛装有尿液容器时进行。   （   ）

3. 藏医脉诊时若患者为女性则先要诊其左手脉。   （   ）

4. 长期食用性轻而糙的饮食、长期处于饥饿状态或阴凉环境，以及思虑过度等起居会引起"赤巴"病。   （   ）

5. 过度食用性沉而腻的食物、处于潮湿环境、睡眠过度等饮食起居会引发"培根"病。 （   ）

六、简答题

1. 藏医尿诊的前期准备包括哪些内容？

2. 藏医尿诊理论中正常尿象的特征有哪些？

3. 藏医触诊前期准备中的饮食与行为禁忌有哪些？

4. 藏医脉诊时为何要求不同手指的按压力度不等？其意义何在？

5. 以男性患者为例，请指出患者左右侧腕部处分布的各脏腑脉。

6. 正常舌象和"三病"舌象各有哪些特征？

七、论述题

1. 藏医药学认为，问诊是藏医传统诊断方法中最为重要的一种，为什么？请结合所学藏医药学诊断理论和知识进行详细论述。

2. 藏医药学认为，脉诊和尿诊分别在患者预后预测和寒热疾病鉴别诊断方面具有独特优势，为什么？请结合藏医药学理论知识进行论述。

第九章

藏医疗法概论

⬥ **学习目标** ◄

1. **掌握** 藏医传统四大疗法及其分类和基本内容。治疗"隆"病、"赤巴"病和"培根"病分别宜采用的四大疗法及其特点。
2. **熟悉** 治疗"隆"病、"赤巴"病和"培根"病时，具体采用的食物、饮物、起居、药物、外治等疗法。治疗"三病"所用药物的配伍组成和剂型工艺。治疗"三病"所采用外治疗法的操作规程及注意事项。
3. **了解** 对"三病"进行性味治疗时需遵循的理论原则。藏医将疾病与疗法的关系比喻为白霜与阳光间的关系的理论内涵和现实意义。

藏医药学将疾病与疗法的关系比喻为白霜与阳光的关系，寓意光到霜除，即阳光所到之处白霜瞬间消失。当阳光般的合理治疗所到之处，白霜般的各种疾病就被消除殆尽。藏医临床治疗方法多样，内容丰富，但概括起来不外乎饮食疗法、起居疗法、药物疗法和外治疗法等4种，被称为藏医四大疗法。

一、饮食疗法

饮食疗法是指根据疾病性质，给予合理饮食指导，使患者通过纠正日常饮食习惯和临时给予特殊饮食，以达到治疗目标疾病的一种治疗方法。饮食疗法可进一步分为食物疗法和饮物疗法2种。

（一）"隆"病的饮食疗法

1."隆"病的食物疗法 治疗"隆"病的代表性食物有马肉、驴肉、水牛肉、陈肉、牦牛肉、植物油、陈酥油（ཨོ་མར།）、藏红糖（ཟ་ར་།）、大蒜和葱。藏医药学中的陈肉，是指长期储存后变干、变陈的肉类。根据藏医药学理论，药物和食物的性味与其鲜陈有直接关系，通常肉类、酒类和酥油等食物新鲜时性凉而沉，相反，陈旧后其性则变为热而轻。"隆"病的属性以寒为主，故治疗时宜食用性热的陈肉和陈酥油，而非鲜肉和鲜酥油。

2."隆"病的饮物疗法 治疗"隆"病的代表性饮物有热奶，由西藏凹乳芹和黄精制成的芹精酒，由藏红糖为原料制成的红糖酒和由各类骨头为原料制成的骨酒等饮品。藏医药学中的芹精酒等药酒，是指将特定药物与青稞或小麦等谷类一同酿成的黄酒，或者用药汁浸提过滤发酵糖化的青稞或小麦发酵物而制成的低度黄酒，味酸甜，性热，营养价值高，为"隆"病患者的首选佳饮。

（二）"赤巴"病的饮食疗法

1. **"赤巴"病的食物疗法**　治疗"赤巴"病的代表性食物有黄牛奶和山羊奶制成的酥油，鲜猪肉、鲜山羊肉、鲜"衮"肉、鲜青稞做成的无盐及其他佐料的稀饭，苦苦菜菜肴和蒲公英菜肴。上述"衮"肉（ཀྲུང་ཤ）的"衮"（ཀྲུང）为藏语谐音，是指由犏乳牛和牦牛杂交而产的品种牛，其肉性凉，有利于治疗"赤巴"病。另外，由于热是"赤巴"病的代表性属性，根据藏药药性理论中的鲜陈原则，肉类新鲜时性凉而沉，陈旧后则会变为性热而轻，因此"赤巴"病的食疗中所涉及的肉类一般都需采用鲜肉。

2. **"赤巴"病的饮物疗法**　治疗"赤巴"病的代表性饮品有黄牛奶制成的酸奶及黄牛奶酪汁（དར་ཁུ），即黄牛奶被提取酥油后剩余的酸味奶汁，山羊奶制成的酸奶及酪汁，无盐等其他佐料的稀饭，源自冰川和高寒山地的凉水，凉白开（烧开后凉冰的水）等。

（三）"培根"病的饮食疗法

1. **"培根"病的食物疗法**　治疗"培根"病的代表性食物有绵羊肉、牦牛肉、兔肉、鱼肉、蜂蜜和旱地产陈青稞面制成的热面食（སྐམ་ས་སྐྱེས་པའི་འབྲུ་རྙིང་གི་ཟན་རིགས）。对于藏医药学中的旱地产陈青稞面，需要注意两个前提，一是产地要求，必须产自不能灌溉而仅靠雨水生长的旱田；二是时间要求，必须是收获后被储藏了一段时间，至少储藏了 1 年及以上时间的陈青稞。因为"培根"病的属性以寒和沉为代表，用于治疗"培根"病的食物性质相应地要以热和轻为代表。根据藏药性味理论，旱地产药物和食物一般具有热性，陈旧的食物也一般具有热和轻性，因此，旱地产的陈青稞更具有热和轻性，也更适合治疗"培根"病。

2. **"培根"病的饮物疗法**　治疗"培根"病的代表性饮物有牦牛奶制成的酸奶以及酪汁、成熟的浓酒（གར་ཆང་ནར་སོན་པ）和热开水。其中，成熟的浓酒是指通过藏族传统酿酒工艺所酿黄酒的头酒，而且是老酒。根据藏医药学性味理论，鲜酒性沉而凉，老酒性轻而热，而"培根"病的属性以沉和凉为主，因此治疗"培根"病时宜采用性轻而热的老酒。

二、起居疗法

（一）"隆"病的起居疗法

"隆"病患者适宜生活在温暖的环境，宜以情投意合者为伴，要保持身体温暖和心情愉悦。从指导患者心理和动作行为的改变入手，实现从心理和身体两方面治疗"隆"病的作用。

（二）"赤巴"病的起居疗法

"赤巴"病患者适宜生活在有树荫的水边等通风清凉的环境，不宜剧烈活动、不宜从事累活，也不宜有过激心理和精神活动，要通过提供清凉的环境和静养身心的方法，使患者处于宁静平和状态，以降低体热，达到治疗疾病的目的。

（三）"培根"病的起居疗法

"培根"病患者适宜生活在温暖的环境，而且要适度运动和锻炼。关于适度锻炼，在藏医药学中有明确的规定，早在《四部医典》中就有"不汗锻炼为起居之最"（ མི་རྔུལ་བཙལ་བ་སྦྱོང་ལས་མཆོག་ཡིན་ནོ ）的记载，认为通过锻炼使身体各部位充分活动和完全舒展，可达到身体发热放松但未大汗淋漓是最适宜的锻炼程度。以上标准说明，平日运动时，时间可适当延长，但程度不宜过大，更不适宜进行大汗淋漓的剧烈运动。

三、药物疗法

（一）性味疗法

性味疗法是指基于藏药的药味、药性和药效等藏药性味理论治疗疾病的疗法。藏医药学中的味、性、效治疗，主要围绕藏医"三病"的 20 种属性和药物的"六味""八性"和"十七效"，针对性治疗"隆"病、"赤巴"病和"培根"病。

1."隆"病的性味疗法

（1）治疗"隆"病的药味：治疗"隆"病的药味为"六味"中的甘味、酸味和咸味。根据藏医药学理论，"隆"的物质基础是"五源"中的"风源"，其病变后表现出"风源"的典型属性，因此治疗"隆"病要重点选用由"五源"中的"土源"和"水源"为主要物质基础生成的甘味药材（如传统手工制作的藏红糖），由"五源"中的"火源"和"土源"为主要物质基础生成的酸味药材（如老黄酒），以及由"五源"中的"水源"和"火源"为主要物质基础生成的咸味药材（如光明盐），来进行补缺和减增等平衡治疗。

（2）治疗"隆"病的药性和药效：利用藏药性、效来平衡"隆"病属性的原则是，"八性"中的腻、沉二性和"十七效"中的润效可平衡"隆"病的糙、轻、寒、细、硬、晃等 6 种属性。具体原则为：具有腻性的药材，如沉香，可平息"隆"病的硬和细性；具有沉性的药材，如紫硇砂，可平息"隆"病的轻和晃性；具有润效的药材，如悬钩木，可平息"隆"病的糙性。对于"隆"病的"寒"性，按照常规理论，还需要用"十七效"中的温效来平衡，但此处未列出温效，因为具有腻性、沉性和润效的药材一般都会兼具温效，故无须再将温效单独列出。

2."赤巴"病的性味疗法

（1）治疗"赤巴"病的药味：治疗"赤巴"病的药味为"六味"中的甘味、苦味和涩味。根据藏医药学理论，"赤巴"的物质基础是"五源"中的"火源"，其病变后表现出"火源"的属性，因此治疗"赤巴"病需重点选用由"五源"中的"土源"和"水源"为主要物质基础生成的甘味药材（如葡萄），由"五源"中的"水源"和"风源"为主要物质基础生成的苦味药材（如波棱瓜子），以及由"五源"中的"土源"和"风源"为主要物质基础生成的涩味药材（如檀香），来进行补缺和增减等平衡治疗。

（2）治疗"赤巴"病的药性和药效：根据藏药药性理论，藏药性、效平衡"赤巴"病属性的原则为，"八性"中的凉、钝二性和"十七效"中的稀效平衡"赤巴"病的较腻、锐、热、轻、臭、泻、湿等 7 种属性。具体原则为：具有凉性的药材，如冰片，可平息"赤巴"病的热性；具有"钝"性的药材，如竹黄，可平息"赤巴"病的锐性；具有稀效的药材，如腊肠果，可平息"赤巴"病的臭性。"赤巴"病的 7 种属性中占主导作用的属性是热、锐、臭性，因此，在治疗"赤巴"病的药性和药效中只列出凉性、钝性和稀效这 3 个主要的药性药效。概括起来，在治疗"赤巴"病的药性和药效中只强调凉、钝、稀这3种药性药效的原因是，一方面，在治疗疾病时只要消除占主导作用的疾病属性，其余次要属性则会逐渐自行消失或恢复平衡；另一方面，具有凉性的药材一般都兼具寒效，具有钝性的药材一般也兼具柔和干效，从而使寒、钝、凉、柔、稀、干等药性——对应平衡"赤巴"病的较腻、锐、热、轻、臭、泻、湿等具体属性。

3."培根"病的性味疗法

（1）治疗"培根"病的药味：治疗"培根"病的药味是"六味"中的辛味、酸味和涩味。根据藏医药学理论，"培根"的物质基础是"五源"中的"土源"和"水源"，其病变后表现出"土源"和"水源"的属性，因此，治疗"培根"病需重点选用由"五源"中的"火源"和"风源"为主要物质基础生成的辛味药材（如胡椒），由"五源"中的"火源"和"土源"为主要物质基础生成的酸味药材（如石榴籽），以及由"五源"中的"土源"和"风源"为主要物质基础生成的涩味药材（如毛诃子），来进行补缺和增减等平衡治疗。

（2）治疗"培根"病的药性和药效：根据藏药性效理论，藏药性、效对治"培根"病属性的原则是，"八性"中的锐、糙、轻对治即平衡"培根"病的腻、凉、沉、钝、润、稳、黏等7种属性。具体原则为：具有锐性的药材，如硇砂，可平息"培根"病的钝性；具有糙性的药材，如沙棘，可平息"培根"病的润和黏性；具有轻性的药材，如小米辣，可平息"培根"病的沉和稳性。同理，具有锐、糙、轻性的药材一般兼具清、热、晃效。因此，锐、糙、轻三性可中和平衡"培根"病的腻、凉、沉、钝、润、稳、黏等7种基本属性。

（二）息剂疗法

藏药中的息剂是指服用后将疾病平息于发病部位的药剂。息剂疗法主要讲述将"三病"平息于发病部位的相应药物剂型以及各剂型的具体配方。藏医传统临床强调治疗不同的疾病要选择不同的药物剂型，如在治疗"三病"时的剂型选择方面，"隆"病要优先选择汤剂和酥药剂，"赤巴"病要优先选择汤剂和散剂，"培根"病要优先选择丸剂和散剂。

1.治疗"隆"病的息剂

（1）汤剂：选择治疗"隆"病的汤剂药物时，要坚持滋养是治疗"隆"病的主要方法的原则。因此，"隆"病宜服用的代表性汤剂药物有骨汤（即由羊尾骨、羊脚骨等骨头熬制的骨汤），羊肉等肉类、酥油、陈旧藏红糖和黄酒等"四精"（བཅུད་བཞི།）熬制的"四精"汤（བཅུད་བཞིའི་ཁུ།），满3周岁且眼、耳、鼻、舌等所有感官齐全的囫囵绵羊头熬制的高营养羊头汤。

（2）酥药剂："隆"病宜服用的代表性酥药剂药物有以肉豆蔻为主味药材制成的肉豆蔻酥药丸，以大蒜为主味药材制成的大蒜酥药丸，以诃子、毛诃子和余甘子等"三果"（འབྲས་བུ་གསུམ།）药材为主味药材制成的"三果"酥药丸，以黄精、天门冬、西藏凹乳芹、喜马拉雅紫茉莉、蒺藜等"五根"（རྩ་བ་ལྔ།）为主味药材制成的"五根"酥药丸，以乌头为主味药材制成的乌头酥药丸。

2.治疗"赤巴"病的息剂

（1）汤剂："赤巴"病宜服用的代表性汤剂药物有以藏木香为主味药材制成的藏木香汤，以宽筋藤为主味药材制成的宽筋藤汤，以獐牙菜为主味药材制成的獐牙菜汤，以诃子、毛诃子和余甘子等"三果"为主味药材制成的"三果"汤。

（2）散剂："赤巴"病宜服用的代表性散剂药物有以冰片为主味药材制成的冰片散，以檀香为主味药材制成的檀香散，以红花为主味药材制成的红花散，以竹黄为主味药材制成的竹黄散。

3．治疗"培根"病的息剂

（1）丸剂："培根"病宜服用的代表性丸剂药物有以乌头为主味药材制成的乌头丸，以紫硇砂等盐类药材为主味药材制成的紫硇砂丸。

（2）散剂："培根"病宜服用的代表性散剂药物有以石榴籽为主味药材制成的石榴散，以烈香杜鹃花为主味药材制成的烈香杜鹃散，以"果玛卡"方（ནད་མའི་ཁུར་བ）为主制成的散剂（即以大托叶云实、干姜、小米辣、酸藤子、诃子和荜茇为主味药材制成的"果玛卡"散），以盐类药材被煅制成灰后的灰药为主味药材制成的盐灰散，以寒水石煅制成灰后的灰药为主味药材制成的寒水石散。

（三）泄剂疗法

藏药学中的泄剂是指服用后让病邪通过汗液和尿液等排泄或排遗过程从发病部位排出（即清理出体外）的药物。泄剂疗法主要讲述如何将"隆"病、"赤巴"病和"培根"病的病邪从体内排出，以达到治疗目的的治疗方法和原则。

1．治疗"隆"病的泄剂　对"隆"病宜采用营养灌肠疗法进行泄治。根据单纯性"隆"病、"隆"病伴发"赤巴"病的"隆赤"病、"隆"病伴发"培根"病的"培隆"病等3种不同疾病的性质，营养灌肠疗法在川木香、柏树枝、荜茇、紫硇砂、诃子等5味药材配方作为泄剂共用配方的基础上，分别采用不同的灌肠营养液以泄治以上3种"隆"病。治疗单纯性"隆"病时，在绵羊肉汤、牦牛奶和酥油制成的营养液基质中，加入以上泄剂共用配方的提取药汁后制成"隆"性营养灌肠剂（སྨེ་འཛིན་གྱི་ཁྲུན་པ）进行灌肠泄治；治疗"隆赤"病时，在水生动物肉汤、黄牛奶和酥油制成的营养液基质中，加入以上泄剂共用配方的提取药汁后制成"隆赤"性营养灌肠剂（བཀྲ་འཛིན་གྱི་ཁྲུན་པ）进行灌肠泄治；治疗"培隆"病时，在旱生动物肉汤、山羊奶和酥油制成的营养液基质中，加入以上共用泄剂配方的提取药汁后制成"培隆"性营养灌肠剂（བཀྲ་མ་སྨེ་གྱི་ཁྲུན་པ）进行灌肠泄治。

2．治疗"赤巴"病的泄剂　对"赤巴"病宜采用泻下疗法进行泄治。根据目标疾病是一般常规疾病还是综合和特殊疾病，以及泻下疗法的普适性和特殊性，藏医将泻下疗法分为常规泻下疗法（སྱི་བཤལ）和特殊泻下疗法（སྒོས་བཤལ）。根据疾病的轻重、患者基础条件和年龄等情况，藏医将泻下疗法分为峻泻（དྲག་བཤལ）和柔泻（འཇམ་བཤལ）2类。比如：由经严格炮制加工后的长喙诃子（ཨ་རུ་མཆུ་རིང）（即诃子果实一端细长如鸟喙的一类诃子）、巴豆、干漆和白狼毒4味药材组成的"四味舵手"泻剂方（དེད་དཔོན་བཞི་ཁྲུན），功效锐而峻，普遍适用于青中年、身体基础条件好及病情重的所有具有泻下疗法适应证的患者，因此临床上采用"四味舵手"泻剂方的泻下疗法既是常规泻下疗法，又是峻泻疗法。而以大果大戟、白狼毒、诃子、大黄、杂毛蓝钟花、甘青大戟、巴豆、蓖麻、腊肠果等为配伍药材，并用黄牛尿提取制成的浸膏，功效锐而柔，普遍适用于老年、身体基础条件差及病情较轻的所有具有泻下疗法适应证的患者，因此临床上采用此浸膏泻剂的泻下疗法既是常规泻下疗法，又是柔泻疗法。特殊泻下疗法是指针对疫热等藏医特殊疾病而采用特定的泻剂进行泻下治疗的方法，一般为一病一泻剂。

3．治疗"培根"病的泄剂　对"培根"病宜采用催吐法进行泄治。根据催吐配方制剂和催吐方法的不同，藏医催吐疗法可分为峻吐（དྲག་སྐྱུགས）和柔吐（འཇམ་སྐྱུགས）2类。藏医常用的催吐方剂是"六味黄帚囊吾"方（རེ་ལྕག་དྲུག་པའི་ཁྲུན）；该方剂由春天植物抽芽时节从沙地生境采挖的黄帚囊吾、青海刺参、白狼毒、藏菖蒲、紫硇砂和荜茇等6味药材组成。峻吐疗法和柔吐疗法的区别主要在于"六味黄帚囊吾吐剂"的剂型和在催吐过程中采取的驱吐方法不同。当"六味黄帚囊吾吐剂"用于峻吐时，需要将本方剂制成丸剂，而用于柔吐时，则需要将本方剂制成汤剂。

驱吐方法是藏医临床催吐疗法的重要环节，是在催吐过程中根据患者基础条件和疾病状况，在黄帚橐吾、青海刺参和白狼毒 3 种药材煎制的药汁中加入适量藏菖蒲、紫硇砂和荜茇药粉后，同温开水交替轮番灌胃，并利用羽毛和手指等刺激患者咽喉部，以控制催吐程度的一种方法。实际上，催吐疗法的峻和柔主要取决于驱吐方法即手法。

四、外治疗法

外治疗法是指通过纯物理和物理加药物的方法，从体外治疗疾病的一种传统疗法。本节主要讲述针对藏医"三病"的具体外治疗法及治疗原则。

（一）"隆"病的外治疗法

对"隆"病宜采用藏医涂疗中的涂油推拿疗法（བསྐུ་མཉེའི་བཅོས་ཐབས།）和敷疗中的"霍美"（ཧོར་མེ）疗法进行治疗。涂油推拿疗法作为藏医涂疗的一种特殊疗法，是在囟门、百会和足掌等关键穴位处，涂抹酥油等油脂并进行推拿，待油脂被推拿蒸干后布撒青稞面（ནས་ཕྱེ）或糌粑（རྩམ་པ）等面粉，再进行推拿和搓擦，将体表的多余油脂吸附干净的一种疗法。"霍美"疗法作为藏医敷疗中热敷疗法的一种，是利用腻而热的敷疗方法在"隆"的穴位处进行热敷，以消除"隆"病引起的局部疼痛等不适症状的一种热敷疗法。"霍美"（ཧོར་མེ）疗法是藏医药学最具特色的外治疗法之一，疗效显著，方法简单；具体操作过程为：将肉豆蔻和葛缕子等治疗"隆"病的代表性药物制成粗粉后，同碎至米粒大小的石英岩（起导热作用）按 2∶1 比例混合，再用医用纱布包扎成直径 1.5～2cm 长的药球，并留出用于手持的纱布柄，然后将药球置入盛有酥油等油脂的容器中加热，当油脂被烧沸浸入药球和药汁开始溶出时，持纱布柄将药球从油脂中取出放置于小盘中，待药球温度降至能够被手背忍耐时，将药球热敷于患者百会、囟门、膻中、第 7 颈椎等"隆"病的穴位或其他疼痛部位，直至温度等于人体温度，可视病情轮番加热和热敷，以消除"隆"病引起的疼痛，或治疗失眠、心慌、头晕、耳鸣等"隆"病典型症状。条件不允许或不方便制作"霍美"药球时，也可将羊毛毡（ཕྱིང་པ）或类似于毡的毛料或面料等剪制成便于油煎后热敷的大小及形状，以替代上述药球进行"霍美"疗法（图9-1）。

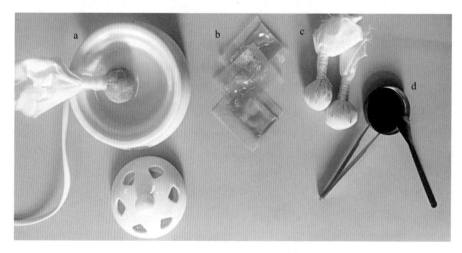

图 9-1 藏医"霍美"疗法现代装置示例

a. 电加热器　b. 芝麻油或提炼的陈酥油

c. 药球　d. 小托盘（用来晾药球和存放备用的药球）

（二）“赤巴”病的外治疗法

由于“赤巴”病为热病，故对“赤巴”病宜采用发汗（རྔུལ་དབྱུང་ག།）、放血（གཏར་ག།）和冷水降温（ཆུ་ཡི་འཕྲུལ་འཁོར།）等外治疗法进行治疗。藏医传统发汗疗法（རྔུལ་དབྱུང་བའི་བཅོས་ཐབས།）是指通过衣服或被子等物品对患者进行包裹出汗，使热病病邪随汗液从毛孔排出体外的一种传统疗法。放血疗法（གཏར་གའི་བཅོས་ཐབས།）是根据疾病性质，给患者服用特定的汤剂，让疾病成熟和分离病血与鲜血，之后根据疾病适时选择不同的血管穴位，利用特制的放血器械切开血管，放出血管内血液蒸气和病变血液的一种疗法。藏医常用的放血穴位有 77 个，但实际临床中一般在此基础上，针对局部病变可采取“就近原则”放血，即选择距发病部位最近且有明显凸起特征的血管进行放血治疗，无固定部位和数量。冷水降温疗法（ཆུ་ཡི་འཕྲུལ་འཁོར་གྱི་བཅོས་ཐབས།）是通过向患者身体喷洒和浇灌冷水来降温除热的一种传统物理降温疗法。

（三）“培根”病的外治疗法

由于“培根”病为寒病，故对“培根”病宜采用敷疗（དུགས་ཀྱི་བཅོས་ཐབས།）和火灸疗法（མེ་བཙའི་བཅོས་ཐབས།）等外治疗法进行治疗。藏医敷疗根据敷料药材的寒热性质和敷在患病部位物体的冷热度，分为热敷疗法和冷敷疗法 2 种。鉴于“培根”病性寒的特点，对其一般都采用热敷疗法，比如将鸽子粪炒热后敷在由藏医“不化症”引起的肿块处，使肿块成熟后再将腐化的脓液引流出来以根治疾病，或将青砖和陶片烤热后敷于患病处以治疗寒病。根据藏医药学理论，“培根”病首选的外治疗法为火灸疗法。在火灸疗法中，每一类疾病或某一个病种都有其固定的火灸穴位，称位穴（སྣན་པས་བཙལ་བའི་གསང་།）；此外，还有很多由于患病部位和病灶而需要医师临时确定的穴位，称病穴（ནད་ཀྱིས་བསྟན་པའི་གསང་།）。在火灸治疗过程中，要根据确诊疾病而选择位穴或病穴进行火灸治疗。火灸疗法一般具有止痛、助消化、温胃火、散结、愈创、消肿、收缩脉管、防治疾病扩散和祛除黄水等功效。

以上治疗“三病”的 35 种饮食、6 种起居行为、18 种性味、23 种息剂、9 种泄剂和 7 种外治疗法等 98 种具体疗法，是对藏医传统疗法的高度概括，是藏医基本治则和治法的集中体现，在临床实践中通过对以上治则治法的举一反三和融会贯通，能满足常规藏医临床需求。

（李啟恩　张得钧　郭肖　黄先菊）

本章小结

本章通过列举饮食疗法、起居疗法、药物疗法和外治疗法的 98 种具体疗法，概述了藏医治疗学基本概念、基本原则和基本治法。饮食疗法中列举了治疗“隆”病的 10 种食物和 4 种饮物，治疗“赤巴”病的 7 种食物和 5 种饮物，治疗“培根”病的 6 种食物和 3 种饮物，共列举了 35 种治疗藏医“三病”的饮食。起居疗法中列举了治疗“隆”病的 2 种起居行为，治疗“赤巴”病的 2 种起居行为，治疗“培根”病的 2 种起居行为，共列举了 6 种治疗藏医“三病”的起居行为。药物疗法从藏药的性味、息剂和泄剂三方面做了概述，其中性味治疗中列举了治疗“隆”病的 3 种药味和 3 种药性，治疗“赤巴”病的 3 种药味和 3 种药性，治疗“培根”病的 3 种药味和 3 种药性，共列举了 18 种治疗藏医“三病”的性味。息剂治疗中列举了治疗“隆”病的 3 种汤剂和 5 种酥药剂，治疗“赤巴”病的 4 种汤剂和 4 种散剂，治疗“培根”

病的 2 种丸剂和 5 种散剂，共列举了 23 种治疗藏医"三病"的息剂。泄剂治疗中列举了治疗"隆"病的 3 种营养灌肠剂，治疗"赤巴"病的 4 种泻剂，治疗"培根"病的 2 种吐剂，共列举了 9 种治疗藏医"三病"的泄剂。外治疗法中列举了治疗"隆"病的 2 种外治疗法，治疗"赤巴"病的 3 种外治疗法，治疗"培根"病的 2 种外治疗法，共列举了 7 种治疗藏医"三病"的外治疗法。

练习题

一、名词解释

1. 陈肉　　2. 四精　　3. 三果　　4. 五根　　5. "果玛卡"方
6. "四味舵手"泻剂方　　7. "霍美"疗法

二、填空题

1. 藏医药学将疾病与疗法的关系比喻为＿＿＿＿＿＿＿与＿＿＿＿＿＿＿的关系，寓意＿＿＿＿＿＿＿到＿＿＿＿＿＿除。

2. 藏医临床治疗方法多样，内容丰富，但概括起来不外乎＿＿＿＿＿＿、＿＿＿＿＿＿、＿＿＿＿＿＿和＿＿＿＿＿＿等 4 种。

3. 藏医饮食疗法是指根据疾病性质，给予＿＿＿＿＿＿指导，使患者通过纠正＿＿＿＿＿＿和临时给予＿＿＿＿＿＿，以达到治疗目标疾病的一种治疗方法。

4. 通常肉类、酒类和酥油等食物新鲜时性＿＿＿＿＿＿而＿＿＿＿＿＿，相反，陈旧后其性则变为＿＿＿＿＿＿而＿＿＿＿＿＿。

5. "隆"病患者适宜生活在＿＿＿＿＿＿的环境，宜以＿＿＿＿＿＿为伴，要保持＿＿＿＿＿＿和＿＿＿＿＿＿，实现从＿＿＿＿＿＿和＿＿＿＿＿＿两方面治疗"隆"病的作用。

6. 性味疗法是指基于藏药的＿＿＿＿＿＿、＿＿＿＿＿＿和＿＿＿＿＿＿等藏药性味理论治疗疾病的疗法。

7. 藏药学中的泄剂是指服用后让病邪通过＿＿＿＿＿＿和＿＿＿＿＿＿等排泄或排遗过程从＿＿＿＿＿＿的药物。

8. 藏医外治疗法是指通过＿＿＿＿＿＿和＿＿＿＿＿＿的方法，从＿＿＿＿＿＿治疗疾病的一种传统疗法。

三、单选题

1. 下列选项中用于治疗"隆"病的饮物是（　　）。
　　A. 酪汁、酸味奶汁、凉水、凉白开　　　　B. 热奶、芹精酒、红糖酒、骨酒
　　C. 酪汁、成熟的浓酒、热白开　　　　　　D. 红糖水、浓茶
2. 治疗"培根"病的食物性质一般（　　）。
　　A. 热和锐　　　　B. 热和轻　　　　C. 凉和沉　　　　D. 凉和轻

3. 下列选项中，属于"培根"病起居疗法的是（　　　）。

    A. 适宜生活在温暖的环境，宜以情投意合者为伴

    B. 生活在温暖的环境，适度运动和锻炼

    C. 生活在清凉的环境，不宜剧烈运动，不宜有过激心理和精神活动

    D. 适宜生活在温暖的环境，不宜有过激心理和精神活动

4. 下列药味中适合治疗"培根"病的是（　　　）。

    A. 甘、酸、咸   B. 甘、苦、涩   C. 辛、酸、涩   D. 苦、涩、酸

5. 下列选项中由"火源"和"风源"所生的药味是（　　　）。

    A. 甘   B. 涩   C. 酸   D. 辛

6. 治疗"隆"病要优先选择的剂型是（　　　）。

    A. 汤剂和酥油剂   B. 汤剂和散剂   C. 丸剂和散剂   D. 酥油剂和散剂

7. 治疗"赤巴"病要优先选择的剂型是（　　　）。

    A. 汤剂和酥油剂   B. 汤剂和散剂   C. 丸剂和散剂   D. 酥油剂和散剂

8. 治疗"培根"病要优先选择的剂型是（　　　）。

    A. 汤剂和酥油剂   B. 汤剂和散剂   C. 丸剂和散剂   D. 酥油剂和散剂

9. 对"赤巴"病宜采用的泄剂疗法为（　　　）。

    A. 灌肠疗法   B. 泻剂疗法   C. 催吐疗法   D. 灌鼻疗法

10. 根据藏医药学理论，"培根"病首选的外治疗法是（　　　）。

    A. 放血疗法   B. 泻剂疗法   C. 催吐疗法   D. 火灸疗法

四、多选题

1. 下列选项中，治疗"隆"病的饮食是（　　　）。

    A. 马肉、驴肉、水牛肉   B. 陈肉、牦牛肉

    C. 植物油、陈酥油   D. 藏红糖、大蒜和葱

2. 下列选项中，治疗"赤巴"病的药味是（　　　）。

    A. 辛   B. 甘   C. 苦   D. 涩

3. 下列选项中，治疗"隆"病的汤剂是（　　　）。

    A. 骨汤   B. 四精汤   C. 羊头汤   D. 三果汤

4. 下列选项中，治疗"隆"病的酥药剂是（　　　）。

    A. 肉豆蔻酥药丸   B. 五根酥药丸   C. 三果酥药丸   D. 乌头酥药丸

5. 下列药剂中，治疗"赤巴"病的散剂是（　　　）。

    A. 冰片散   B. 红花散   C. "果玛卡"散   D. 竹黄散

6. 下列选项中，"赤巴"病宜服用的代表性汤剂是（　　　）。

    A. 藏木香汤   B. 骨汤   C. "四精"汤   D. 宽筋藤汤

7. 下列选项中，治疗"隆"病的外治疗法是（　　　）。

    A. 涂油推拿疗法   B. 营养灌肠疗法   C. "霍美"疗法   D. 火灸疗法

8. "霍美"疗法可消除"隆"病的哪些症状（　　　）。

    A. 失眠   B. 心慌   C. 头晕   D. 耳鸣

9. 治疗"赤巴"病宜采用的外治疗法是（　　　）。

    A. 发汗   B. 放血   C. 凉水降温   D. 冷敷

五、判断题

1. 藏医药学中的陈肉是指长期风干的肉。 （　　）
2. "隆"病的属性以寒为主，故治疗时宜食用鲜肉和鲜酥油。 （　　）
3. "赤巴"病的食疗中所涉及的肉类一般都需采用陈肉。 （　　）
4. 藏医中的泄剂是指服用后将疾病平息于发病部位的药剂。 （　　）
5. 藏医"隆"病宜采用营养灌肠疗法进行泄治。 （　　）

六、简答题

1. 藏医放血疗法前的准备事宜有哪些？
2. 藏医治疗疾病时，不同疾病需选择不同剂型的原理和目的是什么？
3. 藏医药学基于性味的疾病治疗，需遵循的理论依据是什么？
4. "三病"的饮食和起居治疗有哪些共性规律？
5. 治疗"三病"的针对性外治疗法有哪些？选择依据是什么？

七、论述题

1. 请以治疗"赤巴"病为例，解析藏医四大疗法的具体应用。
2. 请结合所学藏医药学知识，论述藏医四大疗法的实施顺序和联合治疗原则。

第十章

藏医药学内容归纳与树喻图

◆ **学习目标** ◀ ⋯⋯⋯⋯⋯⋯⋯⋯⋯⋯⋯⋯⋯⋯⋯⋯⋯⋯⋯⋯⋯⋯⋯⋯⋯⋯⋯⋯⋯⋯

1. **掌握** 藏医药学树喻图的概念及其功能意义。藏医药学概论树喻图中根、茎、叶、花、果实等各组织结构的代表内容和象征意义。
2. **熟悉** 藏医药学概论树喻图中象征藏医生理病理、藏医诊断和藏医治疗的 3 棵树的各器官和组织数目，以及对应的藏医药学具体内容。
3. **了解** 藏医药学概论树喻图中花和果实的不同寓意及现实意义。

　　树喻图（ཤིང་འབྲི་བ།）是藏医药学利用菩提树的组织结构来比喻藏医药学理论结构和内容组成的一种比喻图，即树形图。根据所归纳和展示的内容不同，藏医药学有许多不同的树喻图，其中最具代表性的是根据藏医典籍《四部医典·概论部》所载藏医生理病理、藏医诊断、藏医治疗而绘制的藏医生理病理树（གནས་ལུགས་ནད་གཞི་ཤིང་བ།）、藏医诊断树（ངོས་འཛིན་རྟགས་ཀྱི་ཤིང་བ།）和藏医治疗树（གསོ་བྱེད་ཐབས་ཀྱི་ཤིང་བ།），统称藏医"理诊疗"三棵树（གཞི་རྟགས་གསོ་གསུམ་གྱི་ཤིང་བ།）（图 10-1）。

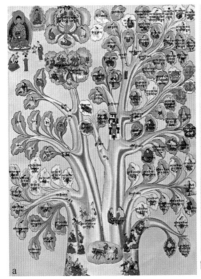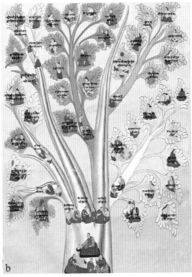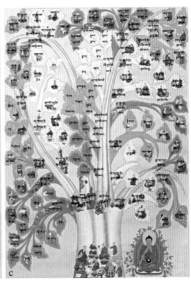

图 10-1 藏医"理诊疗"三棵树

a. 藏医生理病理树　b. 藏医诊断树　c. 藏医治疗树

本章主要对基于《四部医典·概论部》所载内容的藏医药学概论树喻图即"理诊疗"三棵树进行解析。藏医药学概论树喻图将藏医药学基本内容进行系统归纳,并以菩提树的根、干(茎)、枝、叶、花、果实等不同器官为比喻,将各级内容及相互关系用树形图直观表现出来,实现藏医药学内容体系与树喻图根、干、枝、叶、花、果实相对应,并配以特定颜色,建立藏医药学理论逻辑归纳和记忆链接层次结构图和思维导图,为学习、归纳、推理和记忆藏医药学内容提供指导和帮助(图10-1)。

一、藏医药学概论树喻图构型特征

如图10-1所示,藏医药学将《四部医典·概论部》所载内容即藏医药学基本内容及相互关系概括性比喻成3棵菩提树,分别是藏医生理病理树、藏医诊断树和藏医治疗树。从这3棵树的树根上依次分发出9个树干、47枚树枝和224片树叶,且在代表藏医生理学内容的树干顶端盛开有2朵菩提花,并在花中间结有3个菩提果,分别代表不同层次的藏医药学目的及意义(图10-2)。藏医药学概论树喻图的树根、树干、树枝和树叶依次代表从总到分的藏医药学各层次内容;2朵菩提花象征藏医药学的根本任务和最终目的,即健康和长寿;3个菩提果象征学习并实现藏医药学根本任务后医师所能获得的成就与回报,即物质财富、精神财富及终极安乐(图10-2)。

二、藏医药学概论树喻图的树根及其内涵

藏医药学概论树喻图将藏医药学比喻成一颗巨大的菩提树,此树有3个树根,分别代表藏医生理病理、藏医诊断、藏医治疗等三大核心内容;表明藏医药学的核心内容不外乎认识生命和疾病的藏医生理病理理论、鉴别和确诊疾病的藏医诊断理论与方法,以及消除疾病的藏医治疗原则和方法这三大内容,以上这三大内容也是藏医药学的根本内容,故被形象地比喻成菩提树的树根,也意味着藏医生理病理、藏医诊断、藏医治疗是藏医药学这棵参天大树的3个树根,即藏医药学理论之根本。

三、藏医药学概论树喻图的树干及其内涵

藏医药学概论树喻图的3个树根上分发出9个树干,其中从藏医生理病理树的树根上分发出2个树干,分别称生理树干和病理树干,将藏医生理与病理学直观地细分成藏医生理学和藏医病理学2个相对独立的学科(图10-2);从藏医诊断树的树根上分发出3个树干,分别称望诊树干、触诊树干和问诊树干,将藏医诊断学内容直观地分成藏医望诊、藏医触诊和藏医问诊等三部相对独立的内容,即藏医三大诊断法(图10-3);从藏医治疗树的树根上分发出4个树干,分别是起居疗法树干、饮食疗法树干、药物疗法树干和外治疗法树干,将藏医治疗学细分成藏医起居疗法、藏医饮食疗法、藏医药物疗法和藏医外治疗法等4种相对独立的疗法,即藏医四大疗法(图10-4)。

四、藏医药学概论树喻图的树枝及其内涵

藏医药学概论树喻图的9个树干上又分生出47枚树枝,分别代表藏医生理学、藏医病理学、藏医诊断学和藏医治疗学的47项基本内容。

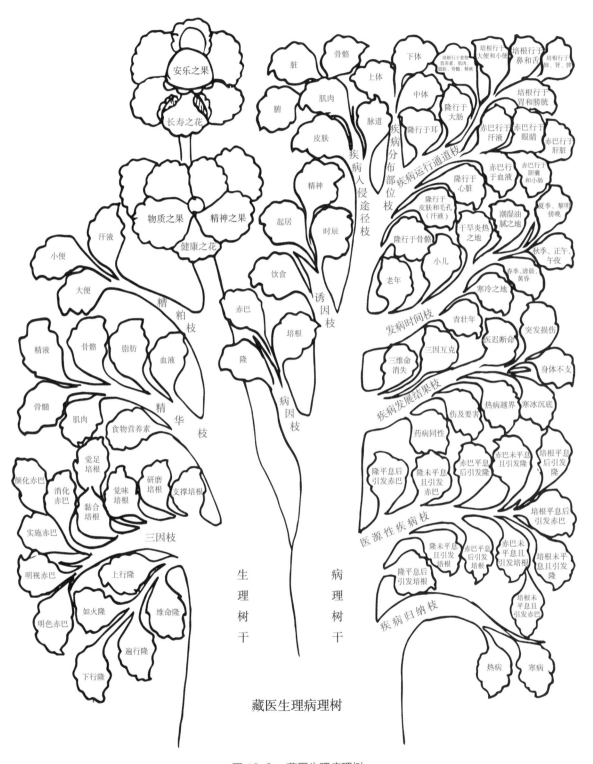

图 10-2　藏医生理病理树

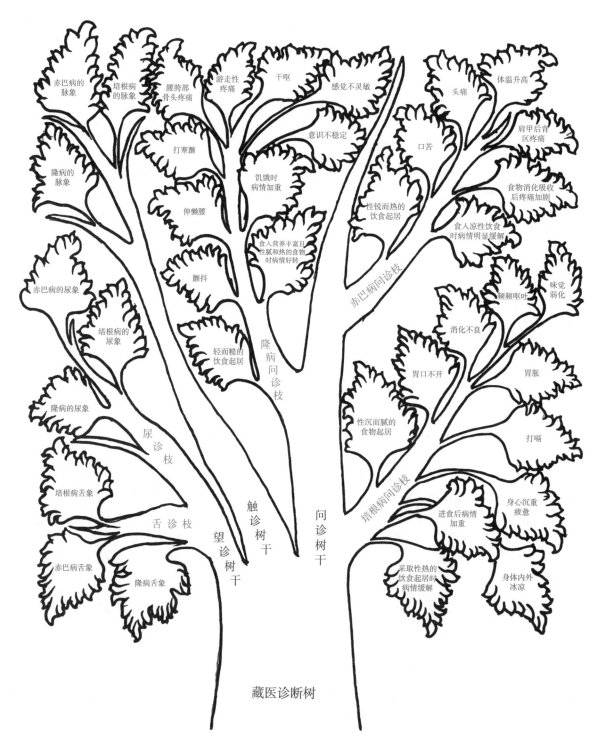

图 10-3 藏医诊断树

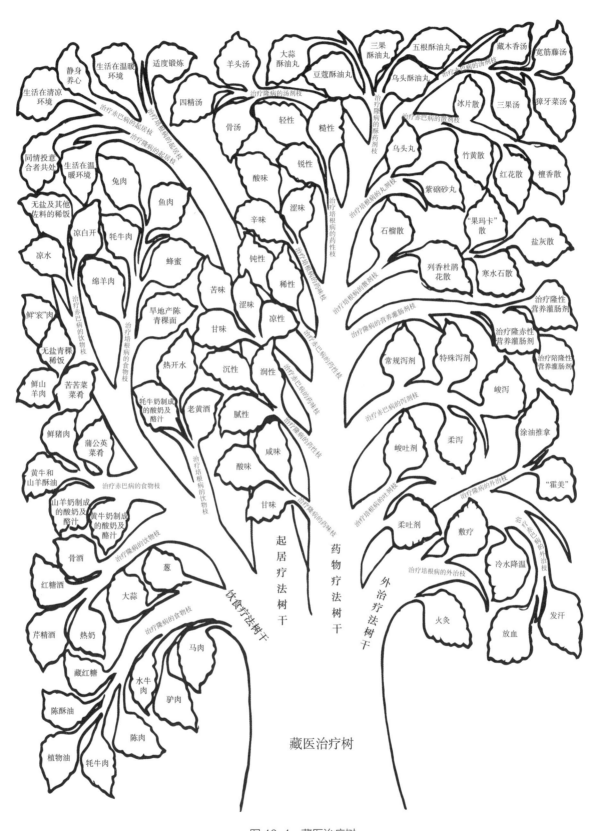

图 10-4　藏医治疗树

（一）藏医生理树枝

从藏医生理树干上分生出 3 枚树枝，分别象征着藏医生理学的"三因"、精华和糟粕等 3 项内容，表明"三因"、七精华和三糟粕的生理功能代表着藏医人体和生理的基本功能（图 10-2）。

（二）藏医病理树枝

从藏医病理树干上分生出 9 枚树枝，分别象征着藏医病理学的病因、诱因、疾病入侵途径、疾病分布部位、疾病运行通道、发病时间、疾病发展结果、医源性疾病、疾病归纳等 9 项基本病理内容（图 10-2）。

（三）藏医诊断树枝

1．望诊树枝 藏医望诊树干上分生出 2 枚树枝，分别代表藏医舌诊和尿诊 2 项藏医望诊基本内容（图 10-3）。

2．触诊树枝 藏医触诊树干上分生出 3 枚树枝，分别代表藏医触诊中"隆"病的脉象、"赤巴"病的脉象和"培根"病的脉象等 3 项触诊内容（图 10-3）。

3．问诊树枝 藏医问诊树干上分生出 3 枚树枝，分别代表藏医问诊中"隆"病的问诊内容、"赤巴"病的问诊内容和"培根"病的问诊内容等 3 项问诊内容（图 10-3）。

（四）藏医治疗树枝

1．起居疗法枝 藏医起居疗法树干上分生出 3 枚树枝，分别代表治疗"隆"病的起居、治疗"赤巴"病的起居和治疗"培根"病的起居等 3 项藏医治疗"三病"的起居内容（图 10-4）。

2．饮食疗法枝 藏医饮食疗法树干上分生出 6 枚树枝，分别代表藏医治疗学中关于治疗"隆"病的食物、治疗"隆"病的饮物、治疗"赤巴"病的食物、治疗"赤巴"病的饮物、治疗"培根"病的食物、治疗"培根"病的饮物等 6 项藏医治疗"三病"的饮食内容（图 10-4）。

3．药物疗法枝 藏医药物疗法树干上分生出 15 枚树枝，分别代表着治疗"隆"病的药味、治疗"赤巴"病的药味、治疗"培根"病的药味、治疗"隆"病的药性、治疗"赤巴"病的药性、治疗"培根"病的药性、治疗"隆"病的汤剂、治疗"隆"病的酥药剂、治疗"赤巴"病的汤剂、治疗"赤巴"病的散剂、治疗"培根"病的丸剂、治疗"培根"病的散剂、治疗"隆"病的营养灌肠剂、治疗"赤巴"病的泻剂和治疗"培根"病的吐剂等 15 项藏医治疗"三病"的药味药性和药剂内容（图 10-4）。

4．外治疗法枝 藏医外治疗法树干上分生出 3 枚树枝，分别代表治疗"隆"病的外治法、治疗"赤巴"病的外治法和治疗"培根"病的外治法等 3 项治疗三病的外治内容（图 10-4）。

综上，47 枚树枝概括性展示了藏医生理学、藏医病理学、藏医诊断学和藏医治疗学的主要内容。

五、藏医药学概论树喻图的树叶及其内涵

藏医药学概论树喻图共有 224 片树叶，分别代表藏医生理学、藏医病理学、藏医诊断学和藏医治疗学的具体内容。

（一）藏医生理叶

代表藏医生理学内容的第一树干上分生出 3 枚树枝，生长有 25 片树叶，分别代表 25 项藏医生理学内容。具体为"维命隆""上行隆""遍行隆""如火隆"和"下行隆"等 5 种"隆"，"消化赤巴""颜化赤巴""实施赤巴""明视赤巴""明色赤巴"等 5 种"赤巴"，"支撑培根""研磨培根""觉味培根""觉足培根""黏合培根"等 5 种"培根"；食物营养素、血液、肌肉、脂肪、骨骼、骨髓和精液等"七精华"；大便、小便和汗液等"三糟粕"及其具体生理功能（图 10-2）。

（二）藏医病理叶

代表藏医病理学内容的第二树干上生长的 9 枚树枝共有 63 片树叶，分别代表藏医药学中的 3 种病因、4 种诱因、6 个疾病入侵途径、3 个疾病依附部位、15 个疾病运行通道、9 个发病时间、9 种疾病发展结果、12 种医源性疾病、2 种寒热病归纳原则等 63 项藏医病理学内容。具体为："隆""赤巴"和"培根"3 种病因。饮食、起居、时辰和精神等 4 种诱因。皮肤、肌肉、脉道、骨骼、脏、腑等 6 个疾病入侵途径。上体、中体、下体等 3 个疾病依附部位。"隆"病在人体精华、糟粕、五官、五脏、六腑中运行的 5 个通道，"赤巴"病在人体精华、糟粕、五官、五脏、六腑中运行的 5 个通道，"培根"病在人体精华、糟粕、五官、五脏、六腑中运行的 5 个通道等疾病运行的十五通道。小儿、青壮年、老年等 3 个基于年龄的发病时间；寒冷之地、干旱炎热之地和潮湿油腻之地等 3 个基于环境条件变化的发病时间；夏季、黎明和傍晚，秋季、正午和午夜，春季、清晨及黄昏等 3 个基于季节时辰的发病时间。"三维命消失"病、"三因互克"病、"药病同性"病、"伤及要害"病、"医迟断命"病、"热病越界"病、"寒病沉底"病、"身体不支"病和"突发损伤"病等 9 种疾病发展结果。"隆"病平息后引发的"赤巴"病和"培根"病，"隆"病未平息且引发的"赤巴"病和"培根"病；"赤巴"病平息后引发的"隆"病和"培根"病，"赤巴"病未平息且引发的"隆"病和"培根"病；"培根"病平息后引发的"隆"病和"赤巴"病，"培根"病未平息且引发的"隆"病和"赤巴"病等 12 种医源性疾病。将"隆"病和"培根"病归为寒性疾病（寒病），"查"病和"赤巴"病归为热性疾病（热病）的 2 种寒热病归纳原则（图 10-2）。

（三）藏医诊断叶

1. 望诊叶　代表藏医望诊内容的第三树干上生长的 2 枚树枝共有 6 片树叶，分别代表"隆"病的舌象、"赤巴"病的舌象、"培根"病的舌象等 3 项舌诊内容；"隆"病的尿象、"赤巴"病的尿象、"培根"病的尿象等 3 项尿诊内容，共计 6 项望诊内容。

2. 触诊叶　代表藏医触诊内容的第四树干上生长的 3 枚树枝共有 3 片树叶，分别代表"隆"病的脉象、"赤巴"病的脉象和"培根"病的脉象等 3 项脉诊内容。

3．问诊叶　代表藏医问诊内容的第五树干上生长的 3 枚树枝共有 29 片树叶，分别代表"隆"病的病因（即由性轻而糙的饮食起居引发），"隆"病的症状（即颤抖、伸懒腰、寒战、腰髋部骨头疼痛、游走性疼痛、干呕、感觉不灵敏、意识不稳定、饥饿时病情加重），食入营养丰富且性腻和热的食物时病情好转等 11 项"隆"病的问诊内容；"赤巴"病的病因（即由性锐而热的饮食起居引发），"赤巴"病的症状（即口苦、头痛、体温升高、肩胛后背区疼痛尤为明显、食物消化吸收后疼痛加重），食入凉性饮食时病情明显缓解等 7 项"赤巴"病问诊内容；"培根"病的病因（即由性沉而腻的饮食起居引发），"培根"病的症状（即胃口不开、消化不良、频频呕吐、味觉弱化、胃胀、打嗝、身心沉重疲惫、身体内外冰凉、进食后感觉病情加重），采取性热的饮食起居时病情明显缓解等 11 项"培根"病问诊内容，共计 29 项基于藏医"三病"的藏医问诊内容。

（四）藏医治疗叶

1．藏医饮食疗法叶　代表藏医饮食疗法内容的第六树干上生长的 6 枚树枝共有 35 片树叶，分别代表马肉、驴肉、水牛肉、陈肉、牦牛肉、植物油、陈酥油、藏红糖、大蒜、葱等 10 种"隆"病患者宜食用食物，热奶、芹精酒、红糖酒、骨酒等 4 种"隆"病患者宜饮用饮物，共 14 种"隆"病患者宜食用饮食；黄牛和山羊酥油、鲜猪肉、鲜山羊肉、鲜"衮"肉、无盐青稞稀饭、苦苦菜菜肴、蒲公英菜肴等 7 种"赤巴"病患者宜食用食物，黄牛奶制成的酸奶及酪汁、山羊奶制成的酸奶及酪汁、无盐及其他佐料的稀饭、凉水、凉白开等 5 种"赤巴"病患者宜饮用饮物，共 12 种"赤巴"病患者宜食用饮食；绵羊肉、牦牛肉、兔肉、鱼肉、蜂蜜、旱地产陈青稞面食等 6 种"培根"病患者宜食用食物，牦牛奶制成的酸奶及酪汁、老黄酒、热开水等 3 种"培根"病患者宜饮用饮物，共 9 种"培根"病患者宜食用饮食，共计 35 项治疗"隆"病、"赤巴"病和"培根"病的饮食种类。

2．藏医起居疗法叶　代表藏医起居疗法内容的第七树干上生长的 3 枚树枝共有 6 片树叶，分别代表生活在温暖环境和与情投意合者共处等 2 项治疗"隆"病的起居内容，生活在清凉环境和静身养心等 2 项治疗"赤巴"病的起居内容，生活在温暖环境和适度锻炼等 2 项治疗"培根"病的起居内容，共计 6 项治疗"隆"病、"赤巴"病和"培根"病的起居内容。

3．藏医药物疗法叶　代表藏医药物疗法内容的第八树干上生长的 15 枚树枝共有 50 片树叶，分别代表治疗"隆"病的甘、酸、咸 3 种药味和腻、沉、润 3 种药性，治疗"赤巴"病的甘、苦、涩 3 种药味和凉、稀、钝 3 种药性，治疗"培根"病的辛、酸、涩 3 种药味和锐、糙、轻 3 种药性；治疗"隆"病的骨汤、四精汤、羊头汤等 3 种汤剂和豆蔻酥药丸、大蒜酥药丸、三果酥药丸、五根酥药丸、乌头酥药丸等 5 种酥药剂，治疗"赤巴"病的藏木香汤、宽筋藤汤、獐牙菜汤、三果汤等 4 种汤剂和冰片散、檀香散、红花散和竹黄散等 4 种散剂，治疗"培根"病的乌头丸、紫硇砂丸等 2 种丸剂和石榴籽散、烈香杜鹃花散、"果玛卡"散、盐灰散、寒水石散等 5 种散剂；治疗"隆"病的"隆"性营养灌肠剂、"隆赤"性营养灌肠剂、"培隆"性营养灌肠剂等 3 种泄剂，治疗"赤巴"病的常规泻剂、特殊泻剂、峻泻剂和柔泻剂等 4 种泄剂，治疗"培根"病的峻吐剂和柔吐剂等 2 种泄剂，共计 50 项藏医治疗"三病"的具体药物（图 10-4）。

4．藏医外治疗法叶　代表藏医外治疗法内容的第九树干上生长的 3 枚树枝共有 7 片树叶，分别代表治疗"隆"病的涂油推拿疗法和"霍美"疗法等 2 种外治疗法，治疗"赤巴"病的发汗疗法、放血疗法和冷水降温疗法等 3 种外治疗法，治疗"培根"病的敷疗和火灸疗法等 2 种外治疗法，共计 7 项治疗"隆"病、"赤巴"病和"培根"病的藏医外治疗法。

综上，藏医药学概论树喻图上的 224 片树叶代表了藏医生理学、病理学、诊断学和治疗学的具体内容。

六、藏医药学概论树喻图的花果及其象征

（一）花及其象征意义

藏医药学概论树喻图中代表藏医生理学内容的第一树干顶端开有 2 朵花，分别象征着健康和长寿。藏医药学的根本任务归根结底是预防疾病使众生远离疾病和一旦患病后及时采取合理治疗使患者早日脱离苦海，而预防和治疗疾病的根本目的则是确保健康，只有健康的心身才能实现长寿。因此，藏医药学概论树喻图的 2 朵花象征着藏医药学的 2 个根本任务，即健康和长寿，而且这 2 朵花也只会开在维持机体"三因""七精华"和"三糟粕"动态平衡的生理树干的顶端，因为只有确保人体的正常生理功能和维持机体内各物质动态平衡，才能达到健康和长寿的目的（图 10-2）。

（二）果实及其象征意义

藏医药学概论树喻图中代表藏医生理学内容的第一树干顶上结有 3 个果实，分别象征着物质财富（ཟང）、精神财富（ཚོགས）和终极安乐（བདེ）。3 个果实中的 2 个果实结于象征健康的花中间，分别象征着拥有满足衣、食、住、行等生理需求的物质财富和能够满足安全、社交、尊重、认同和自我实现等精神需求的精神财富；另一个果实结于象征长寿的花中间，象征着拥有更高级精神需求的终极安乐。根据藏医典籍《四部医典》中明确提出的学习藏医药学的目的和必要性可知，象征着物质财富、精神财富和终极安乐的这 3 个果实主要针对藏医医师和藏医药学习者而言，而象征着健康和长寿的 2 朵花则主要针对患者而言，表明每一位能够守护健康和长寿的医德高尚和医术精湛的医师，最终都能够实现以上三果所象征的物质财富、精神财富和终极安乐的美好愿望，二者间是因与果的关系（图 10-2）。

（郭肖　安拉太　袁发荣　毛萌）

◆　本章小结　◆

藏医药学概论树喻图是藏医药学利用菩提树的组织结构来比喻藏医药学理论结构和内容组成的一种树形比喻图，是藏医药学分类和归纳常采用的一种流程图和层次结构图。藏医药学概论树喻图将藏医药学基本内容进行系统归纳，将菩提树比喻成藏医药学，用菩提树的根、干（茎）、枝、叶、花、果实等不同器官分别表示从总到分的藏医药学各级内容。通过将藏医药学各级内容及相互关系与树喻图的根、干、枝、叶、花、果实相对应，并配以特定颜色，建立藏医药学理论逻辑归纳和记忆链接思维导图，为学习、归纳、推理和记忆藏医药学内容提供指导和帮助。藏医药学概论树喻图的树根、树干、树枝和树叶依次代表从总到分的藏医药学内容层次，花象征着藏医药学的根本任务和最终目的（即健康和长寿），果实象征着学习并实现藏医药学根本任务后所能获得的成就（即物质财富、精神财富和终极安乐）。

练习题

一、名词解释

1. 树喻图　　2. 理诊疗

二、填空题

1. 藏医药学将《四部医典·概论部》所载内容概括性比喻成_____棵菩提树，分别是_____树、_____树、_____树。

2. 生理病理树上盛开的 2 朵菩提花象征着藏医药学的根本任务和最终目的——_____和_____。

3. 从藏医生理病理树的树根上分生出 2 个树干，分别称_____和_____，以此将藏医生理与病理学直观地细分成_____和_____2 个相对独立的学科。

4. 藏医生理树干上分生出的 3 枚树枝分别象征着_____、_____和_____及其功能。

三、单选题

1. 象征藏医药学概论内容的树喻图树根上分发出了多少树干（　　　）。
   A. 3 个　　　　　　B. 6 个　　　　　　C. 9 个　　　　　　D. 15 个

2. 藏医药学树喻图的树根、树干、树枝和树叶依次代表从总到分的（　　　）。
   A. 学习目的　　　　B. 学习任务　　　　C. 藏医药学内容　　D. 学习方法

3. 藏医药学概论树喻图的藏医生理树干共有多少片树叶（　　　）。
   A. 25　　　　　　　B. 63　　　　　　　C. 38　　　　　　　D. 224

4. 藏医病理树干上有多少树枝（　　　）。
   A. 3 枚　　　　　　B. 8 枚　　　　　　C. 9 枚　　　　　　D. 18 枚

5. 《四部医典·概论部》被公认为藏医药学理论的（　　　）。
   A. 种子　　　　　　B. 树　　　　　　　C. 花　　　　　　　D. 果实

四、多选题

1. 藏医药学概论树喻图上的 3 个果实象征着学习并实现藏医药学根本任务后医师所能获得的（　　　）。
   A. 物质财富　　　　B. 精神财富　　　　C. 社会地位　　　　D. 终极安乐

2. 藏医药学概论树喻图的第一棵树即生理病理树的 2 个树干代表藏医（　　　）内容。
   A. 生理　　　　　　B. 精华　　　　　　C. 三因　　　　　　D. 病理

3. 藏医药学概论树喻图的第二树干即诊断树上发出的 3 个树干分别是（　　　）。
   A. 藏医望诊树干　　B. 藏医脉诊树干　　C. 藏医触诊树干　　D. 藏医问诊树干

4. 藏医药学概论树喻图将藏医药学比喻成一颗菩提树，此树的 3 个树根分别代表藏医（　　　）等三大核心内容。
   A. 生理病理　　　　B. 诊断　　　　　　C. 治疗　　　　　　D. 预防

5. 藏医药学概论树喻图在（　　　）藏医药学内容方面具有重要的意义。
   A. 学习　　　　　　B. 归纳　　　　　　C. 推理　　　　　　D. 记忆

五、判断题

1. 藏医药学概论树喻图是指利用菩提树的组织结构来比喻藏医药学理论结构和内容组成的一种树形比喻图。　　　　　　　　　　　　　　　　　　　　　（　　）

2. 藏医药学概论树喻图第一树干上生长的 3 枚树枝共有 25 片树叶，分别代表 5 种"隆"、5 种"赤巴"、5 种"培根"、七精华和三糟粕。　　　　　　　　　（　　）

3. 藏医药学理、诊、疗 3 幅树喻图共有 156 片树叶，代表了藏医药学根本内容。　（　　）

六、简答题

1. 藏医药学概论树喻图的文化和理论价值有哪些？

2. 为什么象征着健康和长寿的 2 朵花只开在生理树上？有何藏医药学理论和文化内涵？

七、论述题

1. 请结合新时代医学教学创新发展的指导意见，论述藏医药学概论树喻图中花和果实的寓意及其现实意义。

2. 藏医药学将生理病理（理）、诊断（诊）、治疗（疗）视为藏医药学的三大核心内容，由此绘制了藏医理、诊、疗 3 幅树喻图并成为藏医药学概论树喻图的经典之作。请结合藏医药学理、诊、疗树喻图即"三棵树"所象征的理论纲要和具体内容，论述藏医理、诊、疗思维在生命认识、疾病预防、疾病诊断、疾病治疗等整个过程中的指导作用和现实意义。

第一章

一、名词解释（略）

二、填空题

1. 防治疾病　延年益寿　创造财富　受人尊重

2. 智慧　慈悲　诚信　敬业　勤奋　世故

3. 治疗对象　治疗方法　治疗原则　施治者

4. 饮食疗法　起居疗法　药物疗法　外治疗法

5. 身　口　意

三、单选题

1. A　2. A　3. A　4. C　5. B　6. B　7. B

四、多选题

1. ABCD　2. ABC　3. ABC　4. ABCD

5. AC　6. ABCD　7. ABC

五、判断题

1. √　2. √　3. ×　4. √　5. √

六、简答题（略）

第二章

一、名词解释（略）

二、填空题

1. 消化不良　开水　开水　消化不良

2. 米林　迪热巴　嘎吉巴　若金巴　本然巴

3. 私人保健　藏医养生保健学　师承教育

4. 拉普果嘎　外伤学

三、单选题

1. B　2. C　3. C　4. B　5. B　6. C　7. C

四、多选题

1. ABC　2. ABD　3. ABCD

五、判断题

1. √　2. √　3. √　4. √

六、论述题（略）

第三章

一、名词解释（略）

二、填空题

1. 体支　儿支　妇支　老支　毒支　精神支
生殖支　外伤支　体支

2. 相对保密性　绝对传授性

3. 土　水　火　风

4. 机体　疾病　药物

5. 概论部　基础部　临床部　工程部

6. 理论体系　学科及专业　权威理论

7. 人体生命　生理病理　诊断治疗
养生保健　药物制剂　医德医风

三、单选题

1. A　2. B　3. D　4. D　5. B　6. C

四、多选题

1. ABCD　2. ABCD　3. ABCD　4. ABCD

5. ABC

五、判断题

1. ×　2. ×　3. √　4. √　5. √

六、论述题（略）

第四章

一、名词解释（略）

二、填空题

1. 自然界　机体　疾病　药物　哲学理论
物质　炯瓦

2. 无结构基础　不能凝聚成型　不能发育成熟
不能发展成长　无成长和发展空间

3. 肌肉　骨骼　嗅觉器官　血液　水分
味觉器官　生成温度　颜色　视觉器官
气　皮肤　感觉器官

4. 结构基础　凝聚成型　发育成熟　发展成长
成长空间

5. 相互依托和协同　相互融合和拮抗

6. 固化　湿润　热能　动能　空间

7. 20种属性

8. 沉　腻　凉　钝　轻　糙　热　锐

9. 异性相减　同性相加　谁多减谁　谁少补谁

10. 隆　赤巴　培根　隆赤　培隆　培赤　混合

11. 最佳

12. 预防保健　疾病诊断　临床治疗

13. 消化吸收　物质代谢　疾病预防　滋补养颜
　　延年益寿

14. 软性腹　中性腹　硬性腹

15. 硬腹　不易泻下　软腹　容易泻下　中腹
　　泻下能力适中

16. 呼吸　运动　排泄　养分吸收　血液循环
　　精华转化　感觉

17. 维命隆　上行隆　遍行隆　如火隆　下行隆

18. 消化赤巴　颜化赤巴　实施赤巴　明视赤巴
　　明色赤巴

19. 支撑培根　研磨培根　觉味培根　觉足培根
　　黏合培根

20. 脐以下　脐　胸骨上切迹　胸骨上切迹以上

21. 血液　汗液　眼　肝　胆　小肠

22. 热　锐　发热迅速　发热

23. 病因　疾病性质　患病部位　疾病主次
　　干预治疗　转归情况

24. 隆　赤巴　培根　病因　诱因　病变机制
　　患病部位　入侵途径　症状表现

25. 寒　热　寒热

26. 寒病热治　热病寒治

27. 起居　饮食调理　药物　外治

28. 寒热

三、单选题

1. A 2. A 3. D 4. C 5. A 6. B 7. A

8. A 9. C 10. D 11. B 12. A 13. C

14. A 15. C 16. B 17. B 18. C 19. B

20. A 21. D 22. B 23. C 24. A 25. A

四、多选题

1. ABCD 2. ABCD 3. AB 4. ABD 5. AB

6. BD 7. AD 8. BD 9. ABC 10. ABCD

11. ABD 12. CD 13. ABC 14. ABCD 15. BC

16. ABCD 17. AC 18. BCD 19. ABCD

20. ABCD 21. ABD 22. ABCD 23. ABCD

五、判断题

1. √ 2. × 3. × 4. × 5. √ 6. ×

六、简答题（略）

七、论述题（略）

第五章

一、名词解释（略）

二、填空题

1. 热病寒治　寒病热治

2. 辛　酸　咸　热　锐　气味

3. 殊胜诃子　无畏诃子　甘露诃子　弘发诃子
　　干瘦诃子

4. 肉豆蔻　丁香　竹黄　藏红花　豆蔻　草果

5. 雄寒水石　子寒水石　雌寒水石　女寒水石
　　阴阳寒水石

6. 金岩精　银岩精　铜岩精　铁岩精　铅岩精

7. 蓝　甘　黄　咸　灰　酸　红　涩　紫　咸

8. 珍宝类　土类　石类　木本类　芳香类
　　川生草本类　高寒草本类　动物类

9. 木本芳香类　草本芳香类　动物芳香类

10. 生活实践　基于生活实践的创造性发展

三、单选题

1. A 2. A 3. A 4. A 5. B 6. A 7. B

8. D 9. A 10. A 11. C 12. B 13. D

14. B 15. A 16. B 17. A 18. C 19. B

四、多选题

1. ABD 2. ABD 3. ABD 4. ABCD 5. ABD

6. ABD 7. ABC 8. BCD 9. ABD 10. ABC

11. ABC 12. AC

五、判断题

1. √ 2. √ 3. √ 4. √ 5. ×

六、简答题（略）

七、论述题（略）

第六章

一、名词解释（略）

二、填空题

1. 藏医药概论部　藏医药基础部　藏医临床部
　　藏医药工程部　前后接承　互为前提　一脉相承

2. 人体形成　人体结构比喻　人体生理
　　人体属性　人体分类　人体衰亡　人体行为

3. 疾病的病因　诱因　入侵途径　性质　分类

4. 合理性　先进性

5. 各物质动态平衡　功能正常　预防疾病
　　延长寿命

6. 怎样治疗　用什么治疗

7. 糟粕未化　精华未化

8. 未消化或未化　内科疾病

9. 未熟热　盛热　虚热　隐热　陈热　浊热

10. 疫热　痘疫　肠绞疫　嘎洛疫　疫性感冒

11. 寄生于体内外的各类虫　紊乱　侵染

12. 京尼萨库　京尼　萨库

13. 机体组织　疾病名称

14. 睾丸肿坠　睾丸肿大　下坠　疝病

15. 潮湿地带　足腿　手臂　耳　唇　鼻

16. 小儿　各组织结构　发育和发展　机体结构
    器官功能　小儿

17. 开放　非开放　损伤　并发症

18. 1/3　独特　先进　传承　挖掘　发展

19. 外伤病总论　头部外伤治疗　颈部外伤治疗
    胸部外伤治疗　四肢外伤治疗

20. 相互融合　器官功能逐步退化

21. 康复　死亡

22. 寒热疾病诊断

23. 粉碎或研磨成细粉　蜂蜜　白糖　熔液

24. 预防保健　疾病治疗

25. 产地适宜性　采集时间　干燥方法　保鲜方法
    去毒方法　调和规则　配伍规律

26. 药膏　其他散热　供热　局部疾病

27. 肿块　心包积液　胸腔积液
    外科治疗方法

三、单选题

1. B　2. A　3. D　4. B　5. C　6. B　7. B

8. C　9. C　10. D　11. A　12. C　13. D

14. A　15. C　16. B　17. C　18. C　19. D

20. A　21. B　22. A　23. D　24. B　25. C

26. A　27. B　28. C　29. A

四、多选题

1. ABDC　2. ABD　3. CD　4. AD　5. BC

6. AC　7. AC　8. ABC　9. ABC　10. AC

11. ABCD　12. ABCD　13. ABCD　14. AD

15. BC　16. ABD　17. ABCD　18. ABC

五、判断题

1. ×　2. √　3. √　4. √　5. √　6. √　7. ×

六、简答题（略）

七、论述题（略）

第七章

一、名词解释（略）

二、填空题

1. 生命活动及其规律　病理变化

2. 呼吸　运动　排泄排遗　养分吸收和输送
   血液循环　精华转化　感觉　意识

3. 食物营养素　肌肉　脂肪　骨髓　精液　大便
   小便　鼻　舌　肺　肾　脾　胃　膀胱

4. 研磨培根　消化赤巴　如火隆

5. 精华　糟粕

6. 心　遍体　遍体　延年益寿　红光满面
   容光焕发　神采奕奕

7. 养神　养心

8. 结构　功能

9. 散于皮肤　生于肌肉　进入脉道　侵入骨骼
   沉入五脏　降入六腑

10. 骨骼和关节　游走　皮肤粗糙　耳鸣　心慌
    肠鸣

11. 蓄积　发病　平息　年龄　所处环境　当时
    的时辰季节

12. 寒病　热病　寒性疾病　热性疾病　共性疾病

13. 血液　血液循环　炎症　疫病

三、单选题

1. A　2. C　3. C　4. B　5. B　6. D　7. B

8. B　9. D　10. B　11. C　12. C　13. A

14. C　15. C　16. A　17. A

四、多选题

1. ABCD　2. ABC　3. BCD　4. ABCD

5. ABC　6. AC　7. ABCD　8. ABC

9. ABCD　10. ABCD

五、判断题

1. √　2. ×　3. √　4. ×　5. ×　6. √

六、简答题（略）

七、论述题（略）

第八章

一、名词解释（略）

二、填空题

1. 望诊　触诊　问诊

2. 体型　症状　神色　痰液　泻下物　呕吐物

3. 颜色　厚度　光滑度　粗糙度　干湿度

4. 寒性和热性疾病鉴别诊断

5. 热期 温期 凉期

6. 柔糙 软硬 寒热 脉搏信息

7. 左手 右手 右手 左手

8. 发病原因 病史 症状 饮食 日常习惯

三、单选题

1. A 2. C 3. B 4. A 5. C

四、多选题

1. ABD 2. BCD 3. ABCD 4. ABCD

5. ABCD 6. BCD 7. ABC

五、判断题

1. × 2. √ 3. × 4. × 5. √

六、简答题（略）

七、论述题（略）

第九章

一、名词解释（略）

二、填空题

1. 白霜 阳光 光 霜

2. 饮食疗法 起居疗法 药物疗法 外治疗法

3. 合理饮食 日常饮食习惯 特殊饮食

4. 凉 沉 热 轻

5. 温暖 情投意合者 温暖 心情愉悦 心理
   身体

6. 药味 药性 药效

7. 汗液 尿液 发病部位排出体外

8. 物理 物理加药物 体外

三、单选题

1. B 2. B 3. B 4. C 5. D 6. A 7. B

8. C 9. B 10. D

四、多选题

1. ABCD 2. BCD 3. ABC 4. ABCD

5. ABD 6. AD 7. AC 8. ABCD 9. ABCD

五、判断题

1. × 2. × 3. × 4. × 5. √

六、简答题（略）

七、论述题（略）

第十章

一、名词解释（略）

二、填空题

1. 三 藏医生理病理 藏医诊断 藏医治疗

2. 健康 长寿

3. 生理树干 病理树干 藏医生理学 藏医病理学

4. 三因 七精华 三糟粕

三、单选题

1. C 2. C 3. C 4. C 5. A

四、多选题

1. ABD 2. AD 3. ACD 4. ABC 5. ABCD

五、判断题

1. √ 2. √ 3. ×

六、简答题（略）

七、论述题（略）

中藏文名词对照索引

参考文献

1. 玉妥·云登贡布. 四部医典：藏文 [M]. 拉萨：西藏人民出版社，2015.

2. 德斯·桑杰甲措. 兰琉璃：藏文 [M]. 拉萨：西藏人民出版社，1982.

3. 旺堆. 藏医辞典：藏文 [M]. 北京：民族出版社，1983.

4. 金巴才旺. 四部医典详解：藏文 [M]. 西宁：青海民族出版社，2000.

5. 塔莫·洛桑曲扎. 四部医典注疏：藏文 [M]. 北京：中国藏学出版社，2004.

6. 西藏自治区藏医院. 藏医药学大辞典 [M]. 北京：民族出版社，2006.

7. 嘎务. 藏药晶镜本草：藏文 [M]. 2 版. 北京：民族出版社，2018.

8. 《中国医学百科全书·藏医分卷》编写委员会. 医学百科全书·藏医分卷（上册）[M]. 拉萨：西藏人民出版社，1990.

9. 尼玛次仁. 藏医药学概论 [M]. 2 版. 北京：民族出版社，2010.

10. 措如·才朗，等. 藏医人体学 [M]. 2 版. 北京：民族出版社，2010.

11. 格桑陈来. 藏医病机学 [M]. 2 版. 北京：民族出版社，2011.

12. 伟科. 藏医预防保健学 [M]. 2 版. 北京：民族出版社，2010.

13. 三智加. 藏医诊断学 [M]. 2 版. 北京：民族出版社，2010.

14. 班旦加措. 藏医治疗学 [M]. 2 版. 北京：民族出版社，2011.

15. 尕玛措尼. 藏医药理学 [M]. 2 版. 北京：民族出版社，2011.

16. 旦切. 藏医外治学 [M]. 2 版. 北京：民族出版社，2011.

17. 完德才让. 藏医伦理学 [M]. 2 版. 北京：民族出版社，2011.

18. 桑珠加措. 天文历算学 [M]. 2 版. 北京：民族出版社，2011.

19. 艾措千. 四部医典汇论 [M]. 2 版. 北京：民族出版社，2010.

20. 强巴赤列. 藏医药学史 [M]. 2 版. 北京：民族出版社，2010.

21. 旺堆. 藏医三大基因学 [M]. 2 版. 北京：民族出版社，2011.

22. 旦正加. 藏医热病学 [M]. 2 版. 北京：民族出版社，2011.

23. 多布杰. 藏医内科学 [M]. 2 版. 北京：民族出版社，2011.

24. 唐卡拉杰. 藏医五官科学 [M]. 2 版. 北京：民族出版社，2011.

25. 尼玛. 藏医杂病学 [M]. 2 版. 北京：民族出版社，2011.

26. 西绕群培. 藏医外科学 [M]. 2 版. 北京：民族出版社，2011.

27. 伦珠旦达. 藏医外伤学 [M]. 2 版. 北京：民族出版社，2011.

28. 次智木. 藏医疫病学 [M]. 2 版. 北京：民族出版社，2011.

29. 智美. 藏医儿科学 [M]. 2 版. 北京：民族出版社，2011.

30. 强巴卓嘎. 藏医妇科学 [M]. 2 版. 北京：民族出版社，2011.

31. 李先加. 藏医精神病学 [M]. 2 版. 北京：民族出版社，2010.

32. 拉毛加. 藏医毒疗学 [M]. 2 版. 北京：民族出版社，2011.

33. 加央伦珠. 藏医泻治学 [M]. 2 版. 北京：民族出版社，2011.

34. 旦科. 藏医方剂学 [M]. 2 版. 北京：民族出版社，2010.

55检